全国高等教育自学考试指定教材

老年护理学

［含：老年护理学自学考试大纲］

（2024 年版）

全国高等教育自学考试指导委员会　组编

主　编　胡秀英

副主编　颜　君

编　者（按姓名汉语拼音排序）

曹军华　曹英娟　郭　娜　胡秀英　李乐之

刘　丽　刘祚燕　万巧琴　王海芳　王艳艳

熊莉娟　颜　君　赵庆华　周玲君

北京大学医学出版社

LAONIAN HULIXUE

图书在版编目（CIP）数据

老年护理学 / 胡秀英主编 . —北京：北京大学医
学出版社，2024. 4
ISBN 978-7-5659-3155-0

Ⅰ . ①老… Ⅱ . ①胡… Ⅲ . ①老年医学—护理学—高
等教育—自学考试—教材 Ⅳ . ① R473

中国国家版本馆 CIP 数据核字（2024）第 099211 号

老年护理学

主　　编：胡秀英

出版发行：北京大学医学出版社

地　　址：（100191）北京市海淀区学院路 38 号　北京大学医学部院内

电　　话：发行部 010-82802230；图书邮购 010-82802495

网　　址：http://www.pumpress.com.cn

E - m a i l：booksale@bjmu.edu.cn

印　　刷：北京瑞达方舟印务有限公司

经　　销：新华书店

责任编辑：刘陶陶　　责任校对：靳新强　　责任印制：李　啸

开　　本：787 mm×1092 mm　1/16　印张：19　字数：478 千字

版　　次：2024 年 4 月第 1 版　2024 年 4 月第 1 次印刷

书　　号：ISBN 978-7-5659-3155-0

定　　价：59.00 元

组编前言

21 世纪是一个变幻莫测的世纪，是一个催人奋进的时代。科学技术飞速发展，知识更替日新月异。希望、困惑、机遇、挑战，随时随地都有可能出现在每一个社会成员的生活之中。抓住机遇，寻求发展，迎接挑战，适应变化的制胜法宝就是学习——依靠自己学习、终身学习。

作为我国高等教育组成部分的自学考试，其职责就是在高等教育这个水平上倡导自学、鼓励自学、帮助自学、推动自学，为每一个自学者铺就成才之路。组织编写供读者学习的教材就是履行这个职责的重要环节。毫无疑问，这种教材应当适合自学，应当有利于学习者掌握和了解新知识、新信息，有利于学习者增强创新意识，培养实践能力，形成自学能力，也有利于学习者学以致用，解决实际工作中所遇到的问题。具有如此特点的书，我们虽然沿用了"教材"这个概念，但它与那种仅供教师讲、学生听，教师不讲、学生不懂，以"教"为中心的教科书相比，已经在内容安排、编写体例、行文风格等方面都大不相同了。希望读者对此有所了解，以便从一开始就树立起依靠自己学习的坚定信念，不断探索适合自己的学习方法，充分利用自己已有的知识基础和实际工作经验，最大限度地发挥自己的潜能，达成学习的目标。

欢迎读者提出意见和建议。

祝每一位读者自学成功。

全国高等教育自学考试指导委员会

2023 年 1 月

目　录

老年护理学
自学考试大纲

全国高等教育自学考试指导委员会　制定

大纲前言

　　为了适应社会主义现代化建设事业的需要，鼓励自学成才，我国在 20 世纪 80 年代初建立了高等教育自学考试制度。高等教育自学考试是个人自学、社会助学和国家考试相结合的一种高等教育形式。应考者通过规定的专业考试课程并经思想品德鉴定达到毕业要求的，可获得毕业证书；国家承认学历并按照规定享有与普通高等学校毕业生同等的有关待遇。经过 40 多年的发展，高等教育自学考试为国家培养造就了大批专门人才。

　　课程自学考试大纲是规范自学者学习范围、要求和考试标准的文件。它是按照专业考试计划的要求，具体指导个人自学、社会助学、国家考试及编写教材的依据。

　　随着经济社会的快速发展，新的法律法规不断出台，科技成果不断涌现，原大纲中有些内容过时、知识陈旧。为更新教育观念，深化教学内容方式、考试制度、质量评价制度改革，使自学考试更好地提高人才培养的质量，各专业委员会按照专业考试计划的要求，对原课程自学考试大纲组织了修订或重编。

　　修订后的大纲，在层次上，本科参照一般普通高校本科水平，专科参照一般普通高校专科或高职院校的水平；在内容上，及时反映学科的发展变化，增补了自然科学和社会科学近年来研究的成果，对明显陈旧的内容进行了删减，以更好地指导应考者学习使用。

全国高等教育自学考试指导委员会
2023 年 12 月

I 课程性质与课程目标

老年护理学是临床护理学中的一个专科，是把老年学和临床普通科护理学知识综合应用于老年人护理的专门领域，研究老年人群健康问题特殊性的学科。由于老年人的健康与生理、心理、精神、文化、社会等诸多因素密切相关，故老年护理学的内容涉及的领域宽广，涵盖自然科学和人文社会科学。在全国高等教育自学考试护理学专业本科阶段开设"老年护理学"这门课程，目的是使护理学专业考生全面系统地领会和掌握老年护理的基本理论、知识、方法和技能，从而更好地应对人口老龄化对护理学专业提出的挑战，向老年人提供高质量的护理服务。

本课程学习的基本要求是：了解人口老龄化的趋势及其伴随的问题；熟悉老年保健与照护的基本概念、老年照护体系的建设；掌握老年人日常生活护理、安全防护、心理卫生和社会支持的知识、方法和技能；熟悉老年人患病的特点、用药问题；在综合应用临床各科护理学知识的基础上，提高对各系统、专科老年期常见疾病患者的病情观察能力，以及运用护理程序对老年患者实施整体护理的实际工作能力。

II 考核目标

本大纲在考核目标中，按照识记、领会、简单应用和综合应用4个层次规定考生在学习后应达到的能力层次要求。4个能力层次是递进关系，各能力层次的含义是：

识记（Ⅰ）：要求考生能够识别和记忆本课程中有关老年护理学基础知识的主要内容（如人口老龄化的相关概念、标准，常见老年综合征的概念、评估，老年常见疾病的概念、病因、临床表现、治疗原则、护理措施，老年人常见心理与精神问题的定义、病因，安宁疗护的内容和意义），并能够根据考核的不同要求，做正确的选择和表述。

领会（Ⅱ）：要求考生能够领悟和理解老年护理学的基本理论和基本技能，如我国人口老龄化的特点、老年人健康保健原则、老年人老化改变的特征、老年人心理问题的表现、老年人功能评估工具的选择、常见疾病护理措施的依据，理解相关知识的区别和联系，并能根据考核的不同要求进行逻辑推理和论证，做出正确的判断和解释。

简单应用（Ⅲ）：要求考生在识记和领会老年护理学基本理论知识和技能的基础上，能够根据实际的情景或案例，运用本课程中的相关知识点，通过分析得出正确的结论或做出正确的判断，解决老年人及其照护者常见的实际问题。

综合应用（Ⅳ）：要求考生在识记和领会老年护理学基本理论知识和技能的基础上，能够根据较复杂的实际情景或案例，运用本课程中的综合知识和技能，通过分析得出正确的结论或做出正确的判断，解决老年人及其照护者较复杂的实际问题。

Ⅲ　课程内容与考核要求

第一章　老年护理学概论

一、学习目的与要求

通过本章的学习，了解我国人口老龄化的发展趋势、老年护理学与相关学科的发展概括、老年护理的范围和执业标准；熟悉健康老龄化的公共卫生框架、国内外老年护理学的发展历程、老年人健康保健对象与任务；掌握平均预期寿命与健康预期寿命的概念、老年人及人口老龄化的概念和划分标准、我国人口老龄化的特点、健康老龄化的概念及我国针对人口老龄化采取的主要策略、我国的老年护理和照护服务体系的概念及其优点。

二、课程内容

1. 人口老龄化　人的寿命和老年人的年龄划分、人口老龄化概况、人口老龄化的对策。

2. 老年健康保健　老年健康保健的基本概念、老年健康保健的目标与原则、老年健康保健的对象与任务。

3. 老年护理学概述　老年护理学及其相关概念、老年护理学的理念与目标、老年护理的范围与执业标准。

4. 老年护理与照护服务体系建设　老年护理体系建设现状、医疗机构老年急性期护理服务模式、医养机构老年康复护理服务模式、社区家庭长期护理服务模式、安宁疗护模式。

5. 老年护理学的发展　世界各国老年护理学的发展、我国老年护理学的发展、老年护理学未来发展趋势。

三、考核知识点和考核要求

1. 人口老龄化

（1）识记：平均预期寿命与健康预期寿命的概念、老年人的界定标准及老年期的分段、人口老龄化的概念及不同程度老龄化社会的划分标准、健康老龄化的概念。

（2）领会：我国人口老龄化的特点、我国针对人口老龄化采取的主要策略、健康老龄化的公共卫生框架。

2. 老年健康保健

（1）识记：健康促进的概念。

（2）领会：老年人健康保健的重点人群、老年人健康保健的原则、任务与策略。

3. 老年护理学概述

领会：老年护理学与相关概念、老年护理的理念和目标、老年护理学的范围和执业标准。

4. 老年护理与照护服务体系建设

领会：美国、日本、澳大利亚与我国老年护理和照护服务体系的差异、我国的医疗机构老年急性期护理服务模式、医养机构老年康复护理服务模式、社区家庭长期护理服务模式。

5. 老年护理学的发展

领会：荷兰、德国、英国、日本、美国的老年护理学发展历程，我国老年护理学发展历程及未来发展趋势。

第二章　老化改变与老年人功能评估

一、学习目的与要求

通过本章的学习，了解老年综合评估的内容、原则、方法、注意事项及发展；熟悉老年人的生理老化、心理老化和社会功能老化特征，老年人躯体功能、精神心理功能、社会功能评估的内容和方法；掌握老年人综合评估工具；应用量表开展日常生活活动能力、营养状态、精神心理功能、社会功能、角色与家庭功能的评估。

二、课程内容

1. 老化改变　生理老化、心理老化及社会功能老化。
2. 老年人功能评估　老年综合评估、老年人躯体功能评估、老年人精神心理功能评估、老年人社会功能评估。

三、考核知识点和考核要求

1. 老化改变

领会：老年人生理老化、心理老化、社会功能老化的特征。

2. 老年人功能评估

（1）识记：老年综合评估的概述、国内外老年综合评估工具的发展和应用、老年人躯体功能一般情况的评估、老年人社会功能评估分类、老年人环境评估内容、老年人角色评估内容，以及文化与经济评估内容。

（2）领会：老年综合评估的步骤与流程、老年人躯体功能评估的内容与方法、老年人精神心理功能评估的内容与方法。

（3）综合应用：应用评估工具和方法对老年人的日常生活活动能力、营养状态、肢体运动功能、感觉功能、老年人精神心理功能、社会功能及家庭功能进行评估。

第三章　老年人的日常生活护理

一、学习目的与要求

通过本章的学习，了解老年人日常生活护理包括的主要内容、日常生活护理的注意事项；熟悉不同老年人在生活护理场景中的个性化需求及老年人日常生活活动、饮食与营养的影响因素；掌握老年人日常生活护理服务具体项目、实施方法。

二、课程内容

1. 老年人日常生活护理概述　日常生活护理的注意事项、健康教育对老年人及家庭照顾者的意义。

2. 老年人的日常活动护理　活动对老年人的重要性、影响老年人活动的因素、老年人活动的指导。

3. 老年人休息与睡眠　老年人的休息与体位管理、老年人的睡眠护理。

4. 老年人饮食与营养　老年人的营养需求、影响老年人进食与营养的因素、老年人的饮食原则、老年人的饮食护理。

5. 老年人个人卫生与仪容修饰　个人卫生、仪容修饰。

6. 老年人排泄护理　老年人排尿的护理、老年人排便的护理。

三、考核知识点和考核要求

1. 老年人日常生活护理概述

（1）识记：日常生活护理的注意事项。

（2）领会：老年人生活护理中的"整体护理"理念、老年人及家庭照护者的健康教育的重要性。

2. 老年人的日常活动护理

领会：影响老年人活动的生理、生理、家庭社会支持系统、物理环境因素。

3. 老年人休息与睡眠

（1）识记：老年人休息常用体位。

（2）简单应用：布置老年人睡眠环境、辅助老年人用药、协助老年人变换体位。

4. 老年人饮食与营养

（1）识记：老年人饮食原则。

（2）综合应用：评估老年人个性化饮食与营养需求、对老年人饮食进行护理。

5. 老年人个人卫生与仪容修饰

综合应用：对老年人口腔、头发、皮肤、仪容修饰进行护理。

6. 老年人排泄护理

（1）识记：老年人排尿、排便的特点，老年人排尿、排便的观察与评估要点。

（2）领会：老年人排尿、排便的影响因素。

（3）综合应用：老年人排尿、排便异常护理。

第四章　老年人安全与适老化环境

一、学习目的与要求

通过本章的学习，了解适老化环境的建立与改善；熟悉老年人常见意外事件的预防及处理、适老化环境的评估、安全对老年人的重要性；掌握老年人安全与适老化的相关概念、适老化环境的创设原则、老年人常见意外事件危险因素评估指导、易发生意外事件老年人的预防措施及护理指导。

二、课程内容

1. 老年人常见意外事件与预防　走失、自杀、烫伤、药物误服及中毒。

2. 适老化环境　适老化环境的创设原则、适老化环境的创设要点、老年科技在适老化环境中的应用。

三、考核知识点和考核要求

1. 老年人常见意外事件与预防

（1）识记：走失的定义、危险因素；烫伤的定义、分度；自杀、药物误服及中毒的定义。

（2）领会：走失的观察与评估，烫伤、药物误服及中毒的危险因素评估与应急处理，自杀倾向及危险性评估。

（3）综合应用：指导老年人预防走失、烫伤、自杀、药物误服及中毒的预防措施。

2. 适老化环境

（1）识记：适老化环境概念。

（2）领会：适老化环境的创设原则。

（3）简单应用：适老化环境的评估。

（4）综合应用：适老化环境创设与居家护理相关安全指导。

第五章　老年人心理卫生与精神障碍护理

一、学习目的与要求

通过本章的学习，了解老年人的心理特点及影响因素；熟悉老年人常见心理问题及其原因和主要表现、老年抑郁症的原因及特有表现、老年睡眠障碍的特点；掌握阿尔茨海默病的临床分期及表现、老年人心理卫生与精神障碍的护理。

二、课程内容

1. 老年人心理卫生　老年人的心理保健、老年人的心理评估、老年人常见的心理问题及护理。

2. 老年常见精神障碍及其护理　老年焦虑症及其护理、老年抑郁症及其护理、老年睡眠障碍及其护理、阿尔茨海默病及其护理、血管性痴呆及其护理。

三、考核知识点和考核要求

1. 老年人的心理保健

（1）识记：老年人心理健康的定义与标准。

（2）领会：老年人心理健康维护的原则。

（3）简单应用：指导老年人及家属正确维护老年人心理健康。

2. 老年人的心理评估

简单应用：应用常见评估工具评估老年人的心理状态。

3. 老年人常见的心理问题及护理

（1）识记：老年人常见心理问题的定义及原因。

（2）领会：老年人常见心理问题的表现。

（3）综合应用：应用护理措施对老年人的孤独、自卑、离退休综合征、空巢综合征及老漂族心理等问题进行护理。

4. 老年焦虑症及其护理

（1）识记：焦虑症的定义、病因及发病机制。

（2）领会：急性焦虑和慢性焦虑的临床表现。

（3）综合应用：应用护理程序对老年焦虑症患者进行护理。

5. 老年抑郁症及其护理

（1）识记：抑郁症的定义、病因。

（2）领会：老年抑郁症的临床表现特点。

（3）综合应用：应用护理程序对老年抑郁症患者进行护理。

6. 老年睡眠障碍及其护理

（1）识记：睡眠障碍的定义、病因及发病机制。

（2）领会：老年人睡眠障碍的临床表现特点。

（3）简单应用：老年人睡眠卫生的宣教。

（4）综合应用：应用护理程序对老年睡眠障碍患者进行护理。

7. 阿尔茨海默病及其护理

（1）识记：阿尔茨海默病的定义、病因及发病机制。

（2）领会：阿尔茨海默病的临床分期及表现。

（3）简单应用：阿尔茨海默病患者及家属的健康指导。

（4）综合应用：应用护理程序对阿尔茨海默病患者进行护理。

8. 血管性痴呆及其护理

（1）识记：血管性痴呆的定义、病因及发病机制。

（2）领会：血管性痴呆的临床表现及特点。

（3）综合应用：应用护理程序对血管性痴呆患者进行护理。

第六章　老年综合征及其护理

一、学习目的与要求

通过本章的学习，了解老年综合征的特点及影响因素；熟悉老年综合征常见症状的主要表现，跌倒、衰弱、口干燥等老年综合征的原因及特有表现；掌握跌倒等 9 个症状的临床表现及护理措施。

二、课程内容

1. 概述　老年综合征的概念及特点、护理评估、管理及预后。

2. 跌倒及其护理　跌倒的护理评估、护理诊断、护理目标、护理措施及护理评价。

3. 衰弱及其护理　衰弱的护理评估、护理诊断、护理目标、护理措施及护理评价。

4. 吞咽障碍及其护理　吞咽障碍的护理评估、护理诊断、护理目标、护理措施及护理评价。

5. 口干燥及其护理　口干燥的护理评估、护理诊断、护理目标、护理措施及护理评价。

6. 营养不良及其护理　营养不良的护理评估、护理诊断、护理目标、护理措施及护理评价。

7. 尿失禁及其护理　尿失禁的护理评估、护理诊断、护理目标、护理措施及护理评价。

8. 便秘及其护理　便秘的护理评估、护理诊断、护理目标、护理措施及护理评价。

9. 疼痛及其护理　疼痛的护理评估、护理诊断、护理目标、护理措施及护理评价。

10. 谵妄及其护理　谵妄的护理评估、护理诊断、护理目标、护理措施及护理评价。

三、考核知识点和考核要求

1. 概述

（1）识记：老年综合征的概念及特点。

（2）简单应用：老年综合征的护理评估。

2. 跌倒及护理

（1）识记：跌倒的概念、危险因素。

（2）领会：跌倒的辅助检查。

（3）简单应用：应用风险评估工具进行风险评估。

（4）综合应用：应用护理程序对老年人跌倒进行护理。

3．衰弱及其护理

（1）识记：衰弱的概念、危险因素、表现。

（2）领会：衰弱的辅助检查。

（3）简单应用：应用衰弱评估量表。

（4）综合应用：应用护理程序对老年人衰弱进行护理。

4．吞咽障碍及其护理

（1）识记：吞咽障碍的概念、吞咽障碍的筛查方法。

（2）简单应用：应用各个评估手段对吞咽障碍进行评估。

（3）综合应用：应用护理程序对老年人吞咽障碍进行护理。

5．口干燥及其护理

（1）识记：口干燥的概念及原因。

（2）领会：口干燥的症状及体征

（3）综合应用：应用护理程序对口干燥患者进行护理。

6．营养不良及其护理

（1）识记：营养不良的概念。

（2）领会：营养不良的辅助检查。

（3）综合应用：应用护理程序对营养不良患者进行护理。

7．尿失禁及其护理

（1）识记：尿失禁的概念及原因。

（2）领会：尿失禁的辅助检查。

（3）简单应用：尿失禁患者的盆底肌训练，膀胱训练方法，对患者及家属的健康指导。

（4）综合应用：应用护理程序对老年尿失禁患者进行护理。

8．便秘及其护理

（1）识记：便秘的概念、原因。

（2）领会：便秘的症状及分类。

（3）简单应用：便秘患者及家属的健康指导。

（4）综合应用：应用护理程序对便秘患者进行护理。

9．疼痛及其护理

（1）识记：疼痛的定义、常见病因。

（2）领会：疼痛的表现及特点。

（3）简单应用：应用各种评估手段对疼痛进行评估。

（4）综合应用：应用护理程序对疼痛患者进行护理。

10．谵妄及其护理

（1）识记：谵妄的定义、危险因素。

（2）领会：谵妄的表现、辅助检查。

（3）综合应用：应用护理程序对谵妄患者进行护理。

第七章　老年期常见疾病与护理

一、学习目的与要求

通过本章的学习，了解老年期疾病的相关特点；熟悉老年呼吸系统、循环系统、消化系统、泌尿生殖系统、内分泌代谢系统、感官系统、运动系统、皮肤、神经系统的解剖生理特点；掌握老年期常见疾病的护理评估及护理。

二、课程内容

1. 概述　老年疾病的类型、临床特点、诊断特点、治疗特点、预后特点及护理特点。

2. 老年常见呼吸系统疾病患者的护理　老年慢性阻塞性肺疾病、肺炎、阻塞型睡眠呼吸暂停低通气综合征及其护理。

3. 老年常见循环系统疾病患者的护理　老年冠状动脉粥样硬化性心脏病、老年心力衰竭、老年高血压及其护理。

4. 老年常见消化系统疾病患者的护理　老年胃食管反流、老年消化性溃疡及其护理。

5. 老年常见泌尿生殖系统疾病患者的护理　老年尿路感染、老年良性前列腺增生、老年性阴道炎及其护理。

6. 老年常见内分泌代谢性疾病患者的护理　老年糖尿病、老年高尿酸血症、老年高脂血症、老年骨质疏松及其护理。

7. 老年常见感官系统疾病患者的护理　年龄相关性白内障、年龄相关性黄斑变性及其护理。

8. 老年常见运动系统疾病患者的护理　老年类风湿关节炎、老年退行性骨关节病及其护理。

9. 老年常见皮肤疾病患者的护理　老年性皮肤瘙痒症、压力性损伤及其护理。

10. 老年常见神经系统疾病患者的护理　老年脑卒中、帕金森病及其护理。

三、考核知识点和考核要求

1. 概述
（1）识记：老年疾病的定义、护理特点。
（2）领会：老年疾病的类型、临床特点、诊断特点、治疗特点及预后特点。
2. 老年常见呼吸系统疾病患者的护理
（1）识记：老年慢性阻塞性肺疾病的定义、病因、临床症状、体征、肺功能评估；肺炎的定义、病因、临床症状；睡眠呼吸暂停低通气综合征的定义、临床症状、体征。
（2）领会：老年慢性阻塞性肺疾病、肺炎、睡眠呼吸暂停低通气综合征的实验室和其他检查、心理社会状况。
（3）简单应用：睡眠呼吸暂停低通气综合征使用矫正器、经口鼻罩持续正压通气治疗、手术治疗的护理；老年慢性阻塞性肺疾病、肺炎、睡眠呼吸暂停低通气综合征患者的健康指导。

（4）综合应用：应用护理程序对老年慢性阻塞性肺疾病、肺炎、睡眠呼吸暂停低通气综合征的患者进行护理。

3. 老年常见循环系统疾病患者的护理

（1）识记：老年冠状动脉粥样硬化性心脏病、老年心力衰竭、老年高血压的定义；老年冠状动脉粥样硬化性心脏病及心力衰竭的类型；老年心力衰竭及老年高血压的病因、临床症状及体征。

（2）领会：老年冠状动脉粥样硬化性心脏病患者临床特点；老年心力衰竭及老年高血压的实验室和其他检查、心理社会状况。

（3）简单应用：老年心力衰竭及老年高血压的健康指导。

（4）综合应用：应用护理程序对老年冠状动脉粥样硬化性心脏病、老年心力衰竭、老年高血压的患者进行护理。

4. 老年常见消化系统疾病患者的护理

（1）识记：胃食管反流、消化性溃疡定义；胃食管反流的危险因素、临床症状、临床分型；消化性溃疡的危险因素、临床症状、体征。

（2）领会：胃食管反流及消化性溃疡的实验室和其他检查、心理社会状况。

（3）简单应用：胃食管反流及消化性溃疡的健康指导。

（4）综合应用：应用护理程序对胃食管反流、消化性溃疡的患者进行护理。

5. 老年常见泌尿生殖系疾病患者的护理

（1）识记：尿路感染、良性前列腺增生、老年性阴道炎的定义、病因、临床表现、实验室及其他检查、治疗要点。

（2）简单应用：尿路感染、良性前列腺增生、老年性阴道炎的健康指导。

（3）综合应用：应用护理程序对尿路感染、良性前列腺增生、老年性阴道炎的患者进行护理。

6. 老年常见内分泌代谢性疾病患者的护理

（1）识记：糖尿病、高尿酸血症、高脂血症、骨质疏松症的定义、病因、临床表现、实验室及其他检查、治疗要点。

（2）简单应用：糖尿病、高尿酸血症、高脂血症、骨质疏松症的健康指导。

（3）综合应用：应用护理程序对老年糖尿病、高尿酸血症、高脂血症、骨质疏松症的患者进行护理。

7. 老年常见感官系统疾病患者的护理

（1）识记：年龄相关性白内障、年龄相关性黄斑变性的定义、病因、临床表现、实验室及其他检查、治疗要点。

（2）简单应用：年龄相关性白内障、年龄相关性黄斑变性的健康指导。

（3）综合应用：应用护理程序对年龄相关性白内障、年龄相关性黄斑变性的患者进行护理。

8. 老年常见运动系统疾病患者的护理

（1）识记：老年类风湿关节炎、老年退行性骨关节病的定义、疾病的病因、临床表现。

（2）领会：老年类风湿关节炎、老年退行性骨关节病的发病机制、实验室及其他检查、诊断要点、治疗要点。

（3）简单应用：老年常见运动系统疾病患者的护理评估；老年类风湿关节炎、老年退行性骨关节病的健康宣教。

（4）综合应用：应用护理程序对老年类风湿关节炎、老年退行性骨关节病患者进行护理。

9. 老年常见皮肤疾病患者的护理

（1）识记：老年性皮肤瘙痒症、压力性损伤的定义、疾病的病因、临床表现。

（2）领会：老年性皮肤瘙痒症、压力性损伤的发病机制、实验室及其他检查、诊断要点、治疗要点。

（3）简单应用：老年常见皮肤疾病患者的护理评估；老年性皮肤瘙痒症、压力性损伤的健康宣教。

（4）综合应用：应用护理程序对老年性皮肤瘙痒症、压力性损伤的患者进行护理。

10. 老年常见神经系统疾病患者的护理

（1）识记：脑卒中、帕金森病的定义、病因、临床表现。

（2）领会：脑卒中、帕金森病的发病机制、实验室及其他检查、诊断要点、治疗要点。

（3）简单应用：老年常见神经系统疾病患者的护理评估；脑卒中、帕金森病的健康宣教。

（4）综合应用：应用护理程序对脑卒中、帕金森病的患者进行护理。

第八章　老年肿瘤患者的护理

一、学习目的与要求

通过本章的学习，了解肿瘤的基本概念和老年肿瘤的发病情况，肿瘤患者的心理特点及护理，放疗前、中、后的护理要点；熟悉老年肿瘤发病的危险因素、老年肿瘤的临床特点及老年肿瘤患者的护理策略，老年肿瘤患者常见的心理行为问题及护理，疼痛的概念，老年肿瘤患者疼痛程度的评估方法及原则，阿片类镇痛药常见的不良反应，疼痛护理居家指导及用药安全，老年肿瘤患者的营养筛查与评估，化疗药物的特点；掌握老年肿瘤患者止痛方案、饮食护理和肠外营养支持的护理，化疗药物不良反应的观察及护理，放疗不良反应的观察与护理。

二、课程内容

1. 概述　肿瘤的基本概念、老年肿瘤的发病情况、老年肿瘤发病的危险因素、老年肿瘤的临床特点、老年肿瘤患者的护理策略。

2. 老年肿瘤患者的心理特点及护理　肿瘤患者的心理特点及护理、老年肿瘤患者常见心理行为问题及护理。

3. 老年肿瘤患者疼痛的护理　疼痛的概念、老年肿瘤患者的疼痛原因、疼痛程度的评估方法及原则、止痛方案的选择、阿片类镇痛药的常见不良反应、疼痛护理居家指导及用药安全。

4. 老年肿瘤患者饮食与营养的护理　老年肿瘤患者的营养筛查与评估、饮食护理、肠外营养支持的护理。

5. 老年肿瘤患者化疗和放疗的护理　化疗的护理、放疗的护理。

三、考核知识点与考核要求

1. 概述
（1）识记：肿瘤的基本概念与老年肿瘤发病情况。
（2）领会：老年肿瘤发病的危险因素、老年肿瘤的临床特点、老年肿瘤患者的护理策略。

2. 老年肿瘤患者的心理特点及护理
（1）识记：肿瘤患者的心理特点。
（2）领会：老年肿瘤患者常见的心理行为问题。
（3）简单应用：肿瘤患者的心理护理、老年肿瘤患者常见心理行为问题的护理。

3. 老年肿瘤患者疼痛的护理
（1）识记：疼痛的概念、老年肿瘤患者疼痛的原因。
（2）领会：疼痛程度的评估方法及原则、阿片类镇痛药常见的不良反应。
（3）简单应用：老年肿瘤患者疼痛的评估。
（4）综合应用：对老年肿瘤患者实施有效的止痛方案、疼痛护理居家指导及用药安全。

4. 老年肿瘤患者饮食与营养的护理
（1）识记：老年肿瘤患者的营养筛查与评估。
（2）领会：老年肿瘤患者饮食护理的原则、饮食种类、饮食的摄入途径。
（3）综合应用：老年肿瘤患者的营养筛查与评估、饮食护理、肠外营养支持的护理。

5. 老年肿瘤患者化疗和放疗的护理
（1）领会：化疗药物的特点，化疗药物不良反应的观察，放疗不良反应的观察，放疗前、中、后的护理要点。
（2）简单应用：老年肿瘤患者化疗和放疗的护理。

第九章　安宁疗护

一、学习目的与要求

通过本章的学习，了解安宁疗护的内容和意义、家属对患者临终状态的心理反应；熟悉临终和安宁疗护的概念、老年临终患者的生理护理、临终患者的心理反应阶段及护理、家属心理反应的影响因素，以及对家属的心理支持；掌握安宁疗护的原则、老年临终患者的心理特点及护理。

二、课程内容

1. 概述　临终和安宁疗护的概念，安宁疗护的意义、准入标准、原则和内容。

2. 老年临终患者的护理　生理护理、心理护理。

3. 老年临终患者家属的心理支持　临终患者家属的心理反应与其影响因素、对家属的心理支持。

三、考核知识点和考核要求

1. 概述

（1）识记：安宁疗护的内容和意义。

（2）领会：临终与安宁疗护的概念及原则。

2. 老年临终患者的护理

（1）识记：临终患者的心理反应阶段。

（2）领会：老年临终患者的心理特点。

（3）综合应用：对老年临终患者实施生理护理和心理护理。

3. 老年临终患者家属的心理支持

（1）识记：家属对患者临终状态的心理反应。

（2）领会：影响家属心理反应的因素。

（3）综合应用：对老年临终患者家属提供心理支持。

第十章　老年人照顾者负担与支持

一、学习目的与要求

通过本章的学习，了解照顾者积极感受对照顾者的支持作用、国内外对于老年人照顾者支持政策的发展趋势；熟悉老年人照顾者负担产生的影响及主要影响因素、老年人照顾者支持的主要形式；掌握老年人照顾者负担的基本概念、主要分类、评估、照顾者支持的主要内容。

二、课程内容

1. 老年人照顾者负担　照顾者负担的概述、分类、影响因素、评估，照顾者的积极感受。

2. 老年人照顾者支持技术　老年人照顾者支持的概述、分类、政策、形式。

三、考核知识点和考核要求

1. 老年人照顾者负担

（1）识记：老年人照顾者负担的基本概念、主要分类。

（2）领会：老年人照顾者负担产生的影响，老年人照顾者负担和照顾者积极感受的主要影响因素。

（3）综合应用：根据老年人照顾者的基本情况，指出可能存在的照顾负担和积极感受。

2. 老年人照顾者支持技术

（1）识记：老年人照顾者支持的主要内容。

（2）领会：老年人照顾者支持的主要形式。

（3）综合应用：根据老年人照顾者的基本情况，制订老年人照顾者的支持措施。

第十一章　老年护理伦理与相关法律

一、学习目的与要求

通过本章的学习，了解老年护理伦理学的概念及基本原则、特点、基本道德规范，国外老年人权益保障的相关进展；熟悉我国老年人权益保障法的内容、常见的老年护理伦理与法律问题、老年人被虐待的预防和干预措施；掌握虐待老年人的概念与分类。

二、课程内容

1. 老年护理伦理　老年护理伦理概述、老年护理伦理应用现状与展望、道德规范与伦理原则。

2. 老年护理相关法律　我国老年人权益保障法、国外老年人权益保障的现状。

3. 老年护理常见伦理与法律问题及其对策　老年人被虐待问题、老年人知情同意问题。

三、考核知识点和考核要求

1. 老年护理伦理

（1）识记：老年护理伦理学概念、老年护理伦理学基本原则。

（2）领会：老年护理道德规范、伦理学在老年护理中的应用现状。

2. 老年护理相关法律

领会：我国老年人权益保障法的相关内容。

3. 老年护理常见伦理与法律问题及其对策

（1）识记：虐待老年人的概念、虐待老年人的分类。

（2）领会：特殊老年人的知情同意困境及解决途径。

（3）综合应用：识别老年人是否被虐待，评估虐待老年人的原因，应用三级预防模式对虐待老年人行为进行预防和干预。

Ⅳ　有关大纲的说明与考核实施要求

一、自学考试大纲的目的和作用

课程自学考试大纲是根据专业自学考试计划的要求，结合自学考试的特点而制定的，其目的是对个人自学、社会助学和课程考试命题进行指导和规定。

课程自学考试大纲明确了课程学习的内容以及深广度，规定了课程自学考试的范围和标准。因此，它是编写自学考试教材和辅导用书的依据，是社会助学组织进行自学辅导的依据，是考生学习教材、掌握课程内容的范围和程度的依据，也是进行自学考试命题的依据。

二、自学考试大纲与教材的关系

课程自学考试大纲是进行学习和考核的依据，教材是学习掌握课程知识的基本内容与范围，两者所体现的课程内容基本一致。同时，教材内容是考试大纲所规定的课程内容的扩展与发挥，可以体现一定的深度或难度，而考核的要求则以考试大纲为准。

三、关于自学教材

《老年护理学》，全国高等教育自学考试指导委员会组编，胡秀英主编，北京大学医学出版社出版，2024 年版。

四、关于自学要求和自学方法的指导

1. 本大纲的课程基本要求是依据专业考试计划和专业培养目标而确定的。课程基本要求明确课程的基本内容，以及对基本内容的掌握程度。课程基本内容掌握程度、课程考核知识点是高等教育自学考试考核的主要内容。

2. 本课程为 5 学分。

3. 考生应结合以往学过的专业基础知识和临床各科护理知识学习《老年护理学》，全面地领会和掌握老年护理的基本理论、知识、方法和技能，重点是认识老年人健康问题的特点和护理工作的特点，提高老年护理的实际工作能力。

五、对考核内容的说明

本课程要求考生学习和掌握的知识点内容都作为考核的内容。课程中各章的内容均由若干知识点组成，在自学考试中成为考核知识点。因此，课程考试大纲中所规定的考试内

容是以分解为考核知识点的方式给出的。由于各知识点在课程中的地位、作用及知识自身的特点不同，自学考试将对各知识点分别按 4 个认知（或称为能力）层次确定其考核要求。

六、关于考试方式和试卷结构的说明

1. 本课程考试为闭卷笔试，考试时间为 150 分钟。

2. 根据本大纲所规定的学习要求、考核知识点和考核要求命题，考试命题内容覆盖各章，并体现本课程的重点。

3. 命题范围不应超出大纲中的考核知识点，考核目标不应高于大纲中所规定的相应的最高能力层次要求。命题应着重考核考生对基本概念、基本知识和基本理论是否了解或掌握，对基本方法是否会应用或熟练。不应出与基本要求不符的偏题。

4. 本课程的试卷中对不同能力层次要求的分数比例大致如下：识记占 20%，领会占 30%，简单应用占 30%，综合应用占 20%。

5. 本课程试卷的难易度结构比例大致如下：易 20%，较易 30%，较难 30%，难 20%。必须注意，试题的难易度与能力层次的概念不同，在各个能力层次中都会存在不同难易度的试题。

6. 本课程考试命题的主要题型一般有单项选择题、简答题、论述题等。各种题型的具体形式参见附录。

附录 题型举例

一、单项选择题（每小题 2 分，在每小题列出的备选项中只有一项是最符合题目要求的，请将其选出。）

1. 慢性阻塞性肺疾病最重要的发病因素是
   A. 吸烟　　　　　B. 空气污染　　　　C. 感染　　　　　　D. 过敏
2. 老年心脏病患者出现心衰最常见的诱因是
   A. 心律失常　　　B. 感染　　　　　　C. 水电解质紊乱　　D. 输液过多过快

二、简答题（每小题 6 分）

1. 请简述老年人进餐时的一般护理。
2. 请简述老年人锻炼的注意事项。

三、论述题（每小题 10 分）

请写出老年人日常生活护理的注意事项及在实际生活中的具体应用。

后　记

　　《老年护理学自学考试大纲》是根据《高等教育自学考试专业基本规范（2021年）》的要求，由全国高等教育自学考试指导委员会医药学类专业委员会组织制定的。

　　全国考委医药学类专业委员会对本大纲组织审稿，根据审稿会意见由编者做了修改，最后由医药学类专业委员会定稿。

　　本大纲由四川大学华西医院／华西护理学院胡秀英教授负责编写。中山大学护理学院尤黎明教授担任主审，南京医科大学护理学院孙国珍教授、中山大学附属第七医院许红璐主任护师、四川大学华西医院／华西护理学院陈茜主任护师参审。

　　对参与本大纲编写和审稿的各位专家表示感谢。

全国高等教育自学考试指导委员会

医药学类专业委员会

2023年12月

全国高等教育自学考试指定教材

老年护理学

全国高等教育自学考试指导委员会　组编

编者的话

　　科学技术飞速发展，知识更替日新月异。迎接挑战、适应变化的制胜法宝就是自我终身学习。作为中国特色的高等学历继续教育重要组成部分，高等教育自学考试（以下简称"自考"）为每一个自学者铺就成才之路；而自考教材对于提供优质的学习资源，促进学习效果和自学能力，以及推动教育水平的提升都具有非常重要的意义。随着人口老龄化成为21世纪全球重要社会趋势，《老年护理学》自考教材更新迫在眉睫。据联合国统计，截至2021年底，全球60岁及以上老年人口已超10.8亿，人口老龄化已成为各国共同面临的重大社会和经济问题。我国国家统计局数据显示，截至2022年底，我国60岁及以上人口2.8亿，占全国人口的19.8%。据测算，预计"十四五"时期，我国60岁及以上老年人口总量将突破3亿，占比将超过20%，进入中度老龄化阶段；2035年，我国60岁及以上老年人口将突破4亿，占比将超过30%，进入重度老龄化阶段。人口老龄化已成为我国的基本国情，积极应对老龄化已成为国家战略需要。其中，大量的老年健康护理专业人才及其培养也成为刚需，《老年护理学》自考教材为更多更广泛的老年健康服务人员，特别是高等学历继续教育需求者提供了一个更加灵活和高效的学习机会。

　　本版《老年护理学》自考教材编写的指导思想是：全面贯彻党的教育方针，落实立德树人根本任务，扎实推进习近平新时代中国特色社会主义思想进教材，服务经济社会发展格局和以人民为中心的发展理念，提高自学考试教育现代化建设水平，持续向社会提供优质、多元的学习资源，满足自考生个性化、多样化的学习需求；充分利用现代科学技术，保证教材内容的方向性、思想性、科学性，又体现教材形态的适应性、灵活性、现代性，突出特色，保证质量。希望通过《老年护理学》自考教材建设，为提高老年护理教育水平、培养积极应对人口老龄化的"双能型/双师型"人才贡献力量。

　　本教材遵循高等教育自学考试教材建设原则，全书紧扣护理教育培养要求与目标，立足"尚德精术"课程思政，突出新时代教育理念，结合老年护理学领域实践、教育、科研及学科发展情况，"以整体护理观为指导，以满足老年人健康需求为中心，以老年人健康演变进程为主线，以最佳证据为原则"锤炼编写内容，使教材具有思想性、科学性、先进性、规范性和启发性，并适于自学。全书共有十一章，内容包括：老年护理学概论、老化改变与老年人功能评估、老年人的日常生活护理、老年人安全与适老化环境、老年人心理卫生与精神障碍护理、老年综合征及其护理、老年期常见疾病与护理、老年肿瘤患者的护理、安宁疗护、老年人照顾者负担与支持、老年护理伦理与相关法律。本教材的特点体现在：①凸显老年护理专业特色，老年人常呈现多病共存、功能衰退、需要专人照护等综合状态，通常多种疾病或不同原因造成同一种健康问题，需要多维度综合评估、多学科综合干预等诊疗照护模式。因此，本教材既体现老年健康的整体护理观，又重视与各相关专业课程内容的衔接与交叉、并避免与其他相关教材重复。②以老年人健康演变进程为教材逻辑框架，从健康－衰弱－疾病－临终、从急性期/亚急性期照护－中/长期照护、从基础到专科等逻辑，对教材进行调整与更新，符合自主学习规律，利于自学者把握老年护理学特点，并引导考生善于思考和探索。③反映循证思想，本教材编写内容要求收集老年护理领域客观、科学的研究证据，通过严格地质量评价进行遴选、整合，提炼可满足患者需求的当前最佳证据，以期能为老年护理最佳实践提供参考。④丰富教材内容与形式，参考国内外老年护理学领域新知识、新技术与新进展，补充、更新与拓展各章节内容，帮助学生获取学科新信息和发展动态。如借鉴国内外研发的老年护理核心能力和课程指南，通过模拟体验等活动启发学生理解老年人需求，培养学生的人文品质，新增健康养老、老年人护理伦理与老年人照顾者支持等内容；同时，在每章配有数字资源，内容包括教学课件PPT、代表性案例解析、教学视频、习题等，具有趣味性、可读性、延伸性和启发性，有助于满足自考生学习与发展需求。

本教材是高等教育自学考试护理学专业的指定教材，主要供自考生使用，也可作为护理专业普通教育、其他类型成人教育的师生、临床护理人员继续教育、老年护理专业岗位培训及老年护理相关机构工作人员的参考书。

本教材编写过程中，得到了全国高等教育自学考试指导委员会医药学类专业委员会以及上一版主编尤黎明教授的指导与帮助，各位编者及所在单位给予了大力支持，在此一并表示诚挚的感谢！

由于编者知识水平与能力有限，疏漏错误之处，敬请各位读者批评指正，提出宝贵意见与建议，以求不断改进与完善。

"莫道桑榆晚，为霞尚满天。"全社会共同行动起来，积极应对老龄化，让老年人有健康幸福的晚年，让后来人有可期的未来。

胡秀英

2023 年 12 月

第一章　老年护理学概论

　　随着人类社会的发展和医疗水平的进步，人类预期寿命普遍延长，人口老龄化已成为全球性健康问题。人口老龄化的关键是健康老龄化，护理专业人员在实现健康老龄化中发挥着举足轻重的作用。老年人群的健康需求和护理挑战日益突显，对于培养专业的老年护理人才提出了更高的要求。因此，护理人员学习和研究老年人相关的护理理论、知识、方法和技术至关重要。本章是"老年护理学"课程的基础，介绍老年护理的背景、发展历程、相关概念和重要性，以便更好地理解和应用老年护理知识。

第一节　人口老龄化

一、人的寿命和老年人的年龄划分

（一）人的寿命

　　寿命是指从出生经过发育、成长、成熟、老化直至死亡前机体生存的时间，通常以年龄作为衡量寿命长短的尺度。受遗传因素、生活方式、医疗保健水平、自然环境和社会经济因素的综合影响，寿命的长短个体差异较大。人的寿命可分为最高寿命、平均预期寿命和健康预期寿命，这些指标在人口学、公共卫生和医学领域中被广泛使用，以全面了解人的寿命状况。其中，平均预期寿命和健康预期寿命常用于衡量和比较特定时期、地区或国家的人民健康和医疗保健水平。

　　1. 最高寿命（maximum life-span of human）　是指在没有外因干扰的条件下，从遗传学角度而言人类可能生存的最高年龄。科学家们用多种方法来推测人的最高寿命，例如按性成熟期（14~15 岁）的 8~10 倍、生长期（20~25 年）的 5~7 倍，细胞分裂次数（40~60次）的 2.4 倍等方法推算，人的最高寿命可达 110~175 岁。人类最高寿命历史上通常以记录的最长寿命为代表，由于受到疾病和环境的影响，人类寿命与最高寿命的差距尚较大，随着科学的发展，人类寿命将逐渐接近或达到最高寿命。

　　2. 平均预期寿命（median life expectancy）　又称为平均寿命或预期寿命，是指通过回顾性死因统计和其他统计学方法，计算出特定人群能生存的平均年数。一般常用出生时的平均预期寿命作为衡量人口老化程度的重要指标。世界卫生组织（WHO）发布的《2022 年世界卫生统计》报告显示，全球平均预期寿命从 2000 年的 66.8 岁增长至

2019 年的 73.3 岁。我国平均预期寿命处于稳步提高的趋势，国务院办公厅 2022 年印发的《"十四五"国民健康规划》显示，我国人口平均预期寿命由 2015 年的 76.34 岁提高至 2020 年的 77.93 岁；预计到 2035 年，平均预期寿命达 80 岁以上。与全球人口平均预期寿命相比，我国人口平均预期寿命处于中上水平。

3. 健康预期寿命（active life expectancy）　又称为健康寿命，是指去除残疾和残障后所得到的人类生存曲线，即个人在良好状态下的平均生存年数。它是用来衡量个体或群体在其寿命中保持相对健康和功能正常状态的时间长度的指标。与平均预期寿命不同，健康预期寿命不仅考虑了寿命的长短，还考虑了个体是否能够过上健康、独立、高质量的生活；健康预期寿命的终点是日常生活自理能力的丧失，它是卫生领域评价居民健康状况的指标，也是可持续发展的目标之一。《2020 年世界卫生统计》报告显示，全球人口健康预期寿命从 2000 年的 58.3 岁增加至 2019 年的 63.7 岁。我国卫生健康委员会发布的数据显示，2020 年我国平均健康预期寿命已达 68 岁，我国人均约有 9.93 年带病生存时间。

（二）老年人的年龄划分

1. 老年人的界定　由于世界各国政治经济情况的差异、人口平均寿命的不同，WHO 对老年人年龄的划分有两个标准：发达国家将 65 岁以上的人群定义为老年人，发展中国家则将 60 岁以上人群称为老年人。我国中华医学会老年医学分会等也提倡将 60 岁及以上作为我国现行的老年人年龄划分标准。

2. 老年期的阶段划分　WHO 对老年期的阶段进行了细分，即 60～74 岁为老年前期；75～89 岁为老年期；90 岁及以上为长寿老年期。中华医学会老年医学分会建议将我国老年期分为 3 个阶段：45～59 岁为老年前期，即中老年人；60～89 岁为老年期，即老年人；90 岁及以上为长寿老年期，即长寿老人。

二、人口老龄化相关概况

（一）人口老龄化的概念及划分标准

1. 人口老龄化的概念　人口老龄化（aging of population）又称为人口老化，指总人口中老年人口比例不断上升的动态过程。老年人口在总人口中所占的百分比，又称为老年人口系数（coefficient of aged population），是评价人口老龄化程度的重要指标。出生率和死亡率下降、平均预期寿命延长是世界人口趋向老龄化的直接原因。

2. 老龄化社会的划分标准　国际上常用于衡量人口老龄化的重要指标为老年人口比例，也称为老年人口系数。其计算方式为：

$$老年人口比例 = \frac{60（65）岁及以上人口数}{总人口数} \times 100\%$$

老年人口比例越高，人口老龄化程度也越深。WHO 建议 60 岁及以上人口占总人口比例达到 10%，或 65 岁及以上人口占总人口的比例达到 7%，作为一个国家或地区进入老龄化社会（或老年型国家）的划分标准。老龄化社会可进一步细分为轻度老龄化阶段（≥60 岁人口比例为 10%～20%，或 ≥65 岁人口比例为 7%～14%）、中度老龄化阶段（≥60 岁人口比例为 20%～30%，或 ≥65 岁人口比例为 14%～20%）和重度老龄化阶段

（≥ 60 岁人口比例为超过 30%，或 ≥ 65 岁人口比例超过 20%）。

老年人口比例虽是衡量人口老龄化最重要、最直观的一个指标，但不是唯一的评价指标，老化指数、少儿人口比例、老少比、年龄中位数等指标都可以在一定程度上反映人口老龄化的状况。因此，准确衡量一个国家或地区的人口老龄化，应该将这些指标综合起来进行评价。

（二）人口老龄化概况

1. 世界人口老龄化现状与挑战　人口老龄化是一个全球性的趋势和挑战，据 WHO 发布的《世界人口展望 2022》，2022 年全球 65 岁及以上人口数为 7.71 亿，约占总人口的 10%，老年人口数是 1980 年（2.58 亿）的 3 倍；预计到 2030 年，全球 65 岁及以上人口数将达到 9.94 亿，约占总人口数的 12%；到 2050 年将达到 16 亿，约占总人口数的 16%。

世界人口老龄化给社会经济发展带来了一系列的挑战。首先，老年人口的增加对医疗、养老等社会保障制度提出了更高的要求，养老金、医疗、护理等社会福利资源需求大幅上升，政府面临着巨大的财政压力。其次，老年人口的增加也将对劳动力市场产生重大影响，随着年龄的增长，劳动力减少，劳动力市场短缺，甚至可能导致一些行业的生产力降低。最后，老年人口的健康状况也是一个重要的问题，随着年龄的增长，老年人更容易患上一些慢性疾病，对医疗护理及卫生资源的需求也将大幅增加。

2. 我国人口老龄化现状及其特点　我国从 1964 年开始老年人口比例上升。到 1999 年 10 月正式进入老龄化社会，随后老年人口比例增速加快，人口老龄化程度持续加深。国家统计局数据显示：截至 2022 年，我国 60 岁及以上人口数为 2.80 亿，占全国总人口的 19.8%；其中 65 岁及以上人口数为 2.09 亿，占全国总人口的 14.9%。《"十四五"健康老龄化规划》中提到，我国人口老龄化程度将进一步加深，60 岁及以上人口比例在"十四五"期间将超过 20%，进入中度老龄化社会。预计在 2035 年，我国 60 岁及以上人口将突破 4 亿，在总人口中的占比将超过 30%，进入重度老龄化阶段。我国人口老龄化呈现出以下特点。

（1）老年人口规模大：目前，我国是世界上老年人口数量最大的国家，占世界 65 岁及以上人口的比例超过 1/5，意味着世界上每 5 个老年人中，至少有 1 个是中国人。

（2）老龄化进程加快：65 岁及以上老年人口比例从 7% 上升到 14%，部分发达国家经历了漫长的过程，以法国为例，其用了 130 年，瑞典用了 85 年。据我国国家卫生健康委员会数据显示，截至 2022 年底我国仅用 22 年时间完成了这一进程，属于老龄化速度最快的国家。《健康老龄化蓝皮书：中国大中城市健康老龄化指数报告（2019—2020）》指出，我国老龄化速度比世界平均速度快 1 倍多。

（3）老年人口学特点突出：①高龄化趋势明显，80 岁及以上高龄人口规模不断增大，第七次全国人口普查数据显示，高龄老年人口数量为 3580.1 万人，比第五次全国人口普查增加 2381 万人；②高龄女性规模和人口比例明显高于男性，第七次全国人口普查数据显示，女性高龄老年人口数为 2054.4 万人，比男性高龄老年人口多 528.6 万人，在高龄老年中的人口比例女性比男性高 14.8%；③老年人口教育程度普遍偏低，第七次全国人口普查数据显示，我国 60 岁及以上老年人中未接受过小学教育的人口占全部老年人口的

11.7%，具有小学文化水平的老年人占 46.5%，具有大专及以上学历的人口占比不到 4%。

（4）老龄化区域差异大：①地区发展不平衡，上海市最早在 1979 年进入老龄化社会，而第七次全国人口普查数据显示发生了很大改变，除西藏外，其他 30 个省份 60 岁及以上老年人口比例均超过 10%；有 10 个省份 60 岁及以上老年人口比例超过 20%，达到中度老龄化水平，65 岁及以上人口占比 ≥ 14% 的省份主要集中在东北、华东和和西部川渝地区；老龄化程度最深的 3 个地区为辽宁（25.72%）、上海（23.38%）和黑龙江（23.22%），老龄化程度最轻的地区为西藏（8.52%）、新疆（11.28%）和青海（12.14%）；60 岁及以上老年人口比例最高的地区和最低地区之间相差接近 17%；②城乡倒置现象日益加剧，城镇地区老年人数量高于农村地区，但农村地区老龄化程度高于城镇地区。2020 年农村地区 60 岁、65 岁及以上老年人口比例分别为 23.81%、17.72%，比城镇地区分别高出 7.99%、6.61%。2010—2020 年，农村 60 岁、65 岁及以上老年人口分别增加了 8.83% 和 7.66%。

（5）人口老龄化超前于经济发展速度：发达国家在进入老龄化社会时，人均国内生产总值（gross domestic product，GDP）一般在 5000 ~ 10 000 美元，我国刚进入老龄化社会时，人均国内生产总值 GDP 仅为 1041 美元，呈现出"未富先老"的状态，老年人面临诸多的问题和困难。近 20 年来，我国的经济和社会发展有了长足的进步，截至 2021 年，我国人均 GDP 已略高于世界平均水平，为积极应对人口老龄化提供了有利条件。

三、人口老龄化的对策

人口老龄化是一个复杂和长期的社会经济问题，需要政府、社会和个人共同努力来应对。任何一个国家或地区都无法置身事外，只有做好广泛的合作和资源共享，才能更好地应对人口老龄化带来的挑战，促进健康老龄化，实现老龄化社会的可持续发展。为此，政府和社会各界需要采取一系列的措施。首先，应建立完善的养老保障体系，提高养老金和社会福利的水平，以确保老年人的基本生活权益。其次，应加大对医疗和健康服务的投入，提高医疗资源的供给能力，加强老年人的健康管理和疾病防治工作。最后，需要提高老年人的社会参与度，创造更多的就业机会和社会交流平台，让老年人有更多的机会和活力去参与社会建设和发展。

（一）我国积极应对人口老龄化的系列措施

我国老年人口规模大，老龄化速度快，党和国家高度重视并积极应对人口老龄化，党的二十大报告提出："实施积极应对人口老龄化国家战略，发展养老事业和养老产业，优化孤寡老人服务，推动实现全体老年人享有基本养老服务"。为推动老龄事业顶层设计更加完备、重大改革措施落实生效，采取了一系列对策，为积极应对人口老龄化奠定基础。

1. 加强老龄工作顶层设计　积极应对人口老龄化已确定为国家战略，国家相关部门先后印发《国家积极应对人口老龄化中长期规划》《关于加强新时代老龄工作的意见》《"十三五"国家老龄事业发展和养老服务体系规划》和《"十四五"国家老龄事业发展和养老服务体系规划》等，并召开了党的十八大以来第一次全国老龄工作会议，不断完善老龄工作政策体系。

2. 健全多层次社会保障体系　截至 2021 年底，全国参加基本养老保险 10.3 亿人。基本医疗保险覆盖 13.6 亿人，参保率稳定在 95% 以上，全民医保基本实现。长期护理保险试点城市达 49 个，参保人员达 1.45 亿人。

3. 加强养老服务体系建设　完善养老服务支持政策，增强养老服务供给能力，补齐养老服务弱项，提升养老服务质量。截至 2022 年第一季度，全国养老服务机构和设施总数达 36 万个，床位 812.6 万张。

4. 推进老年健康服务体系建设　将老年健康与医养结合服务纳入基本公共卫生服务项目，开展老年健康促进行动，不断提高老年人健康管理和服务水平。深入推进医养结合，截至 2021 年底，全国共有两证齐全的医养结合机构 6492 个，机构床位总数 175 万张，医养签约近 7.9 万对。

5. 建立和健全老年医疗保险制度　与总人口相比，老年人具有高患病率、高伤残率、高医疗利用率的特点。因此在建立面向整个人群的医疗保险制度的同时，有必要对老年人制定有关政策，以保障老年人医疗的基本需求。对于城镇人口需要完善职工基本医疗保险制度，建立多层次的医疗保障体系；对于农村人口可以探索多种形式的健康保障方法。逐步建立城乡医疗救助制度，改善特困老年人的医疗条件。

6. 扩大老年人的社会参与　大力发展老年教育，已在基层设立超过 4 万个老年教育学习点。各级公共文化设施均已面向老年人免费开放，各地旅游景点对老年人门票实行减免优惠政策。广大老年人积极参与各类文体活动，持续开展"银龄行动"等老年志愿行动，发挥老年人积极作用。

7. 推进老年友好型社会建设　加强老年人优待和权益保障，2012 年以来，全国法律援助机构共组织办理老年人法律援助案件 109.8 万余件。开展城镇老旧小区和特殊困难老年人家庭适老化改造，推进老年宜居环境建设。启动全国示范性老年友好型社区创建。出台政策措施，解决老年人运用智能技术困难问题，帮助老年人跨越"数字鸿沟"。大力营造养老、孝老、敬老的社会氛围。

通过实施具有全局意识和国家战略高度的一系列措施，我国逐步建立人口、社会、经济等相互衔接协同的政策体系，并不断加大创新力度、政策供给力度、财政投入力度，在"老有所养、老有所医、老有所为、老有所学、老有所乐"的中国特色健康老龄化道路上不断取得新进展。

（二）积极推进健康老龄化

1. 健康老龄化的概念及内涵　健康老龄化（healthy ageing）是指老年个体、老年群体和老年家庭同科学文明、健康幸福、经济发展、秩序稳定、有保障的老龄化社会的相互适应与协调，使老年个体、老年群体、老年家庭和老年社会都处于健康状态。为积极应对人口老龄化，"健康老龄化"概念最初于 1987 年在世界卫生大会上被提出，并于 1990 年在世界老龄大会上被 WHO 作为应对人口老龄化的一项发展战略，其核心目标为"提高老年人的生命质量，缩短带病生存期，延长健康预期寿命"。2002 年，WHO 在健康老龄化的基础上新增了"保障"和"参与"两个维度，提出"积极老龄化"的政策框架。2015 年，WHO 发布的《关于老龄化与健康的全球报告》将健康老龄化定义进行了补充和完善，即"健康老龄化是发展和维护老年健康生活所需的功能发挥的过程，包括功能发挥、内在能力和环境三个维度"（图 1-1）。

健康老龄化的重点是功能发挥，是指使个体能够按照自身观念和偏好来生活和行动的

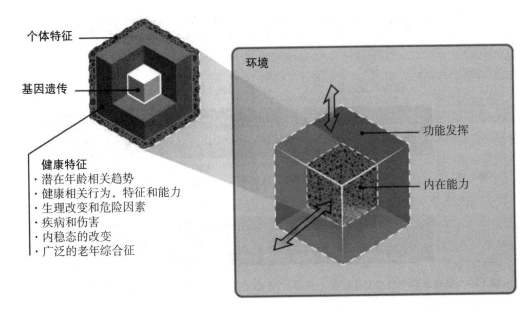

图1-1 健康老龄化政策框架（来源：WHO《关于老龄化与健康的全球报告》，2015）

健康相关因素，由个人内在能力与相关环境特征，以及两者之间的相互作用构成。内在能力是指个体在任何时候都能动用的全部身体功能和脑力的组合，受个体特征、健康特征及基因遗传的影响。健康老龄化强调提升老年人的内在能力，以实现功能发挥的最大化，并认为不管老年人是否患病或残疾，只要他们有能力维持良好的功能发挥，都属于实现健康老龄化。环境则包括组成个体生活背景的所有外界因素，如建筑环境、人际关系、态度和价值观、卫生和社会政策、支持系统及其提供的服务。老年人能否自己完成日常生活活动，不仅取决于其内在能力，还受特定时刻他们与所处环境之间的相互作用的影响。例如，躯体活动受限的老年人，如果能够使用辅助器材，并且居住在具备无障碍公共交通设施的环境，一般能够完成独立生活；若缺少利于活动的环境，则会影响老年人的功能发挥。因此，维持和促进老年人的功能发挥是实现健康老龄化的关键。

2. 健康老龄化的公共卫生框架 促进健康老龄化的干预措施有多个着手点，但最终的目标都是尽可能地改善功能发挥（图1-2）。这可通过两种方式达成：①增强和维护内在能力；②使功能衰减的个体能够做自己认为重要的事情。

老年期的功能发挥和内在能力的发展轨迹可分为3个时期，即能力强而稳定时期、能力衰退时期和严重失能时期。这3个时期并不是按照实际年龄划分的，也不一定是单向变化的，不同个体轨迹之间也可能存在显著差异。针对这3个时期，有不同的促进健康老龄化的干预措施：①内在能力强而稳定时期的老年人，其干预策略的重点是尽可能长久地维持这种状态，尽早发现并控制疾病和危险因素；②处于能力衰退时期的老年人，疾病可能已经发生，干预策略的重点逐渐从预防疾病转变为使疾病对个体总体功能的影响最小化；③严重失能、失智或者面临严重失能、失智风险时期的老年人，其干预策略的重点是提供长期照护。

3. 我国健康老龄化政策保障 党和国家高度重视老龄化问题，以"健康中国"战略

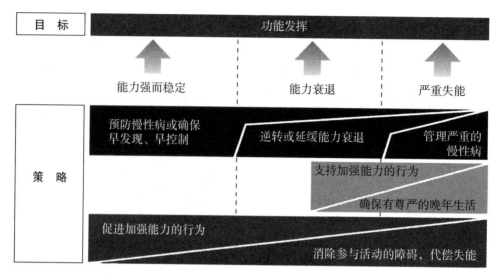

图1-2　健康老龄化公共卫生框架（来源：WHO《关于老龄化与健康的全球报告》，2015）

为顶层设计，以《"健康中国2030"规划纲要》为行动纲领，以《健康中国行动（2019—2030年）》为抓手，加快推进实施"积极应对人口老龄化国家战略"。

第二节　老年健康保健

一、老年健康保健的基本概念

（一）老年健康与健康老年人

1. 老年健康（elderly health，senior health）　经常用于描述与老年人相关的健康问题、预防保健措施及老年人健康促进方法等，是指老年阶段个体在身体、心理和社会层面都能够维持良好的功能和适应能力。WHO发布的《关于老龄化与健康的全球报告》中强调，老年健康不仅仅是指没有疾病或残疾，而是关注老年人的功能健康，包括身体、心理和社会方面的功能。老年健康不只是寿命的增加，而是健康预期寿命的延长。

2. 健康老年人（healthy elderly）　是指60周岁及以上生活自理或基本自理的老年人，躯体、心理、社会3方面都趋于相互协调与和谐状态。根据中国卫生行业标准《中国健康老年人标准》（WS/T 802-2022），健康老年人应满足下述要求：①生活自理或基本自理；②重要脏器的增龄性改变未导致明显的功能异常；③影响健康的危险因素控制在与其年龄相适应的范围内；④营养状况良好；⑤认知功能基本正常；⑥乐观积极，自我满意；⑦具有一定的健康素养，保持良好的生活方式；⑧积极参与家庭和社会活动；⑨社会适应能力良好。

（二）老年保健与健康促进

1. 老年健康保健（health care in elderly）　是一种综合性的医疗和社会服务模式，旨在维护和促进老年人的身体、心理和社会健康。WHO老年卫生规划项目将老年保健定义为

"在平等享用卫生资源的基础上，充分利用现有的人力、物力，以维持和促进老年人健康为目的，发展老年人保健事业，使老年人得到基本的医疗、护理、康复、保健等服务"。

2. 老年健康促进（elderly health promotion） 这一概念首次在 1986 年加拿大渥太华召开的第一届全球健康促进大会上被提出，定义为"促使人们维护和改善自身健康的过程"；2000 年在墨西哥召开的第五届全球健康促进大会给出了明确的定义，即"健康促进就是要尽一切可能使人们的精神和身体保持在最优状态，宗旨是使人们知道如何保持健康、在健康的生活方式下生活，并有能力做出健康的选择"；《美国健康促进杂志》将其定义为"健康促进是帮助人们改变其生活方式以实现最佳健康状态的科学（和艺术）"，其中，最佳健康状态被定义为"身体、情绪、社会适应性、精神和智力健康的水平"，强调健康促进的途径是帮助人们改变其不良的生活方式，实现其最佳健康状态。

二、老年健康保健的目标与原则

（一）老年健康保健的目标

老年健康保健的目标是为老年人提供疾病的预防、治疗、功能锻炼等综合性服务，同时促进老年保健和老年福利事业的发展，从而最大限度地延长老年期生活自理的时间，缩短功能丧失及对他人的依赖，达到延长健康预期寿命，提高老年人生命质量的目的。具体包括：①治疗和管理老年人存在与潜在的健康问题，如慢性疾病、疼痛、疾病并发症/合并症，提供相关医疗护理和药物管理，以确保老年人能够应对其健康挑战；②通过康复、护理等手段，帮助老年人维持日常生活的功能和独立性，以提高老年人的生活质量；③采取积极的健康行为和生活方式，降低老年人患慢性疾病和其他健康问题的风险；减少潜在的失能与早逝风险，延长老年人健康预期寿命。

（二）老年人的保障原则

老年人的健康是综合状态，老年健康保健也应是多维度、多层次的。这里重点介绍老年健康保障的经典原则，即联合国大会于 1991 年 12 月 16 日通过的《联合国老年人原则》（第 46/91 号决议），内容包括：老年人的独立性原则、老年人的参与性原则、老年人的保健与照顾性原则、老年人的自我实现或自我成就性原则、老年人的尊严性原则。

1. 独立性原则 ①老年人应能通过提供收入、家庭和社会支持及自助，享有足够的食物、水、住房、衣着和保健；②老年人应有工作机会或其他创造收入的机会；③老年人应能参与决定退出劳动力队伍的时间和节奏；④老年人应能参加适当的教育和培训方案；⑤老年人应能生活在安全且适合个人选择和能力变化的环境中；⑥老年人应能尽可能长期在家居住。

2. 参与性原则 ①老年人应始终融合于社会，积极参与制定和执行直接影响其福祉的政策，并将其知识和技能传给子孙后辈；②老年人应能寻求和发展为社会服务的机会，并以志愿工作者身份担任与其兴趣和能力相称的职务；③老年人应能组织老年人运动或协会。

3. 照顾性原则 ①老年人应按照每个社会的文化价值体系，享有家庭和社区的照顾和保护；②老年人应享有保健服务，以帮助他们保持或恢复身体、智力和情绪的最佳水平并预防或延缓疾病的发生；③老年人应享有各种社会和法律服务，以提高其自主能力并使他们得到更好的保护和照顾；④老年人居住在任何住所、机构或医院时，均应能享有人权和基本自由，包括充分尊重他们的尊严、信仰、需要和隐私，并尊重他们对自己的照顾和生活品质做抉择的权利。

4. 自我实现或自我成就性原则　①老年人应能追寻充分发挥自己潜力的机会；②老年人应能享用社会的教育、文化、精神和文娱资源。

5. 尊严性原则　①老年人的生活应有尊严、有保障，且不受剥削和身心虐待；②老年人不论其年龄、性别、种族或族裔背景、残疾或其他状况，均应受到公平对待，而且不论其经济贡献大小均应受到尊重。

三、老年健康保健的对象与任务

（一）老年健康保健的重点人群

1. 高龄老年人　一般是指 80 岁及以上的老年人。高龄老年人是体质脆弱的人群，患有多种疾病，容易出现多系统功能衰竭，住院时间也较其他人群长，对医疗保健的需求量大。

2. 失能、半失能老年人　是指日常生活活动不能自理，需要提供不同程度的医疗护理和长期照护服务的老年人。中国老龄科学研究中心发布的最新报告显示，截至 2022 年末，我国 60 岁及以上老年人中，约有 4400 万人处于失能、半失能状态。

3. 失智症老年人　常表现为认知功能缺损、社会生活功能减退和精神行为症状，通常需要特殊的护理和照护。2023 年《阿尔茨海默病患者需求洞察报告》显示，我国 60 岁及以上人群失智症患者约 1507 万，是世界上老年失智症患者最多的国家，约占全球患者总人数的 1/5，且发病呈年轻化的增长趋势。这些人群需要的医疗和护理服务明显高于其他老年人，应当引起全社会的重视。

4. 慢性疾病老年人　老年人常患多种慢性疾病，如糖尿病、高血压、心脏病、关节炎，需要专业的管理和治疗，以确保疾病得到有效控制，减轻症状，提高生活质量。

5. 近期出院的老年人　由于疾病未完全康复，身体状况差，近期出院的老年人常需要继续治疗和及时调整治疗方案。因此，从事社区医疗保健的护理人员，应掌握本区域内每位近期出院患者的情况，并针对性地进行定期随访。

6. 独居老年人　特别是在广大农村，由于交通不便，独居老年人很难外出看病，对包括医疗保健在内的社区服务需求量增加，如提供健康咨询、购置生活必需品。因此，定期巡诊，送医送药上门或开展社区老年人保健有重要意义。

7. 丧偶老年人　随着年龄的增长而增多，女性丧偶的概率高于男性。根据世界卫生组织的报告显示，丧偶老年人的孤独感和心理问题发生率都高于有配偶者，这种现象对老年人的健康是有害的，尤其是近期丧偶者，常表现出原有疾病的复发。

8. 离退休老年人　老年人从有明确的工作任务及人际关系的社会环境过渡到狭小的家庭内，生活节律发生重大变化，往往出现孤独、空虚和严重的失落感，体力和精力明显减退。因此，指导和帮助老年人克服退休时由于角色转换所产生的不适应，保持退休老年人身心健康是老年健康保健的重要工作之一。

（二）老年健康保健的任务与策略

1. 老年健康保健的任务　该任务的完成需要依赖一个完整的老年医疗保健福利体系，即需要在各级医疗机构、医养结合等中间机构、社区、家庭及临终关怀设施内开展。其主要任务包括加强老年人各种疾病的诊治和管理、加强健康教育、加强疾病预防等方面的工作。建立健康档案、健康教育与咨询、健康体检、功能训练等保健活动，也属于老年健康保健工作范畴。

2. 老年健康保健的策略

（1）全球老年健康保健策略：在国际老龄联合会于 2007 年提出的 21 世纪全球养老新概念中得到体现。①由满足物质需求向满足精神需求方向发展；②由经验养生向科学养生发展；③养老的目标是动态的，由长寿到目前的健康状态，再到 21 世纪老龄化社会的尊严，由追求生活质量向追求生命质量转化；④老年健康的意义由安身立命之本向情感心理依托转变。

（2）中国特色老年健康保健策略：不同国家由于传统和文化的差异，老年健康保健制度和体系也大不相同。因此，在现有的经济和法律基础上，建立符合我国国情的老年健康保健制度和体系是老年健康保健事业的关键。针对老年人的特点和权益，我国的老年健康保健策略归纳为 6 个"有所"，即老有所养、老有所医、老有所乐、老有所学、老有所为、老有所教，前三者关系到老年人的生存和健康问题，后三者关系到老年人的发展和成就。

（3）老年健康保健的新形式：①信息技术的引入，采用先进的信息技术，提升老年人的健康监测，实现健康管理一体化服务，从而改善老年人的健康状况；②社会组织的发展，加快老年保健社会组织的发展，建立老年人养护服务网络，改善老年人的健康状况；③采用健康状态建模技术，为老年人建立个性化健康档案，结合从国外借鉴的健康测评技术，及时发现老年人身心和心理健康问题，进一步改善老年健康保健服务水平。

总之，老年健康保健是多学科交叉领域，主要以解决老年人身心健康问题为目的，通过医学、护理学、公共卫生学和社会科学等来提供综合性保健和社会支持。

第三节　老年护理学概述

一、老年护理学及其相关概念

老年人的健康与生理、心理、精神、文化、社会等诸多因素密切相关，因此，老年护理学是一门跨学科的专业，涉及护理学、老年学、老年医学、心理学、社会学、伦理学等多个学科领域，以全面关注和满足老年人的健康、生活和社会需求。这些学科领域相互交叉，在不同层面上为老年护理学的理解和实践提供了重要的支持和保障

（一）老年学

老年学（gerontology）是研究人类老化及其所引起一系列经济和社会等与老年有关问题的综合性学科。它是一门多学科的交叉学科，涉及内容广泛，主要包括老年生物学、老年医学、老年社会学、老年心理学、老年护理学等多种学科。

（二）老年医学

老年医学（geriatrics）是研究人类衰老的机制、人体老年性变化规律、老年人卫生保健和老年疾病防治特点的科学，是医学中的一个分支，也是老年学的主要组成部分。老年医学包括老年基础医学、老年临床医学、老年康复医学、老年流行病学、老年预防保健医学、老年社会医学等内容。

（三）老年护理学

老年护理学（geriatric nursing）是护理学的一个重要分支，与社会科学、自然科学相互渗透。作为护理学的核心学科之一，它是以老年人为研究对象，研究老年期的身心健康和疾病护理特点与预防保健的学科，也是研究、诊断和处理老年人对自身现存和潜在健康问题及其反应的学科。老年护理学的重点是从老年人生理、心理、社会、文化，以及发展的角度出发，研究自然、社会、文化、教育、生理、心理等因素对老年人健康的影响，探讨用护理手段或措施解决老年人现存和潜在的健康问题，使老年人获得或保持最佳健康状态，或有尊严、安宁地离开人世。

综合美国、日本等护理界对老年护理学的定义，可以总结为：老年护理学是运用老年护理的知识与技能，以满足老化过程中老年人生理、心理、社会、文化、发展和精神的需求为目标，基于循证的护理专业实践，强调跨学科的整合管理，以促进和提升老年人的生命质量。老年护理学的范畴很广，包括老年人健康状况的评估、诊断，老年人的日常生活照护，老年综合征的护理，疾病护理，安宁疗护，安全与适老化环境等。

二、老年护理学的理念与目标

（一）老年护理学的理念

老年护理学的理念是指对待老年人的认知与态度，即对老年人身体、心理、社会和精神层面需求和权益的一种基本认知和原则。这涉及对老年人的尊重、关爱、尽责和专业的关注。其关键要素有：①尊重和尊严，老年人应该被视为有独特价值和经验的个体，享有被尊重和保持尊严的权利；②个体化关怀，老年护理应该根据个体的需求、偏好和生活方式提供个性化的服务；③综合关怀，关注老年人的身体、心理、社会和精神层面，提供全面的护理。老年护理学的理念主要体现在老年观和老年护理观。

1. 老年观　①传统老年观：认为老年期是丧失期，老年期的变化是衰退，而没有发展；②毕生发展观：又称终生发展观，20 世纪 60 年代由德国的巴尔斯特（P. Baltes）提出，毕生发展观认为个体发展贯穿人的整个生命过程，不仅仅像传统发展心理学所描述的"从出生到成熟是个体心理发展期，成年后处于平稳状态，然后老年期进入退行性发展"，而是认为个体发展是多层次、多方面的。个体的发展目标包括成长、保持和调整这 3 个可以相互转换的系统。其中，调整指当老年期心理水平在功能上不能修复时就在较低水平上加以调整。在个体发展的每一个阶段，都存在着选择发展方向与目标、优化发展结果和补偿资源丧失三者之间相互协调。毕生发展观认为老年人的一些功能确有衰退，但一些复杂功能却可能继续增强，并在一定程度上可通过干预措施来改善和延缓衰退。

2. 老年护理观　护理观影响着护理实践，护理学家威登贝克（Wiedenbach, E.）较先提出老年相关护理观，其观点包括：①敬畏生命的观念；②维护老年人人性的尊严、尊重其价值观的慎独观念；③有结合老年人信念提供让其生机勃勃生活的护理决心。

（二）老年护理学的目标

老年护理学的目标是为了理解和提高老年人的生活质量，通过科学、综合的方法来处理老年人的健康和社会需求。具体目标如下：

1. 维持与增强老年人自护能力　面对老年人的衰弱与需求，在寻求社会资源支持的同时，要善于运用老年人自身的资源。尽量发挥老年人的主观能动性，以健康教育为干预手段，采取不同的措施，尽量维持老年人的独立生活状态，维持和促进老年人功能，巩固和强化其自我护理能力，增强老年人生活的信心，让老年人维护自尊与提升自身价值感、提高生活满意度，促进健康老龄化的实现。

2. 延缓老年人功能衰退及恶化　通过三级预防策略，广泛开展健康教育，提高老年人的自我保健意识，改善生活方式和行为，增进自护能力，延缓衰退。对老年人健康问题进行管理，避免和减少危险因素的危害，做到早发现、早诊断、早治疗、积极康复。对疾病进行干预与管理，预防并发症的发生，防止病情恶化或功能残疾。

3. 促进与提高老年人生活质量　老年护理不仅仅关注老年人疾病的转归和寿命的延长，而是让老年人在生理、心理和社会适应方面达到一个比较完美的状态，体现生命意义和价值。让老年人在健康基础上长寿，做到"年高不迈、寿高不衰"，更好地享受人生，全面促进与提高老年人的生命质量。

4. 做好安宁疗护护理　为临终老年人提供生理、心理和社会全方位的护理服务。做好综合评估、分析与判断并满足其需求，帮助临终老年人及其家属平和面对死亡，更深刻地理解与尊重生命。给予临终老人全程的关怀，确保老年人能够无痛、舒适地度过生命的最后时光，有尊严且安详地离世。给予家属以安慰，做到"逝者安息、生者安康"，这也是老年护理的最高目标之一。

三、老年护理的范围与执业标准

（一）老年护理执业范围

老年护理的服务范围沿用1987年美国护理学会的框架，即老年人护理业务包括老年人健康和功能状态的综合评估，计划并提供适当的护理服务，评价护理的有效性，强调增进日常生活功能性活动的能力，维持、恢复和促进身心健康，预防和降低急性或慢性病所造成的残障程度，以及保持生命的尊严与舒适，直至死亡。随着时代的变迁与护理专业的发展，护理服务对象范围增多，要关注老年人及其家属两方面的护理与照护。护理人员的角色不断拓展，除了承担传统的护理责任外，还需要做老年人及其家属的咨询者、教育者、协调者、领导者等。护理人员执业范围日益扩大，包括医疗机构、日间医院、康复中心、护理院、敬老院、保护性服务机构及老年人家庭等。此外，护理人员要与多学科人员，如医生、康复师、营养师、社会工作者保持良好的沟通和交流，以便更好地为老年人健康服务。

（二）老年护理执业标准

老年护理执业标准只是一个概念框架，它指导护理人员规范执业。从法律方面讲，执业标准可以看作是护理人员在其特殊专业领域中确定个人责任的指明灯。护理执业标准的作用体现在以下几个方面：①协助护理人员评价及改善自己的工作标准；②能够对护理人员的各项操作进行规范指导；③满足临床护理人员的需求；④提供更客观的标准来评估护理人员的表现；⑤确认护理人员发展计划的需求和内容；⑥作为规划学生课程内容的评价；⑦为改善健康护理提供依据；⑧确立未来的研究重点，如强调老年人的功能性和整体性。

大多数国家一直沿用 1987 年美国护理学会制定的老年护理执业标准，其具体内容如下：①所有的老年护理服务必须是有计划、有组织且由护理人员执行管理；②护理人员参与理论的发展和研究，为临床决策奠定基础，以理论概念为指导进行有效的老年护理工作；③老年人的健康状态需要定期调整，必须做到完整、精确和系统地评估，在健康评估中所获得的数据和健康护理小组的成员分享，也包括老年人及其家属；④护理人员使用健康评估数据与资料决定护理诊断；⑤护理人员和老年人及其照顾者共同完善和发展护理计划，包括护理的目标、护理问题的优先顺序、护理方式及评估方法，以满足老年人的治疗性、预防性和康复性需求。帮助老年人得到连续的照顾，且在必要时修改。护理计划的顺利实施可帮助老年人达到及维持最高程度的健康、安宁的状态，提高其生活质量，或实现平静的死亡；⑥依据护理计划，护理人员提供护理措施，以恢复老年人的功能性活动能力，并且预防合并症和残障的发生；护理措施取决于护理诊断并以老年护理理论为基础；⑦通过持续地评价老年人和家属对护理措施的反应，以决定目标完成的进度，并以此作为修正护理诊断和护理计划的依据；⑧护理人员与健康护理小组进行团队式合作，在不同的情况下给予老年人照顾服务。小组成员定期开会以评价老年人及其家属的护理计划的有效性，并依其需要的改变而及时调整护理计划；⑨护理人员参与研究设计以有组织地开展老年人护理知识宣传并在临床运用；⑩护理人员将美国护理学会制定的"护理人员守则"作为临床伦理决策的指标；⑪护理人员应对老年护理专业发展负有责任，并且应对健康护理小组成员的成长做出贡献。

第四节　老年护理与照护服务体系建设

老年人功能不断衰退、慢性疾病患病率高且多病共存，兼具失智失能的老年人口大量增加，使医疗护理需求与生活照护需求双重叠加，如何满足老年人的多样化健康需求、维持和提高其生活质量，是老年护理与照护服务体系面临的巨大挑战。

一、老年护理体系建设现状

世界各国经过对各类老年疾病负担的长期研究，逐步探索出了适合本国国情的老年护理服务体系，如日本基于长期护理保险（介护保险）制度的长期护理体系、澳大利亚的老年独立保健计划、美国的老年人全面护理服务模式，这些老年服务模式或体系也在研究和实践中不断地发展与完善。近年来，我国老年护理服务体系加大了建设力度，特别是长期护理保险制度的试点，医养结合模式等的推行，老年护理体系建设有了长足的进步，但仍然存在连续性不足、服务资源供不应求与浪费并存等现象。

党和国家高度重视老年健康，出台了数以百计的老年健康与老年护理相关政策文件。2020年国家卫生健康委员会等部门联合发布《关于建立完善老年健康服务体系的指导意见》，提出构建健康教育、预防保健、疾病诊治、康复护理、长期照护、安宁疗护"六位一体"的综合连续、覆盖城乡的老年健康服务体系，成为我国首部建设老年健康服务体系的指导性文件，明确了老年健康服务体系的顶层设计，整体推动服务体系完善和服务水平提升。在国家政策的指导下，借鉴国外先行先试经验，结合我国实际情况，建设符合我国国情的老年护理与照护服务体系框架，旨在准确对接老年人群多样化的健康需求。该体系框架将依托医疗保险制度和长期护理保险制度等政策，充分考虑医疗资源的合理分配与有序衔接，以居家为基础（约占90%）、社区为依托（约占7%）、机构为支撑（约占3%）原则，建设医疗机构老年急性期护理服务模式、医养机构老年康复护理服务模式、社区家庭长期护理服务模式的老年人全程护理服务体系，强调各医康护养机构与社区居家形成相对独立又连续的老年护理与照护服务体系，分级护理与照护标准及其质量控制与评价体系。借助"互联网＋"技术实现"线上线下"互联互通，整合服务资源，为老年人提供专业的连续性护理与照护服务，以最大限度地满足老年人健康服务需求，助力老龄化战略与"健康中国"战略的实现。

二、医疗机构老年急性期护理服务模式

老年急性期护理服务（acute care of the elderly，ACE），主要指医疗服务机构为老年急危重症患者提供的医疗救护服务，其目的是诊治短期内对生命造成严重威胁的疾病，使老年患者脱离生命危险、缓解症状和稳定病情。急性医疗护理服务目前在我国有完善的服务体系，护理重点是针对老年急危重症患者的护理需求，通过护理程序（评估、诊断、计划、实施、评价），采取综合有效的护理措施，尽可能减少或降低老年住院患者并发症的发生。

三、医养机构老年康复护理服务模式

医养机构老年康复护理服务模式，是指通过可行的并具有积极治疗与康复意义的住院替代方案，让患者在急性病控制出院之后继续接受适当的治疗护理（一般6～8周），以恢复其最佳的功能状态。开展中期护理与照护是老龄化社会所必需的一项工作，也是一项多赢的健康服务体系建设内容。目前我国老年人康复护理服务模式机构主要有医养结合机构、老年护理院等。

1. 医养结合机构服务模式　是我国的特色模式，是指医疗卫生与养老服务相结合，面向居家、社区和机构老年人，在日常养老、生活照护基础上，提供所需的医疗、护理、康复等服务。近年来，我国为实现健康养老，有效解决养老服务供需结构失衡问题，政府大力探索和推广"医养结合"养老服务，为急性期出院老年人回归社区家庭搭建起过渡期的桥梁。

2. 老年护理院服务模式　老年护理院为老年人提供全天24 h的住院服务，住院时间可以由数月到数年，甚至终身。老年护理院是未来老年人阶段性照护和长期照护服务的中坚力量，各种层次和形式的老年护理与照护机构会成为医疗机构与社区居家护理与照护服

务的有效补充与链接。

四、社区家庭长期护理服务模式

老年人长期护理服务模式包括老年社区护理模式（日间照护模式）、老年居家护理模式。

1. 老年社区护理模式（日间照护模式）　是指以社区卫生服务中心为依托，或在社区中心开设日间护理与照护站，或是以家庭病床等形式，为老年人提供长期护理与照护服务，利于区域卫生规划统筹协调发展和医疗卫生资源的有效分配。社区护理与照护服务内容既包括对失能失智老年人个体的日常生活照护、医疗护理服务和精神慰藉，同时也包括对社区老年人的统一管理。服务提供者可分为专业和非专业人员，分别负责解决老年人不同的服务需求。

2. 老年居家护理模式　是指为住在家里的老年患者提供医疗护理、支持性或辅助性护理的模式。这种模式主要依托社区卫生服务中心或老年护理机构等，为老年人提供长期居家护理与照护服务。老年居家护理模式是老年护理体系的重中之重，占比超过90%，需要多部门、多学科团队协作来完成。

五、安宁疗护模式

安宁疗护（palliative care）是指为疾病终末期或临终前的患者提供身体、心理、精神等全方位的照护和人文关怀服务，控制痛苦和不适症状，提高生活质量，使其舒适、安详、有尊严地度过生命的最后时光。安宁疗护可由居家或独立的临终关怀机构、护理院和医院提供。

第五节　老年护理学的发展

一、世界各国老年护理学的发展

老年护理学的发展与护理学的发展相似，大致经历了以下4个阶段：①理论前期（1900—1955年），在这一阶段没有任何的理论作为指导护理实践的基础；②理论初期阶段（1955—1965年），在这一阶段随着护理专业的理论和科学研究的发展，老年护理学的理论也开始研究、建立与不断发展；③推行老年人医疗保险福利制度后期（1965—1981年），在这一阶段老年护理的专业活动与社会活动开始结合；④不断完善和发展期（1985年至今），形成了老年护理学理论指导护理实践，并不断完善与发展。

世界各国老年护理学发展状况，随着其人口老龄化程度、国家经济水平、社会制度、护理教育发展不同而各有特点。①荷兰：1870年成立了第一支家居护理组织，老年人家居护理在荷兰各地相继建立起来；②德国：1900年老年护理成为一种正式职业；③英国：1859年开始地域访视护理，19世纪末创建教区护理和家庭护理的模式，1967年创办世界第一所临终关怀医院；④日本：1963年成立了老人养护院，1993年由日本护理协会专科护士认定制度委员会开始了老年护理专科护士的培养，以及设立了老年护理学研究生教育；⑤美国：1900年，老年护理作为一门学科最早出现于美国，1961年美国护理协会设立老年护理专科小组，1966年美国护理协会成立"老年病护理分会"，确立了老年护理专科委员会，老年护理学真正成为护理学中一个独立的分支。1975年开始颁发老年护理专科证书，同时《老年护理杂志》创刊，"老年病护理分会"更名为"老年护理分会"，服务范围也由老年患者扩大至老年人群。1976年美国护理协会提出发展老年护理学，从护理的角度与范畴执行业务活动，关注老年人对现存和潜在的健康问题的反应。美国老年护理的发展，对世界各国老年护理的发展起到了积极的推动作用。

二、我国老年护理学的发展

我国老年护理学科发展相对滞后，与发达国家之间存在较大差距。1964年，我国第一次召开全国老年学与老年医学学术会议；1981年，召开第二次全国老年医学会议并成立了中华医学会老年医学学会；1985年，我国天津市成立第一所临终关怀医院；1988年，上海市建立了第一所老人护理院；1994年，我国护理教学中增设社区护理学课程，其中涉及部分老年保健和慢病管理等内容；1995年，中山大学本科护理学专业开设老年护理学课程；1996年，中华护理学会倡导要发展和完善我国的社区老年护理；1999年，中华护理学会成立"老年专业委员会"；2000年，第一本《老年护理学》本科教材正式出版；同年，中山大学护理研究生教育开设老年护理学研究方向；2004年，南方医科大学与香港理工大学开始联合培养老年专科护士；2011年，护理学科成为一级学科；2012年，我国大陆开始建立老年专科护士培训基地并开始培养老年专科护士。

三、老年护理学未来发展趋势

人口老龄化问题日益突出，已对我国的经济发展、社会保障、家庭结构等造成持续冲击，对医疗卫生事业也提出严峻的挑战，老年护理学作为一门独立学科的重要性将不断凸显。老年护理学未来的发展趋势是全方位、多层次的，需要学科整合、技术创新、人才培养和政策支持的综合作用。

1. 在全方位健康服务中丰富老年护理学的内涵　"健康中国"战略将健康融入所有政策，以实现全方位、全周期维护和保障人民健康的目标。在此目标下，老年护理应从生理、心理和社会等方面全方位了解护理对象的特点变化、存在的身心健康问题，提供和发展相应护理干预理论、方法和技术。从学科领域来说，老年护理应贯穿健康促进、生活方式管理、伤病预防、症状管理、功能康复等一体的全方位照护。

2. 高科技赋能老年护理学科发展　智能家居、健康监测和智慧养老照护等智能化终端产品的研发、升级和应用推广，使以个体为中心的优质、精准的护理服务成为可能；而具有识别、陪护、监控等功能的助老服务机器人、康复护理机器人的研发，必然会提升高科技产品在综合性照护服务中的应用。老年护理相关的科技赋能产品和技术研发成为助力护理学科发展的重要举措。

3. 跨学科合作　临床医学、基础医学、社会学、公共卫生学、人工智能、康复工程、人口学、信息学等和老年护理学的融合日益增多。通过跨学科合作，助力老年护理学在学科发展、科学研究及社会服务等方面迈向一个新的高度。通过多学科交叉研究，加强护士队伍建设，深化和延伸老年护理服务，促进老年护理事业向"高、精、深、专"发展。

老年护理学作为一个不断发展的领域，将面临众多挑战和机遇。这要求从业者、教育者、研究者和政策制定者共同努力，以满足老年人复杂和多样化的需求。随着科技进步、社会发展，以及对老年人健康和福祉的不断关注，通过科技赋能、学科交叉、创新发展提升老年护理学科内涵，破解社会养老难题势在必行。

（胡秀英）

 习题

一、单项选择题

1. 2020 年，我国人均预期寿命为多少岁？
   A. 63.7 岁   B. 76.3 岁
   C. 77.3 岁   D. 77.9 岁

2. 在发达国家，多少岁及以上界定为老年人？
   A. 60 岁   B. 65 岁
   C. 70 岁   D. 75 岁

3. WHO 建议的人口老龄化的划分标准为
   A. ≥ 60 岁人口比例达到 10% 或 ≥ 65 岁人口比例达到 7%
   B. > 60 岁人口比例达到 10% 或 > 65 岁人口比例达到 7%
   C. ≥ 60 岁人口比例达到 15% 或 ≥ 65 岁人口比例达到 10%
   D. > 60 岁人口比例达到 15% 或 > 65 岁人口比例达到 10%

4. 我国于哪一年正式进入老龄化社会？
   A. 1999 年   B. 2000 年
   C. 2001 年   D. 2002 年

5. 目前我国处于哪个程度的老龄化社会？
   A. 轻度老龄化社会   B. 中度老龄化社会
   C. 重度老龄化社会   D. 深度老龄化社会

6. 2015 年 WHO 提出的健康老龄化定义中包含几个维度？
   A. 2 个   B. 3 个
   C. 4 个   D. 5 个

二、简答题

1. 请简述不同人口老龄化程度的划分标准。
2. 请简述我国人口老龄化的主要特点。
3. 请简述我国为应对人口老龄化采取的对策。
4. 请简述老年健康保健的重点人群。

第二章　老化改变与老年人功能评估

◎ 案例 2-1 ·····························▶

李某，男，62岁，某单位退休人员，平日情绪低落，有明显的孤独感、失落感和无用感，感觉身体状况也大不如前。在退休的 2 年多里，孩子们也因为工作调动离开了当前的省份，李某十分想念远在省外的孩子们，并感到在感情上和心理上失去支柱，变得不愿出门。近期体检查出高血压和冠心病，常感到头晕、心悸、气短等，虽然一直遵医嘱服药，但李某仍很担心目前的健康状况，产生死亡恐惧心理，夜不能寐。

请问：

1. 李某出现了哪些社会功能适应不良？是由哪些原因引起的？

2. 为帮助李某应对当前的社会角色和功能转变，应该提供哪些健康指导？

···

衰老是有机体的功能衰退，在生命历程中普遍存在，是自然发展的必然规律，其过程缓慢而渐进。在生理方面，老年人的身体结构和生理功能会呈现不同程度的退行性改变，对环境的适应能力逐渐减退，容易罹患各种疾病；在心理社会方面，老年人面临着社会角色的改变、丧偶等生活事件，常会出现一些特殊的心理与社会功能变化，甚至可能影响其正常老化过程和健康状况。因此，了解老年人的生理老化、心理老化和社会功能老化的特征，帮助老年人积极适应这些变化，提升他们的生活质量，真正拥有健康而有意义的晚年生活，正是老年保健和健康促进的意义所在。

第一节　老化改变

一、生理老化

（一）呼吸系统

1. 鼻、咽、喉　老年人鼻黏膜和腺体萎缩，鼻道变宽，鼻黏膜加温、加湿和防御功能下降，易患鼻窦炎和呼吸道感染。鼻尖下垂，气流经鼻腔易形成涡流，阻力增加，使部分老年人张口呼吸。咽喉黏膜和肌肉退行性改变导致防御反射迟缓，吞咽功能失调，易发生呛咳、误吸。

2. 气管和支气管　气管和支气管黏膜上皮出现萎缩、部分纤毛倒伏，杯状细胞增多、分泌亢进，使呼吸道排出分泌物及异物能力下降，易发生呼吸道感染和呼气性呼吸困难。

3. 肺　肺组织萎缩、肺泡弹性下降，无法有效扩张，肺通气不足；肺动脉壁逐渐肥厚、纤维化，肺静脉内膜硬化，使肺动脉压增高；肺毛细血管黏膜表面积减少，肺灌注量减少，使肺泡与血液气体交换能力减弱。

4. 胸廓和呼吸肌　老年人普遍存在椎骨退行性变，使椎体下陷、脊柱后凸、胸骨前凸，胸廓弹性阻力增大，呼吸费力。呼吸肌萎缩，老年人易感胸闷、气短、排痰费力。

（二）循环系统

1. 心脏　结构老化表现在　①心腔：老年人心底到心尖长度缩短、左心房增大，包绕在心脏外的间质纤维、结缔组织增多，心脏收缩和舒张受限；②心内膜和心瓣膜：心内膜和心瓣膜胶原纤维和弹力纤维增生，柔韧性降低，一方面，导致心内膜不均匀增厚，心室舒张功能受限，使瓣膜的开放和关闭受限；另一方面，心瓣膜游离缘增厚变硬，二尖瓣和主动脉瓣变形导致关闭不全，出现血液反流杂音，严重者可出现心功能不全；③心肌组织：心肌细胞肥大、数量减少、心肌纤维发生脂褐素沉积，使心肌顺应性下降、心排血量减少。心肌间纤维组织及胶原蛋白增多，脂肪浸润将累及传导系统，诱发心律失常。生理功能老化表现为心肌收缩力减弱，每搏输出量减少；心脏的神经调节能力进行性下降，心脏节律细胞数目减少，导致心肌不稳定性增加，易发生心律失常。

2. 血管　胶原纤维增多和弹性纤维减少，钙质沉积于血管内膜，使动脉管壁增厚变硬、血管阻力增加，使收缩压增加；长期高血压使压力感受器敏感性降低，易发生体位性低血压。冠状动脉粥样硬化、缺血使心脑血管疾病发生率增高。外周血管弹性减弱和阻力增加，易使组织灌流减少。

（三）消化系统

1. 口腔　唾液腺腺细胞萎缩、唾液分泌减少，影响口腔自洁和吞咽功能。牙釉质变薄，牙本质神经末梢外露，对不良刺激敏感；牙槽骨萎缩、牙间隙增大，食物残留易发生龋齿和牙龈炎；牙齿松动、脱落，咀嚼能力降低。

2. 食管　食管平滑肌萎缩，食管扩张，收缩力下降，蠕动减慢，排空延迟，易发生胃反流，增加反流性食管炎、食管源性胸痛、食管裂孔疝等风险。

3. 胃肠道　老年人胃黏膜变薄，腺体萎缩，胃壁细胞数目减少，胃酸分泌减少易引起消化功能减弱、幽门螺杆菌感染。胃蛋白酶、脂肪酶分泌减少影响蛋白质、维生素、铁等营养物质的吸收。胃肠蠕动减慢，胃排空延迟，易发生消化不良、便秘、胃溃疡等。

4. 肝、胆　肝体积及重量减小，蛋白质合成能力降低，酶活性下降，解毒能力变差，可导致药物不良反应增加。胆囊变小，囊壁增厚，可出现排空障碍，胆汁淤积，成分改变，胆固醇增高，易诱发胆结石。

5. 胰腺　萎缩，脂肪酶分泌减少，影响脂肪吸收，可引起脂肪泻。胰岛素分泌时间延迟、生物学活性降低，使老年人糖耐量降低，易发生老年性糖尿病。

（四）泌尿系统

1. 肾　老年人肾皮质变薄，肾小球数量减少、硬化，肾功能下降明显，肾小球滤过率、内生肌酐清除率和尿酸清除率下降，尿浓缩和稀释功能降低，易导致水钠潴留。肾排泄功能下降易导致代谢物蓄积、药物蓄积中毒。

2. 输尿管　输尿管平滑肌变薄，收缩力降低，尿液送入膀胱的速度减慢且易出现反流，导致泌尿系逆行感染，增加肾盂肾炎的发生率。

3. 膀胱　膀胱肌萎缩、收缩无力，影响膀胱排空和充盈。膀胱容量不足成人的一半，易出现残尿、尿频、夜尿多、尿液外溢等。老年女性因盆底肌松弛，易发生压力性尿失禁。

4. 尿道　尿道肌肉萎缩、纤维化，括约肌萎缩、尿道黏膜皱褶、尿道狭窄，导致尿流速减慢、排尿无力或困难。尿道腺体黏液分泌减少，抗菌能力减弱，导致老年女性泌尿系统感染风险增加。老年男性前列腺增生，尿道受压，易诱发尿急、尿路梗阻或排尿困难。

5. 前列腺　老年男性前列腺平滑肌萎缩、结缔组织增生、腺体分泌上皮细胞减少。约有 35% 以上的老年男性发生前列腺良性增生，压迫尿道，引起尿路梗阻，膀胱代偿性肥大，易导致尿潴留。

（五）内分泌系统

1. 下丘脑　重量减轻、血液供应减少、结缔组织增加及细胞形态改变。下丘脑是自主神经中枢，当下丘脑功能衰退，生理学方面表现为单胺类物质含量减少和代谢紊乱，引起中枢调控失常。

2. 垂体　体积缩小，组织结构呈纤维化和囊状改变，极大限度地影响代谢、应激和衰老。生长激素释放减少，以致肌肉和矿物质减少，脂肪增多，蛋白质合成减少，易疲劳。抗利尿激素分泌减少，且肾小管对抗利尿激素敏感性降低，使肾小管重吸收减少，导致老年人多尿、夜尿增多或尿潴留。

3. 甲状腺和甲状旁腺　老年人甲状腺萎缩、纤维化，重量减轻，易发生甲状腺结节和炎症。甲状腺素合成减少，老年人基础代谢水平降低，耗氧量降低，出现营养吸收和代谢障碍，导致老年人出现畏寒怕冷、运动迟缓、反应迟钝、精神抑郁等。此外，肾对甲状旁腺素敏感性降低，使血中 1,25- 二羟维生素 D_3 生成减少，影响肠道对钙、磷的正常吸收，诱发骨质疏松症。同时，甲状旁腺激素功能增强会降低肾小管对磷的重吸收阈值，长期摄入不足、吸收功能损害及肾小管功能障碍可导致低磷血症。

4. 胰岛　老年人胰岛萎缩、胰岛 A 细胞增多、胰岛 B 细胞减少，胰岛素分泌减少、生物活性降低、释放时间延迟，细胞膜上胰岛素受体数目减少，使老年人对胰岛素的敏感性降低，引起糖耐量下降，易发生糖代谢异常，诱发老年性糖尿病。

5. 卵巢　老年女性卵巢重量减轻，体积逐渐缩小至原体积的一半。卵巢分泌雌激素与孕激素的周期性变化减退、水平下降，绝经后期分泌功能基本停止。低水平的雌激素使蛋白质合成减少，骨吸收增加，骨量快速丢失，使老年女性易患骨质疏松症。此外，雌激素水平下降使尿道上皮细胞萎缩，易引发萎缩性膀胱炎。

6. 睾丸　老年男性睾丸体积减小、重量减轻，生精上皮和毛细血管减少，精曲小管硬化变窄，精子数量减少。睾丸分泌的雄激素水平下降，可出现性欲减退。

（六）运动系统

1. 骨骼　老年人骨骼钙质流失，骨胶原、黏多糖蛋白含量减少，骨的弹性下降、韧性减弱、骨质减少或丢失，骨脱钙并转移至血液，骨量减少，骨组织微结构破坏，易导致骨质疏松，骨密度降低。骨骼力学性能减退，负荷过大，易发生骨折。老化所致新陈代谢缓慢，使骨修复与再生能力减退，骨折后愈合缓慢，甚至迁延不愈。

2. 关节 关节退行性变包括①关节软骨：软骨面变薄、粗糙、钙化，甚至破裂，软骨剥离形成的碎片易脱落至关节腔内，使老年人活动时易发生关节疼痛。软骨变性与骨质增生，使关节僵硬，关节活动范围缩小，活动明显受限；②滑膜：滑膜细胞的细胞质、基质减少，滑膜萎缩，滑膜皱襞和绒毛增多，代谢功能下降。滑膜下层的弹力纤维和胶原纤维均随老化而增多，引起滑膜表面和毛细血管的距离扩大，造成循环障碍，也可促使关节软骨变性，导致软骨损害；③滑液：老化时滑液减少、黏稠，透明质酸减少，细胞数量增多；④椎间盘：两个相邻椎骨的椎体之间软骨联结称为椎间盘，颈部和腰部的椎间盘长期负重，当椎体活动不稳时易导致腰椎间盘突出和骨质增生。

3. 肌肉 肌肉纤维萎缩、变细、弹性下降、肌力减退，肌肉总量减少，易疲劳，出现腰酸、背痛或腿痛。由于肌肉力量、耐力下降，以及老年人脊髓和大脑功能衰退，加之活动量减少，导致老年人行动缓慢，稳定性差，容易跌倒。

（七）神经系统

1. 脑和神经元 脑的体积变小，重量减轻，缩小，脑沟增大，脑膜增厚，侧脑室扩大，脑神经细胞萎缩、数量减少，尤其是脑皮质。由于神经纤维变性、脑血流量减少，使感觉神经纤维及运动神经纤维传导速度减慢，神经系统反应时间延长，老年人可出现步态不稳、双脚拖行，易发生跌倒，由于脑动脉硬化等因素可导致脑血管破裂、脑梗死等。此外，老年人脑内神经细胞及其突触和神经递质释放减少，脑内还可见淀粉样斑块沉积、神经纤维缠结、脂褐质等出现，可使老年人出现脑萎缩，认知功能减退。

2. 脊髓和周围神经系统 30岁以后脊髓的重量逐年减轻，至70岁脊髓的神经细胞大部分出现退行性变，后索及后脊髓神经根变性明显。周围神经系统传导速度随年龄增加逐渐减慢，导致深反射减弱或消失，而病理反射增多。

（八）感觉器官

感知觉是个体发展最早，也是衰退最早的生理功能，其主要表现是渐进性的感觉阈值升高。在各种感觉中，老化最明显的是视觉和听觉，其次是味觉、嗅觉、痛觉等感觉的下降，70岁以后下降尤其明显。

1. 视觉 老年人眼外肌萎缩，眼睑皮肤松弛下垂。角膜边缘基质层因类脂质沉积而形成灰白色混浊环，称为老年环。晶状体中非水溶性蛋白质增多而浑浊，导致白内障。玻璃体液化变性，主诉眼前有漂浮物，称飞蚊症。视网膜感光细胞受损可导致黄斑变性。泪腺萎缩、泪道外翻，导致眼干、溢泪。

2. 听觉 内耳与耳蜗功能下降明显。皮肤缺乏弹性，耳蜗变大，第Ⅷ对脑神经细胞数减少，声波从内耳传至脑部的功能退化，出现老年性耳聋。

3. 味觉 老年人舌面变光滑、味蕾数目减少，味觉刺激阈值增大，味觉功能减退。唾液腺萎缩，导致口腔干燥、食欲减退。

4. 嗅觉 嗅觉细胞更新缓慢，嗅神经数量减少、萎缩、变性，嗅觉敏感性降低，食欲减退，并对危险环境的分辨力下降，如有毒气体。

5. 本体感觉 由于神经细胞缺失，外周和中枢神经传导减慢，老年人对躯体部分的认知能力、位置觉分辨力下降，身体稳定性降低。同时，对外界刺激感受能力减弱，对伤害性刺激反应不敏感，如烫伤、刺伤。

二、心理老化

随着年龄的增长，老年人的心理功能也会伴随许多内部因素（生理功能老化）和外部因素（社会角色改变、丧偶等生活事件、观念和信仰变化）而发生老化和一些特殊的心理变化。因此，应了解老年人的心理老化特征，正确评估其心理健康状况，为其提供适宜的心理保健指导。

（一）认知功能和思维

认知功能是人脑加工、储存和提取信息的能力。具体而言，认知功能是人脑接受外界信息，经过加工处理，转换成内在的心理活动，从而获取知识或应用知识的过程。衰老导致的认知功能衰退与各种细胞生物学过程异常相关，包括神经炎症、能量代谢障碍、中枢乙酰胆碱系统功能减退等，一些生理或病理性产物如 β－淀粉样蛋白的过量累积或异常聚集也会损伤大脑微循环，进而损伤认知功能。成年后，认知功能将随年龄增长而不断衰退，在不同认知领域均有所体现，如下所述：

记忆是指人脑对过往事物的识记、保持与再认的过程，它是实现想象与思维等高级心理认知功能的基础。记忆衰退是正常的人脑衰老进程，一般来说，记忆力从 50 岁就开始有所减退，70 岁以后减退更明显。老年人记忆下降表现为记忆广度、机械识记、再认、回忆等的减退；短期记忆减退，而远期记忆完好。老年人不善于运用记忆策略，如果提醒他们使用记忆策略，其记忆力表现得并不差。另外，老年人提取信息较慢，如果给一些提示，或给长一些时间，他们就能想起来。

执行功能是一种有助于推理、计划、解决问题的高级认知过程，将不同的认知过程灵活整合并协同合作以完成特定任务。执行功能涵盖工作记忆、选择性注意/抑制控制，以及认知灵活性这三部分，完整的执行功能能帮助老年人维持良好的日常生活活动能力。当执行功能衰退时，老年人表现为日常工作和学习能力下降，组织、计划和管理能力减退，如无法胜任平时熟练操作的任务，完成简单任务时会感到比往常困难。执行功能障碍时，老年人会出现明显的自理能力减退，如忘记烹饪和洗澡的步骤。

老年人的认知衰退还表现在注意力、语言功能和视空间功能的下降。注意力衰退时，老年人容易受到无关事物干扰，常常注意力不集中、心不在焉。语言功能下降表现为找词困难，语言表达缺乏实质词，而赘语和空话较多，严重时表现为明显的命名性失语。视空间功能下降时，老年人往往对时间、地点和人物的辨别能力有所下降。视空间和定向力障碍时，老年人往往不能准确判断物品的距离和方位，在熟悉的地方迷路，穿衣时不能正确判断衣服的上下、左右和前后。科学有效的干预手段有助于避免、延缓，甚至逆转老年人的认知功能下降，包括运动干预（有氧运动、抗阻运动、平衡训练、柔韧性训练等）、认知干预（认知训练）、饮食干预（地中海饮食、补充维生素 D 和 ω－3 不饱和脂肪酸）、良好的生活方式（减少或停止烟酒摄入）、有效的共病管理（高血压、冠心病、血脂异常的管理）。

（二）智力

智力可分为液态智力和晶态智力。液态智力指获得新观念、洞察复杂关系的能力，如知觉整合能力、近事记忆力、思维敏捷度、与注意力和反应速度等有关的能力。液态智力随年龄增长而减退较早，老年期下降更为明显。晶态智力指与后天的知识、文化及经验的积累有关的能力，如词汇、理解力、常识。健康成年人晶态智力并不随增龄而减退，有的甚至还有所提高，直到70岁或80岁以后才出现减退，且减退速度较缓慢。因此，随着知识和人生阅历的积累，有些老年人比青年人表现出更多的智慧。

（三）人格

人格是指个体在适应社会生活的过程中，在遗传与环境交互作用下，形成的独特的、相对稳定的心身结构。老年人的性格变化因人而异，一般具有稳定、连续、可塑性小的特点，同时也可由于生理因素、环境因素、社会心理因素、认知和人生阅历的影响而发生改变。由于视力和听力的减退，老年人与外界环境的交互逐渐减少，由此产生不安全感、猜疑和孤独感，也更爱发牢骚。老年人的认知功能下降，学习和工作能力减退，机会变少，使得办事大多基于先前经验，拘泥刻板并趋于保守，适应性差。老年人的生理状况、经济地位较之前下降，逐渐失去对事物的掌控感，易产生不安的情绪。

（四）情绪

老年人的情绪纷繁复杂，总体上趋于平稳，表现为不易生气，但也很难消气，而且个体差异很大。有些老年人容易出现消极情绪，如抑郁、焦虑、孤独、情感脆弱。多数老年人喜静不喜动，害怕孤独或被别人嫌弃，一方面希望与家人亲热、和睦，与邻居、朋友友好往来，但另一方面又怕拖累别人。针对老年人明显的情绪变化，建议家属和医护人员应该与老年人多沟通，鼓励其表达自身想法，帮助其学习应对技巧，同时也给予精神支持和归属感，维护老年人的自尊，使其保持放松、平和的心理状态。

三、社会功能老化

世界卫生组织将健康定义为"一种在躯体上、心理上和社会功能上的完美状态，而不仅仅是没有疾病和虚弱的状态"。可见，除了生理健康和心理健康外，建立和维持健康的社会功能也在实现成功老龄化中扮演重要角色。社会功能泛指个人在社会中与他人互动的能力，良好的社会功能是指一个人的外显行为与内在行为都能与复杂环境相适应，且能被社会接受，与他人的人际关系正常、和谐，被他人理解，行为与社会身份相符合。社会功能概念的提出为促进老年人的生活质量提供了全面的视角。社会功能很大程度上可以根据社会角色、社会支持、生活环境、文化背景予以评价。

（一）社会角色

社会角色是指个人在社会系统中与一定社会位置相关联的符合社会要求的一套个人行为模式，代表了个人在社会中的地位及社会期望的符合其地位的行为。角色不能单独存在，需要存在于与他人的相互关系中。角色功能是指从事正常角色活动的能力，老年人随年龄增长在其一生中经历了多重角色的转变，适应其角色功能非常重要。然而，老年人由于身心老化及其他功能退化，使得角色功能也发生改变，主要体现在个人角色和家庭角色上。

1. 个人角色　首先，随着年龄增长，在离退休后，绝大多数老年人从以工作为中心的职业角色，过渡为闲暇的退休角色，打破了老年人在工作时养成的特定的生活方式和生活习惯，常使老年人感到无价值和空虚感。其次，随着家庭结构的改变，多数老年人还面临子女离家的改变，从照顾子女生活起居的紧张而规律的生活转向只有老年夫妇的闲暇生活，从承担的父母角色转变为留守角色或空巢角色；或是选择机构养老的方式，丧失居家角色而住进老年集体机构，从居家生活角色变为集体生活角色。在转变为集体生活角色的老年人中，性格内向者可出现自我封闭、郁郁寡欢、社交隔离等情况，性格外向者可因与他人生活习惯等的不同而产生冲突，产生消极想法。

2. 家庭角色　首先，老年人离开工作岗位后，家庭成为其主要的生活场所，家庭生活中的多种因素都会对老年人产生影响。例如，老年人所处的大部分家庭有了第三代，老年人由父母升到祖父母的位置，增加了老年人的家庭角色，常常承担起照料第三代的任务，从家庭中的主体角色逐渐转变为依靠子女的依赖角色，老年人在家庭中的权威感和主导权被削弱。其次，老年期又是丧偶的主要阶段，一旦配偶去世，老年人将由配偶角色转变成单身角色，这样角色的转换常常会使老年人长时间陷入哀伤。有些丧偶老年人还面临着再婚带来的一系列问题和挑战。

（二）社会支持

社会支持被广泛认为是一个对人类健康有益的社会因素。社会支持是指从社会网络中所获得的支持和帮助。具体而言，当老年人需要帮助时，社会支持决定了是否有或有多少人为其提供帮助和护理。社会支持是老年人社会功能的重要组成部分，具有减轻老年人心理应激反应、缓解精神紧张、提高社会适应能力的功能特征。家庭是社会的基本构成单位，也是老年人离退休后的主要生活场所。因此，老年人的社会支持首先来源于家庭；其次，以朋友、邻里、社区工作者为主体的社区支持也是老年人社会支持的重要组成部分。

1. 家庭支持　家庭的结构和功能共同影响着老年人对各种支持资源的获取程度（如情感支持、信息支持、物质支持）。家庭结构是指家庭成员组成的类型及成员间的相互关系，主要分为核心家庭、主干家庭、单亲家庭、重组家庭、无子女家庭、同居家庭、老年家庭。家庭结构影响着家庭环境，在我国以往传统的大家庭结构中，老年人的家庭地位和权威性较高，而随着社会的发展，核心家庭、单亲家庭和老年家庭的占比逐渐增大，老年人也往往从主导角色转变为依赖角色，这可能增加老年人的孤独感等负性情感。家庭功能是指家庭对个体的作用和效能，为老年人提供经济支持、日常照料和精神支持等。一般来说，家庭功能越健全，老年人的社会适应性越好，也越利于健康状况的维持。

2. 社区支持　社区层面的社会支持不仅能促进健康信息的传播，同时可以为老年人（尤其是丧偶老年人或空巢老年人）提供情感支持和物质支持，增加老年人参与社会的机会，可以提升其健康水平和生活质量。亲戚、朋友支持网络等均可有效预防或减轻老年人的消极情绪，促进心理健康，提升社会归属感和幸福感。

（三）生活环境

老年人的健康与其生存的环境有着密切联系，如果环境因素的变化超过了老年人机体的调节范围和适应能力，就易引起疾病。对生活环境开展有效评估，去除妨碍生活行为的因素，创造可发挥补偿机体缺损功能的有利因素，将有助于提升老年人的生活质量。老年人的生活环境主要包括物理环境和社会环境。

1. 物理环境　是指一切存在于机体外环境的物理因素总和。当前我国老龄化程度不断加深，老年人的"空巢"居住比例增加，日常生活中的大部分时间都在居家室内和居住社区中度过。因此，适宜的居住环境和社区环境对维持老年人的身心健康尤为重要。此外，目前有部分老年人选择离开家庭环境进入养老机构获取生活照料，养老机构的物理环境将直接影响老年人的身心状况，包括光环境、声环境、热环境等。随着当前社会对老年人健康的重视，"适老化"逐渐成为老年人居住环境设置的关键要素。

2. 社会环境　包括经济、文化、教育、法律、制度、生活方式、社会关系、社会支持等诸多面，这些因素与老年人的生理和心理健康存在密切联系。在上述因素中，老年人的经济状况、生活方式、社会关系和社会支持的变化对老年人的影响显著。首先，对老年人的身心健康影响最大的是经济因素，老年人会由于离退休、给予经济支持的配偶去世、固定收入减少等因素导致经济状况变差、甚至经济困难。其次，随着老年人的身心老化及社会角色的转变，生活方式可能随之发生变化并影响其健康状况，例如饮食、睡眠、活动、娱乐习惯，以及吸烟、酗酒等不健康的生活习惯。最后，离退休、家庭结构变化、居住环境改变等事件均会对老年人的社会支持网络产生影响，使老年人转变成为新的角色，也需要重新适应新的社会关系和社会支持状况。

（四）文化背景

文化是一个社会及其成员所特有的物质和精神文明的总和，具体而言，文化是特定人群为适应社会环境和物质环境而具有共同的行为和价值模式。文化从价值观、信念、精神信仰、风俗习惯等方面，在老年人的成功老龄化中发挥着潜移默化的作用。

1. 价值观　个体对生活方式与生活目标价值的看法或思想体系，是个体在长期的社会化过程中通过后天学习形成的。老年人的人生经历漫长丰富，已逐步形成对事物的固定看法和评判标准，生活经验多、价值观稳定，但接受新思想和新事物的机会缺乏，观念往往落后于形势，使得价值观具有一定的保守性，也影响着对现代医疗理念和技术的理解和接受程度。

2. 信念和信仰　信念是自己认为可以确信的看法，是个人在自身经历中积累起来的认识原则，是与个性和价值观相联系的一种稳固的生活理想。信仰是指个人对某种事物或思想的极度尊崇和信服，并以此作为精神寄托和行为准则，精神信仰并不局限于宗教信仰。信念和信仰对老年人的主动健康行为产生影响，对老年人的健康观念、就医行为、疾病治疗和预后管理均起到很大的作用。当老年人离开熟悉的生活环境，如住院、居住地迁徙，固定的生活方式被破坏，并需要适应新的生活环境和逐渐老化的健康状况，易导致老年人产生分离焦虑、孤独感和恐惧感，导致老年人发生"文化休克"。此外，独居的老年人也易因为既定的文化背景而对自身健康状况的理解和健康管理产生影响。

（万巧琴）

第二节　老年人功能评估

老年综合评估是现代老年医学的核心技术之一，是了解老年人健康状况的有效手段。随着社会的进步与发展，人类的健康期望寿命逐渐延长，但共病、多重用药、功能障碍等老年患者的比例不断增加，致使我国人口老龄化形势日益严峻。老年综合评估可以使医护人员全面掌握老年患者的身体状况，为临床护理决策提供有效依据。

◎ **案例 2-2**

　　患者男性，95 岁，1 天前无明显诱因出现畏寒、寒战，继而出现高热，体温 40℃，伴膀胱造瘘口疼痛，伴恶心呕吐，呕吐物为胃内容物，无咳嗽、咳痰，无咽部不适，无腹泻，无意识障碍，至我院急诊，化验检查示：血白细胞 $16.97 \times 10^9/L$、中性粒细胞 $15.33 \times 10^9/L$、中性粒细胞比率 90.3%、血小板压积（PCT）0.338 ng/ml、C 反应蛋白 21.12 mg/L、钾 3.51 mmol/L、钠 131 mmol/L、尿白细胞 $435.6/\mu l$、尿红细胞 $171.2/\mu l$、尿细菌 $2482/\mu l$；给予抗感染、抑酸等药物治疗。为进一步治疗收入院。患者自发病以来，神志清，精神、饮食、睡眠差，膀胱造瘘引流液呈浓茶色、浑浊，大便无明显异常。

　　入院诊断：泌尿系感染、前列腺增生、冠状动脉粥样硬化性心脏病、高血压病（2级，极高危）、2 型糖尿病、陈旧性脑梗死、白内障。

　　请问：

　　1. 如何对该患者进行全面评估？

　　2. 老年综合评估的适用范围是什么？

　　3. 对该患者进行老年综合评估时应遵循的原则是什么？

　　4. 依据老年综合评估结果分析该患者存在的主要问题有哪些？

一、老年综合评估

（一）老年综合评估适用范围

　　老年综合评估适用于 60 岁以上，已出现生活或活动功能不全（尤其是最近恶化者）、已伴有老年综合征、老年共病患者、多重用药、合并有精神方面问题、合并有社会支持问题（独居、缺乏社会支持、疏于照顾）及多次住院者。对于合并有严重疾病（如疾病终末期、重症）、严重痴呆、完全失能的老年人及健康老年人可酌情开展部分评估工作。

（二）老年综合评估内容

　　老年综合评估的内容主要包括一般情况评估、躯体功能评估、精神心理功能评估、社会功能评估及常见老年综合征评估。躯体功能的评估主要包括健康史、体格检查、功能状态评估、营养状态评估、感觉功能评估及辅助检查等；精神心理功能评估包括认知功能、行为、情绪与情感评估；社会功能评估是对老年人的社会健康状况和社会功能进行评估，具体包括社会功能、环境、角色与家庭功能、文化与经济状况等方面。

（三）老年综合评估原则

　　全面了解老年人身心变化的特点，比如老年人反应速度减慢，接受新事物、学习新知识的能力下降，记忆能力下降。需加强功能状态及社会健康状况的评估，正确解读老年人的辅助检查结果，采取适当的方式进行处理。重视老年疾病的非典型性临床表现，因老年人感受性降低，加上常并发多种疾病，发病后往往无典型的症状和体征。因此，重视老年人的客观检查极为重要，特别是体温、脉搏、血压及意识的评估。

（四）老年综合评估方法

为了全面收集客观、准确、及时的信息，根据老年人的特点及老年综合评估的内容，对老年人进行综合评估时，通常要求采取以下几种方法。

1. 交谈　是指通过与老年人、家庭照护者及相关的医护人员进行沟通谈话，了解老年人的健康情况。对于有沟通障碍的老年人，应与老年人的家人、照护者及相关的医护人员进行交谈。

2. 观察　护理人员可以运用视、嗅、听、触等多种感官来获取老年人相关信息和健康资料，包括精神状态、心理反应、躯体症状，以及所处的社会环境及物理环境，以便于发现现存或潜在的社会健康状况、功能状态、身心健康等问题，为医生诊断和实施护理提供依据。

3. 体格检查　是指医护人员运用自己的感觉器官或借助于简单的检查工具对老年人进行有目的的全面检查。

4. 阅读　是指通过查阅各种医疗记录、护理记录、辅助检查结果及社区健康档案等资料，以此来获取老年人的健康信息。

5. 测试　利用标准化的量表或者相关问卷，对老年人的身心状况和功能状态及社会环境情况等进行测量。

（五）老年综合评估注意事项

在进行老年人综合评估的过程中，应结合老年人的特点，做到以老年人为中心，因而，在评估时应注意以下事项。

1. 提供适宜的环境　室内温度宜调节至 22～24℃。评估时应避免直接光线照射老年人，环境尽可能安静、无干扰，注意保护老年人的隐私。

2. 充足的时间安排　应根据老年人的具体情况，分次进行健康评估，让其能有充足的时间回忆过去发生的事件，这样既能避免老年人疲惫，又能获得详尽的健康史。

3. 选择适当的方法　对老年人进行躯体评估时，根据患者病情，选择合适的体位，对已发生病变或有潜在病变的部位进行重点检查。

4. 运用沟通的技巧　对老年人进行综合评估，考虑到老年人反应速度减慢，记忆能力下降，听觉、视觉、语言表达不清楚等情况，护理人员应采用体贴、关心的语气提出问题，感情真挚，语速放慢，语音清晰，语言通俗易懂，注意适时停顿和重复问题，用适当的称谓称呼老年人，未经允许不能直呼其名。

5. 获取客观的资料　明确老年综合评估的目的，对收集的资料进行客观准确的分析判断，避免由主观判断导致的偏差。应注意保护老年人的隐私权。如需了解人际关系及经济状况等敏感问题时，应单独约谈老年人或主要家庭成员。

6. 进行全面的评估　以人为中心，在关注疾病本身的同时更要关注老年人的整体状况，能对老年人的整体健康状况进行系统、全面的评估，主要包括躯体情况、社会环境状况、心理健康及功能状态等方面的评估。

（六）常用老年综合评估工具介绍

老年综合评估（comprehensive geriatric assessment，CGA）的概念最早在英国于 20 世

纪 30 年代提出，至今已有多种 CGA 量表。CGA 评估工具主要有两种：一种是使用综合测量评估工具进行测量并对结果做出评价；另一种是使用单项测量评估工具分别对老年人的各个方面进行评估，最后进行综合测评。

1. 国际上常用的 CGA 量表

（1）老年人资源与服务多维评估问卷（older american resources and services，OARS）：1975 年由美国杜克大学研发，该问卷由多维功能评估问卷（multidimensional functional assessment questionnaire，MFAQ）和服务评估问卷（service assessment questionnaire，SAQ）两部分构成，二者可同时使用也可单独使用。多维功能评估问卷涵盖社会资源、经济资源、心理健康、身体健康及日常生活活动能力 5 个维度，在每个维度上，所获得的信息均以 6 分制进行概括，其得分范围为 1（功能优秀水平）至 6（功能完全受损水平）。问卷总分为 5 个维度得分的总和，得分为 5 ~ 30 分，分数越高，表明功能越差。服务评估问卷用于评估受试者对 24 项老年服务（如交通、娱乐、医疗服务）的需求和使用情况，不计分，研究者据此对老年人的需求做出质性评价。

（2）综合评价量表（the comprehensive assessment and referral evaluation，CARE）：1977 年由 Gurland 等创立，该量表基于半结构式问卷和特定的等级清单创建而成，用于评估老年人的健康和社会状况，同时评价服务供给的成本和效益，可作为服务等级和分类的指导依据，主要应用于英国的医疗机构中。CARE 量表共包含 1500 个条目，虽然评估内容全面且详细，但存在条目较多、耗时长、耗费人力的缺点，故推广受到限制。此后，相继研发了核心综合评价量表和简洁综合评价量表。核心综合评价量表包含 329 个条目、22 个质量评价指标；简洁综合评价量表包含 143 个条目、6 个质量评价指标，这两个量表均用于评估老年人的认知状况，得分越低表示功能越好。

2. 国内常用的 CGA 量表

（1）OARS 量表中文版：1994 年由内地学者夏昭林结合我国国情修改而成，包括 6 个维度——躯体健康、日常活动能力、精神健康、社会健康、经济状况和卫生与社区服务利用，另有一般情况和生活方式等，共计 322 个项目。5 项内容单维评分均采用 6 分制，从小到大依次代表极佳、良好、轻度障碍、重度障碍和完全性障碍，5 项内容评分之和为综合评分，代表老年人的综合健康状况，综合评分越高其综合健康状况越差。

（2）中国老年人健康综合功能评价量表：2012 年由胡秀英等研制，包括生活功能、精神心理和社会 3 个维度，日常活动能力、抑郁和社会支持等 7 个结局指标，共 67 个条目。该量表条目少、易于操作，且在养老机构、医院和社区均适用，但缺乏大样本人群调查的信效度检验，使用尚无统一标准。

（3）老年健康功能多维评定量表：2015 年由茅范贞等研制，包含社会关系资源、日常生活能力、身体健康、精神健康、经济资源和认知功能 6 个维度共 30 个条目，该量表简短、适合我国国情文化，具有良好的信度与效度。

3. 常用的单项测评工具 主要有巴塞尔（Barthel）指数评定量表、微型营养评定简表、简易智力状态检查量表、汉密尔顿焦虑量表、汉密尔顿抑郁量表等。

（七）老年综合评估步骤与流程

1. 评估对象的选择 见适用范围。

2. 评估人员的资质　评估建议由具备老年综合评估技术资质的专职人员进行，通常要求多学科团队参与，包括老年科医生、老年专科护士、语言治疗师、康复治疗师、营养师、临床药师和精神卫生科医师等。对参与评估的护理人员要进行培训与考核，并开展特殊病例讨论会，使其能规范开展整体、全面的老年综合评估工作。

3. 评估工具的选择　目前老年综合评估多以量表进行评估，针对不同认知、自理能力的老年患者，应该选择适宜的评估工具。

4. 健康问题描述　常用的分析方法为多维度综合分析法，其目的是用统一的数值或类型表达综合健康状况，便于互相对比，排出优劣顺序并进行分类管理。具体的几种方法有损害模式分析法、隶属度模型、累计损害得分法。

5. 制定干预与治疗护理措施　根据评估结果或发现的问题进行干预，制订个性化治疗护理计划，通过多学科合作，为老年人提供全面的照顾。

6. 效果评价与反馈　对评估对象进行动态评估，根据健康问题的变化，通过多学科讨论，对评估内容、方法及措施进行相应的修订，直至健康问题最小化或无健康问题。必要时对评估对象进行追踪随访。

二、老年人躯体功能评估

（一）一般情况的评估

1. 一般资料的评估　评估内容包括姓名、性别、年龄、场景（就诊日期、时间、接诊场所、转诊来源等）、婚姻状况、文化程度、职业、身高、体重、是否吸烟、是否饮酒、宗教信仰、业余爱好等。

2. 健康史

（1）现病史：是健康史的主体部分，包括有无急慢性病、患病时间、主要症状特点、伴随症状、诊疗经过和对日常生活能力的影响。

（2）既往史：包括既往健康状况和过去患过的疾病，如外伤、手术及住院经历，参与日常生活活动和社会活动能力。

（3）家族史：包括询问双亲、兄弟、姐妹及子女的健康与疾病的情况，是否有与患者同样的疾病，有无遗传性、传染性疾病。

3. 体格检查　一般情况下，老年人应 1~2 年进行一次全面的体格检查，了解其健康状况，对维护和促进老年人的健康具有重要意义。

（1）营养状况：评估老年人每日活动量、饮食状况，以及有无饮食量的控制，测量身高和体重。正常人随着年龄的增长，身高逐渐缩短，体重逐渐减轻。

（2）生命体征

1）体温：老年人由于基础代谢率降低、体温调节功能减弱等因素的影响，感染常无发热表现，很容易延误诊断及治疗。

2）脉搏：老年人脉搏一般为 60~100 次 / 分。测脉搏的时间不应少于 30 s，异常脉搏测量 1 min。

3）呼吸：老年人正常呼吸频率为 16~25 次 / 分，评估呼吸时应注意呼吸的频率、呼吸方式，以及有无呼吸困难及其程度。对比胸廓扩张性和对称性，听诊有无异常呼吸音。

4）血压：根据《中国老年高血压管理指南（2023）》定义，年龄≥65岁，在未使用降压药物的情况下，非同日3次测量血压，收缩压（SBP）≥140 mmHg和（或）舒张压（DBP）≥90 mmHg，即诊断为老年高血压。已明确诊断高血压且正在接受降压药物治疗的老年人，虽然血压<140 /90 mmHg，也应诊断为老年高血压。老年高血压的临床特点包括①收缩压升高为主，脉压增大；②血压波动大，最常见表现为血压昼夜节律异常、体位性血压波动、餐后低血压等；③多重用药；④假性高血压（指无创血压计测得的外周血压值高于动脉穿刺直接测得的血压值）增多。此外，若在降压治疗过程中反复出现低血压症状，还需警惕白大衣性高血压。

（二）功能状态评估

老年人常多病共存、衰弱、功能储备下降，很大程度上影响健康及生活质量。护理人员定期对老年人进行躯体功能状态的客观评估，可以促进和维持良好的躯体功能状态，对于提高老年人的生活质量意义重大。躯体功能评估是老年人健康评估的重点，包括日常生活活动能力、运动功能、平衡和步态等方面。

1. 日常生活活动能力的评估

（1）评估内容

1）基本日常生活活动能力（basic or physical activities of daily living，BADL）：指日常生活中最基本的活动，穿衣、进食、保持个人卫生等自理活动和坐、站、行走等身体活动，可以简单理解为照顾自己的活动。

2）工具性日常生活活动能力（instrumental activities of daily living，IADL）：反映的是老年人在居家或养老机构中进行自我护理活动的能力，包括家庭清洁和整理、使用电话、付账单、做饭、洗衣、购物、服药、交通等，这一层次的功能提示老年人是否能独立生活并具备良好的日常生活功能。

3）高级日常生活活动能力（advanced activities of daily living，AADL）：指与老年人生活质量相关的活动，如主动参加娱乐、社交活动。相对于基本日常生活活动能力和工具性日常生活能力，高级日常生活活动能力的缺失出现得要早，一旦出现，预示着更严重的功能下降。

（2）评估的目的：①评估老年人日常生活活动的独立程度；②评估老年人日常生活活动需要协助的具体项目及程度；③评价治疗效果，修订治疗方案；④判断预后。

（3）评估工具

1）基本日常生活活动能力评定量表：包括巴塞尔（Barthel）指数评定量表、Katz日常生活功能指数评价量表等。其中最常用的是巴塞尔（Barthel）指数评定量表。①巴塞尔（Barthel）指数评定量表：1965年由美国Dorother Barthel和Floorence Mahney设计并制定，该量表评定简单、可信度、灵敏度高、应用广泛。评估内容包括控制大便、控制小便、修饰、如厕、进食、床椅转移、平地行走、穿衣、上下楼梯、洗澡共10个条目。总分100分，≤40分，为全部需要他人照护；41～60分，为大部分需要他人照护；61～99分，为小部分需要他人照护；100分，为无需他人照护（表2-1）；②Katz日常生活功能指数评价量表：由Katz等设计并制定，此量表将日常生活活动（activity of daily living，ADL）功能分为6个方面，即洗澡、穿衣、如厕、转移、大小便控制、进食，以此判断各项功能完成的独立程度。总分值是 1~12 分，分值越高，提示被测者的日常生活能力越高（表 2-2）。

表 2-1　巴塞尔（Barthel）指数评定量表

	评分	标准	分数
大便	0	失禁或昏迷	
	5	偶有失禁（每周＜1 次）	
	10	控制	
小便	0	失禁或昏迷或需由他人导尿	
	5	偶有失禁（每 24 h＜1 次）	
	10	控制	
修饰	0	需要帮助	
	5	自理（洗脸、梳头、刷牙、剃须）	
用厕	0	依赖他人	
	5	需部分帮助	
	10	自理（去和离开厕所、使用厕纸、穿脱裤子）	
进食	0	较大或完全依赖	
	5	需部分帮助（切面包、抹黄油、夹菜、盛饭）	
	10	全面自理（能进食各种食物，但不包括取饭、做饭）	
转移	0	完全依赖他人，无坐位平衡	
	5	需大量帮助（1~2 人，身体帮助），能坐	
	10	需少量帮助（言语或身体帮助）	
	15	自理	
活动	0	不能步行	
	5	在轮椅上能独立行动	
	10	需 1 人帮助步行（言语或身体帮助）	
	15	独立步行（可用辅助器，在家及附近）	
穿衣	0	依赖他人	
	5	需一半帮助	
	10	自理（自己系开纽扣，关、开拉锁和穿鞋）	
上下楼梯	0	不能	
	5	需帮助（言语、身体、手杖帮助）	
	10	独立上下楼梯	
洗澡	0	依赖	
	5	自理（无指导能进出浴池并自理洗澡）	

表2-2 katz 日常生活功能指数评价量表

生活能力	项目	分值
进食	进食自理，无需帮助	2
	需帮助备餐，能自己进食	1
	进食或经静脉给营养时需要帮助	0
更衣（取衣、穿衣、扣扣、系带）	完全独立完成	2
	仅需要帮助系鞋带	1
	取衣、穿衣需要协助	0
沐浴（擦浴、盆浴或淋浴）	独立完成	2
	仅需要部分帮助（如背部）	1
	需要帮助（不能自行沐浴）	0
移动（起床、卧床，从椅子上站立或坐下）	自如（可以使用手杖等辅助器具）	2
	需要帮助	1
	不能起床	0
如厕（大小便自如，便后能自洁及整理衣裤）	无需帮助，或能借助辅助器具进出厕所	2
	需帮助进出厕所、便后清洁或整理衣裤	1
	不能自行进出厕所完成排泄过程	0
控制大小便	能完全控制	2
	偶尔大小便失控	1
	排尿、排便需别人帮助，需用导尿管或失禁	0

2）工具性日常生活活动能力评估量表：包括 Lawton 日常生活活动能力评定量表、功能活动问卷（the functional activities questionary，FAQ）、快速残疾评定量表（rapid disability rating scale，RDRS）等。其中 Lawton 日常生活活动能力评定量表最为常用，量表将 IADL 功能分为 7 个方面，通过与被测者、照护者等知情人的交谈或被测者自填问卷，确定各项评分，计算总分值。总分值为 0 ~ 14 分，分值越高，提示被测者工具性日常生活活动能力越高（表2-3）。

表2-3 Lawton 日常生活活动能力评定量表

生活能力	项目	分值
你能自己做饭吗？	无需帮助	2
	需要一些帮助	1
	完全不能自己做饭	0

生活能力	项目	分值
你能自己做家务或勤杂工作吗？	无需帮助	2
	需要一些帮助	1
	完全不能自己做家务	0
你能自己服药吗？	无需帮助（能准时服药，剂量准确）	2
	需要一些帮助［别人帮助准备药，和（或）提醒服药］	1
	没有帮助完全不能自己服药	0
你能去超过步行距离的地方吗？	无需帮助	2
	需要一些帮助	1
	除非做特别安排，否则完全不能旅行	0
你能去购物吗？	无需帮助	2
	需要一些帮助	1
	完全不能自己出去购物	0
你能自己理财吗？	无需帮助	2
	需要一些帮助	1
	完全不能自己理财	0
你能打电话吗？	无需帮助	2
	需要一些帮助	1
	完全不能自己打电话	0

2. 肢体运动功能状态

（1）肌力：是肌肉主动运动时的最大收缩力。准确评估老年人肌肉功能，对于减少跌倒、骨折风险极为重要。肌力评估方法可分为一般方法和器械肌力评定。国际上普遍应用的是 1916 年美国哈佛大学教授 Robert Lovett 提出的 0 ~ 5 级肌力分级法。

（2）关节活动范围（range of motion，ROM）：又称关节活动度，是指关节运动时所通过的运动弧度或转动的角度。关节活动度分为主动关节活动度和被动关节活动度。当关节的解剖结构、肌肉力量或关节周围软组织的性质发生病理改变如关节水肿、疼痛，肌肉痉挛、短缩，关节囊及周围组织的炎症及粘连，皮肤瘢痕时，关节活动范围即受到影响。测量时可以目测，也可以使用关节量角器、皮尺等测量工具，必要时可用 X 线或摄像机拍摄后进行计算分析。

（3）平衡与步态：正常情况下，当人体重心垂线偏离稳定基底时，即会通过主动或反射性的活动使重心垂线返回到稳定基底内，这种能力称为平衡能力。对老年人进行步态评估及平衡能力评估，并进行针对性训练对跌倒的预防十分重要。平衡能力与步态评估的方法包括量表测试法、观察法、平衡仪测试法。其中量表评估法应用较广泛，常用的评估工具有伯格平衡量表（Berg balance scale，BBS）、计时"起立 – 行走"测试（timed up and go test，TUGT）和 Tinetti 步态量表（Tinetti gait analysis，TGA）。

（三）营养状态的评估

合理的营养支持基于对患者正确的营养评估。通过人体组成评定、人体测量、生化检查、临床检查及多项综合营养评定方法，可判定老年人营养状况，评估营养不良的程度，并可监测营养支持的疗效。人体测量是应用最广泛的方法，指标包括身高、体重、皮褶厚度等。体重评定是最简单且常用的可靠指标，能比较直观地反映老年人营养状态。体重指数（body mass index，BMI）是国际上常用的衡量人体肥胖程度和健康与否的重要标准，BMI= 体重 / 身高的平方（国际单位 kg/m^2），老年人正常 BMI 范围为 20.0 ~ 26.9 kg/m^2。常用的评估工具有微型营养评定简表（mini-nutritional assessment short-form，MNA-SF）、营养风险筛查工具 2002（nutrition risk screening 2002，NRS-2002）。

（四）感觉功能评估

躯体感觉分为浅感觉、深感觉和复合感觉。浅感觉感受器分布在皮肤和黏膜，包括温度觉、触觉和痛觉；深感觉又称本体感觉，是来自肌腱、肌肉、骨膜和关节深部组织的感觉，包括运动觉、位置觉等；复合感觉是对各种感觉刺激整合的结果，包括定位觉、体表图形觉、两点辨别觉和实体觉。躯体感觉异常会增加老年人烫伤、压力性损伤等意外事件的发生。

1. 评估方法

（1）浅感觉　①温度觉：用盛有温水和冷水的试管，交替刺激评估对象的皮肤，观察温度觉；②触觉：用棉棒或软纸片轻触评估对象的皮肤，观察触觉；③痛觉：使用测试针、大头针轻刺评估对象的皮肤，来判断痛觉是否存在。

（2）深感觉　①运动觉：嘱评估对象闭目，检查者在一个较小的范围里被动活动评估对象的肢体，让评估对象判断发生了怎样的位移；②位置觉：嘱评估对象闭目，检查者将其肢体放于某一位置，让评估对象说出所放的位置或用对侧相应的肢体模仿。

（3）复合感觉　①定位觉：评估对象闭目后，用手轻触其皮肤，让其指出被触部位；②体表图形觉：评估对象闭目，用铅笔或棉签在评估对象皮肤上画简单的图形，比如三角形、圆形、方形，让其辨别并回答；③两点辨别觉：嘱评估对象闭目后，用分开的双脚规刺激两点皮肤，若评估对象有两点感觉，再将双脚规距离缩小，直至其感觉到一点为止。

（4）实体觉：嘱评估对象闭目后，将生活中熟悉的某种物品如纽扣、硬币、铅笔等放置于评估对象手中，让其辨别并回答该物品的形状、大小和名称。

2. 评估注意事项

（1）评估前告知评估对象评估的方法和意义，使其充分配合。

（2）评估者要耐心细致，必须在患者神志清醒和精神状态正常时进行。

（3）评估时嘱评估对象闭目，禁止暗示性提问，必要时可多次复查。

四、老年人精神心理功能评估

"老年人精神心理功能评估"见第五章《老年人心理卫生与精神障碍护理》。

五、老年人社会功能评估

全面认识和衡量老年人的综合健康水平，除躯体情况、心理健康、功能状态、潜在的医疗问题外，还应对其进行社会功能评估。社会功能评估是对老年人的社会健康状况和社会功能进行评估，具体包括社会功能、环境、角色与家庭功能、文化与经济状况等方面。

（一）社会功能评估

1. 社会功能分类

（1）整合的功能：在同一社会中，不同的社会关系、社会群体、社会内外的文化、体制等多方面都有可能存在着这样或那样的问题和矛盾，社会整合功能就是发挥着协调各个部分之间的问题与矛盾，使社会出现协调运行和良性发展的局面。

（2）交流的功能：人类创造了语言、文字、符号等交流工具，使个人之间、家庭之间、群体之间、国家之间的交往成为可能。社会为人类的交往提供了各种各样的场所和规范，为人类互动提供了条件并使其合理地进行。

（3）导向的功能：任何社会都会有一整套行为规范，如道德、法律，用以维持正常的社会秩序，调整人们之间的关系，规定和指导人们的思想、行为方向。

（4）继承和发展的功能：人的生命是短暂的，人类一代代的更替，而社会却是长存的。人类创造的物质和精神文化会通过社会得到积累和发展。

2. 主要评估工具　社会支持评定量表（social support rating scale，SSRS）：目前国内应用最广，适合神志清楚且认知良好的老年人。该量表设计合理、有效、操作简便，有 3 个维度，共 10 个条目。评估包括客观支持、主观支持和对支持的利用度 3 个分量表，总得分和各分量表得分越高，说明社会支持程度越好。总分 ≥ 20 分，为正常；总分 < 20 分，为获得社会支持较少。

（二）环境评估

老年人的健康与其生存的环境存在联系，如果环境因素的变化超过了老年人的调节范围和适应能力，就会引起疾病。环境评估主要包括物理环境评估和社会环境评估。

1. 物理环境　是指一切存在于机体外环境的物理因素的总和。在物理环境评估中，老年人居家环境安全评估对预防老年人跌倒和其他不良事件的发生具有重大的现实性意义。居家环境安全包括居家整体环境安全、居家卧室环境安全、居家浴室环境安全、居家厨房环境安全 4 个部分，常用的评估量表为居家环境安全评估量表。

2. 社会环境　是指人类生存及活动范围内的社会物质、精神条件的总和。广义包括整个社会经济文化体系，狭义仅指人类生活的直接环境。所谓老年社会环境评估，就是对老年人所处的社会政治环境、经济环境、法制环境、科技环境、文化环境等宏观因素的评估。

（1）生活方式：可通过与评估对象交谈或采用直接观察法来评估。老年人生活方式的评估包括睡眠与休息、日常生活活动评估等。睡眠与休息的评估内容包括老年人对睡眠与休息的时间和质量的感知、老年人的睡眠环境与习惯、影响老年人睡眠的各种因素（生活习惯、疾病、药物等）、老年人睡眠出现休息紊乱的症状与体征，以及引起老年人睡眠休息紊乱的原因。评估老年人日常生活活动包括日常生活活动能力及生活质量的评估等。

（2）社会关系：是指社会中人与人之间关系的总称，是指一定社会网络运用一定的物质和精神手段对社会弱势群体进行无偿帮助的行为的总和。良好的社会关系和家庭社会支持力度与老年人的身心调节、适应与自理能力、自我概念、期望值、生活质量，以及对治疗护理的依从性呈正相关。

（三）角色与家庭功能评估

角色是社会交往和互动中成套的行为期待，是人和人之间一种稳定的相互关系。对老年人角色功能的评估目的是明确被评估者对承担的角色、对角色的感知是否满意，老年人由于退休，增加祖父母、外祖父母角色等原因可能出现角色适应不良情况，应重点评估其对角色的适应程度，若出现角色适应不良则需及时采取干预措施，避免给老年人带来生理和心理两方面的不良影响。老年人角色功能的评估，可以通过交谈法和观察法进行。

家庭功能评估通常包括 ①家庭结构：家庭的大小、成员之间的关系，以及家庭的组成方式；②家庭过程：包括家庭成员之间的沟通方式、决策过程、角色分配和规则制定等；③家庭功能：包括家庭成员之间的相互支持、关注和照顾程度，以及家庭成员之间的亲密度和情感联系等。通过评估这些方面，可以了解家庭的强项和问题，并提供相应的支持和干预措施，以帮助家庭成员改善他们的生活质量。常用于家庭功能评估的量表有以下几种。

1. 家庭关怀度指数量表（APGAR） 包括适应度（adaptation，A）、合作度（partnership，P）、成长度（growth，G）、情感度（affection，A）和亲密度（resolve，R），通过评分可以了解老年人有无家庭功能障碍及其障碍的程度。APGAR 量表共包括 5 个问题：①当我遇到困难时，可以从家人得到满意的帮助；②我很满意家人与我讨论各种事情及分担问题的方式；③当我希望从事新的活动或发展时，家人都能接受且给予支持；④我很满意家人对我表达情感的方式及对我情绪的反映；⑤我很满意家人与我共度时光的方式。每个问题有 3 个答案可供选择："经常这样"得 2 分，"有时这样"得 1 分，"几乎很少"得 0 分。将 5 个问题得分相加为总分。总分是 7～10 分表示家庭功能良好，4～6 分表示家庭功能中度障碍，0～3 分表示家庭功能严重障碍。

2. 家庭支持量表（perceived social support from family scale，PSS-Fa） 用于评估老年人的家庭支持情况，量表共 15 个条目，采用 Likert 2 级评分法（是 =1 分，否 =0 分）评估，部分条目为反向计分，总分为 0～15 分，总分越高表明家庭支持越好，其中总分 11～15 分为家庭支持水平处于高等水平，6～10 分为中等水平，0～5 分为低等水平。

3. 家庭功能评定量表（family assessment device，FAD） 是根据 McMaster 的家庭功能理论（McMaster model of family functioning，MMFF）编制而成的，FAD 仅是一个筛选问卷，MMFF 将家庭功能概括为问题解决（problem solving，PS）、沟通（communication，CM）、角色（roles，RL）、情感反应（affective responsiveness，AR）、情感介入（affective involvement，AI）、行为控制（behavior control，BC）、总的功能（general functioning，GF）7 个方面，从整体上全面地对家庭功能进行评定，其目的是简单有效地找到家庭系统中可能存在的问题。

（四）文化与经济状况评估

1. 文化的评估　文化是在某一地域内大多数社会成员所必须遵循的社会规范。广义的文化即社会及成员所特有的物质财富和精神财富的总和；狭义的文化则为精神文化，主要包括思想意识、道德规范、宗教信仰、习俗、知识等。老年护理主要从狭义的文化概念出发，研究文化对老年人健康的影响，充分考虑到老年人的文化背景、民族差异等情况。文化评估的主要内容如下几个方面。

（1）价值观：不同的文化背景有着不同的价值观，而个体的健康行为通常与其价值观是一致的。个体根据自身的价值观去认识、决策自身的健康问题。

（2）信念：个体信念是自身经历的积累，生活在不同文化背景下，则对健康与疾病的认识和理解也不相同。对老年人信念的评估，主要包括老年人关于疾病、健康的信念及老年人所处的文化背景对其健康信念的影响。

（3）宗教信仰和风俗习惯。

2. 经济状况评估　对老年人经济状况进行评估的工具常以自制评估问卷为主，通过问卷或访谈了解老年人的收入来源，包括养老金、子女赡养、继续就业收入、退休金、储蓄利息等。调查老年人各类必需消费或非必需消费的支出结构，如食品、医疗、交通的消费占比情况。

（曹英娟）

 习题

一、单项选择题

1. 老年人视觉老化的表现包括
   A. 泪道内翻
   B. 眼睑上提
   C. 泪腺分泌旺盛
   D. 角膜边缘出现灰白色混浊环
2. 老年人甲状腺萎缩、甲状腺素合成与分泌减少的表现包括
   A. 甲状腺重量增加
   B. 基础代谢水平降低
   C. 耗氧量增加
   D. 怕热
3. 老年人胰岛萎缩的表现包括
   A. 胰岛 A 细胞减少
   B. 胰岛 B 细胞增多
   C. 胰岛素分泌减少、释放延迟
   D. 糖耐量增加
4. 老年医学的三大核心包括老年综合征、多学科团队和
   A. 医学评估
   B. 营养评估
   C. 风险评估
   D. 老年综合评估
5. 评估基本日常生活活动能力，在合理的时间内独立进食准备好的食物，合理的时间指
   A. 10 min
   B. 20 min
   C. 30 min
   D. 60 min
6. 评估基本日常生活活动能力床椅转移时床椅之间的距离大于
   A. 50 cm
   B. 80 cm

C. 110 cm 　　　　　　　　　　D. 150 cm

7. 营养状况评估中近期体重下降，是指近____个月的情况

A. 3 　　　　　　　　　　B. 6

C. 9 　　　　　　　　　　D. 12

8. 老年生活环境评估包括居住环境、社会环境、精神环境和

A. 文化环境 　　　　　　　　B. 温度、湿度

C. 室内光线 　　　　　　　　D. 家庭关系

9. 推荐老年患者使用营养筛查主要工具为

A. NRS2002 　　　　　　　　B. MNA

C. MNA–SF 　　　　　　　　D. GNRI

二、简答题

1. 简要描述心理老化特征。

2. 列举分析老年人社会功能老化的主要体现。

3. 简要列举老年人可能存在哪些角色功能的改变。

4. 老年综合评估中，对老年人躯体功能的评估主要包括哪些方面？

第三章　老年人的日常生活护理

◎ 案例 3-1

　　张奶奶，89岁，退休前是小学数学教师。她性格温和，个性倔强。5年前被诊断为阿尔茨海默病。3年前，她的病情恶化，认知、表达和记忆力方面出现严重问题，无法自主吃饭，需要喂食。2年前，张奶奶发生脑卒中，下肢瘫痪，大小便无法自行控制，长期使用尿不湿。她的脾气也容易激动、生气、摔打物品。1年前，张奶奶的老伴去世，现由62岁的女儿居家照顾她。社区卫生服务中心的医护人员每周家访2次。今天早上，张奶奶的女儿打电话到家庭医生服务站，情绪非常激动哭诉张奶奶吵闹了一晚上，还抓伤了她，她自己也有高血压，想带着张奶奶一起跳楼。经工作人员安抚后，稍微平静。

　　请问：

　　1. 如果您是家庭医生团队的护理人员，家访时，您将如何与张奶奶进行沟通？

　　2. 张奶奶主要的生活护理需求有哪些？

　　老年人的日常生活护理是围绕老年人的衣食住行等进行的护理活动。日常生活护理需求是半失能、失能老年人生存的基本需求。对于生活能够自理的老年人来说，日常生活护理更多地倾向于健康教育指导、社会活动参与的信息资源提供等方面。老年护理工作者应掌握老年人日常生活护理的知识和技能，为老年人提供高质量的护理服务，守护他们的生命健康。让老年人拥有幸福美满的晚年，是我们共同的责任和目标。

第一节　老年人日常生活护理概述

　　老年人日常生活护理是老年护理学中最基础的内容，老年人因衰老、慢性疾病、意外事件等的影响，可导致某些功能障碍或丧失，从而影响老年人的基本生活能力。因此，日常生活护理主要是帮助老年人在患病或功能障碍的状态下维持基本的生活功能，提升老年人的生活质量。老年人日常生活护理的内容包括协助老年人进餐、排泄、身体清洁、环境清洁、休息和睡眠等。

一、日常生活护理的注意事项

（一）转变护理观念与反对年龄歧视

1. 转变护理观念　老年人由于身体功能减退和退休后社会地位、社会角色的变化，容易产生自卑、失落、孤独、焦虑等多种情绪，护理人员在为老年人进行日常生活护理时，需要付出更多的耐心和细心，维护老年人的自尊，评估老年人的需求，给予恰当而合适的生活护理。

2. 反对年龄歧视　因为年龄而对个体或群体产生歧视的现象被称为年龄歧视。护理人员在为老年人提供护理服务的过程中，要培养爱老、护老、敬老的职业情操。耐心地与老年人沟通和交流，了解他们的人生故事，怀着敬意去品读他们的人生，以便更好地为老年人提供护理服务。

（二）重视生活护理中的"整体护理"理念

老年人的日常生活护理不仅仅是满足老年人基本的生活需求，还需要在护理过程中重视老年人的心理需求、社会参与需求等，关注老年人的家庭社会关系和人生经历。只有充分了解老年人的个性化特点，才能更好地照顾老年人的日常生活。

（三）避免老年人过度依赖

老年人因衰老、患多种慢性疾病、功能减退、失能等因素影响，容易在日常生活中对护理或照护人员产生依赖，甚至有些老年人只是为了得到他人的关注和爱护而要求护理。因此，应分析、寻找老年人生活中发生依赖的原因，对老年人的功能状况进行全面评估，充分调动老年人的主动性，鼓励老年人最大限度地发挥残存功能，使基本的日常生活能够自理，延长独立生活和生活自理的时限，尽量不依赖他人。老年人确实无法独立完成日常生活活动时，需要提供部分协助或完全性护理，但护士、家属或其他照顾者应注意不要过多插手、包揽，以免老年人因过分依赖而丧失残存的功能。

（四）注意老年人的安全防护

与依赖心理相反，部分老年人不服老，或是不愿麻烦他人，尤其是个人生活上的小事，愿意自己动手。如有的老年人行动有困难，明知不能独自上厕所，却不要别人帮助，结果发生跌倒等意外事件。因此，要耐心解释，使老年人了解自身的健康状况和能力，护理人员要熟悉老年人的生活规律和习惯，及时给予帮助，使其生活自理。

二、健康教育对老年人及家庭照护者的意义

老年人随着年龄的增长和各种慢性疾病的影响，生活自理能力逐渐下降，需要更多的日常生活护理。老年人日常生活护理除了医疗/照护机构外，绝大多数时间在社区居家环境中进行。因此，需要专业护理人员对家庭照护者进行健康指导，通过老年慢性疾病健康管理服务，制定个性化的健康教育方案，帮助老年人预防各种慢性疾病的并发症，尽可能地维持老年人健存的肢体功能和社会参与能力，提高老年人的生活质量。

第二节　老年人的日常活动护理

一、活动对老年人的重要性

身体活动可以减缓认知衰退、骨骼肌丢失和心脑血管疾病风险，被认为是实现健康老龄化的重要手段，也是积极应对人口老龄化的重要举措。有研究显示，身体活跃老年人的全因死亡率和心血管疾病死亡率，以及发生癌症、骨折、反复跌倒、残疾、认知能力下降和抑郁症等的风险较低。为保障老年人的健康生活，应鼓励和支持老年人积极地参与身体活动和体育锻炼。

二、影响老年人活动的因素

（一）影响老年人活动的生理因素

1. 身体形态的变化　衰老又称老化，通常指生物个体发育成熟以后，随着年龄的增长，自身功能减退，内环境稳定能力和应激能力下降，机体结构和功能逐渐发生退行性改变，最终趋向死亡的不可逆转的现象。身体的衰老最直观的表现就是老年人身体形态的整体变化，具体表现在以下几个方面：①头发颜色变白，皮肤弹性减退，皮下脂肪减少，出现皱纹或老年斑等；②眼窝脂肪减少，眼球逐渐凹陷；③椎间盘脱水变薄，脊柱缩短，随着老年人年龄增长，身高逐渐下降；④脂肪代谢功能减退出现肥胖，或胃肠道消化吸收功能下降而导致食欲下降，出现消瘦；⑤肌肉松弛，牙齿松动脱落。

2. 生理功能的变化　感觉器官功能减退，听力、视力下降，味觉迟钝，记忆力减退；适应能力减弱，生活环境改变时，容易导致睡眠不佳，胃肠不适；抵抗力下降，容易患上各种感染性疾病，如代谢性疾病、肿瘤。

3. 生活自理能力下降　老年人动作迟缓，反应慢，体力逐渐减退，意外事件高发，如跌倒、烫伤。

（二）影响老年人活动的心理因素

老年人的心理老化是个体逐渐接受自身生理功能和社会地位的变化，并与之相适应的行为过程。影响老年人活动的心理特征主要包括以下几个方面。

1. 性格改变　随着年龄增长，变得敏感多疑、固执己见、易发脾气，不愿意接受新事物、新思想，产生不安全感、孤独感。

2. 焦虑、抑郁倾向　对生活事件的心理应对能力减弱，老年人容易出现抑郁、焦虑的情绪反应，进而引起躯体症状和不适、部分老年人可出现长期失眠，严重影响生活质量和身体健康。

3. 自卑心理　老年人从工作岗位上退休，社会角色和家庭地位发生变化，会让老年人产生无价值感的悲观、消极情绪，自卑、不愿意与外界接触。

（三）影响老年人活动的家庭社会支持系统因素

良好的家庭和社会支持系统有助于鼓励老年人积极参与适合自己的社会活动。在家庭的支持和照顾下，老年人可以获得更多物质上的满足和情感上的抚慰，从而帮助老年人维持健康的身心状态。朋友之间的沟通可以为老年人提供社交中的依靠和支持，减轻孤独感和抑郁情绪。来自政府、非营利组织，以及志愿者在社区层面为老年人提供的生活照料、医疗保健、文化娱乐等多层次服务项目可以满足老年人的不同需求。

（四）影响老年人活动的物理环境因素

老年人由于功能衰退、环境适应能力减弱，对生活、交往的物理环境有着特殊的需求，特别是环境的安全性、舒适便利性、隐私性等。

三、老年人活动的指导

世界卫生组织推荐，生活自理、处于慢性疾病稳定期的老年人身体活动量为每周150～300 min 的中等强度有氧活动。活动类型包括灵活性训练（柔韧性活动）、力量训练（抗阻活动）、耐力训练（有氧活动）、平衡训练四大类型，同时需结合老年人的兴趣爱好、活动能力、健康状况等情况循序渐进开展。

1. 老年人的活动强度　应指导老年人选择合适的体育锻炼活动，比较适合老年人锻炼的项目有散步、慢跑、游泳、太极拳与气功等。体育锻炼应达到足够而又安全的活动强度，这对患有心血管疾病、呼吸系统疾病和其他慢性疾病的老年人尤为重要。老年人的活动强度应根据个人的能力及身体状态来选择，运动时的最高心率可反映心脏的最大供氧能力，这是机体对运动量负荷耐受程度的一个指标，因而可通过运动时的心率变化来控制运动量。最简单、方便的监测方法是以运动后心率作为衡量标准，即运动后最宜心率（次 /分）＝ 170 - 年龄。

2. 患病老年人的活动指导

（1）老年糖尿病患者首选中低强度的有氧活动，结合抗阻活动辅助训练，每次活动30～60 min，每日总时长不超过 2 h。空腹时不可运动，运动时应随身携带糖果，一旦发生低血糖反应即刻进食。活动时着宽松衣裤，活动前后检查脚部有无感染、红肿、水泡、破皮等。

（2）冠心病老年人宜选择间歇性有氧活动结合抗阻活动，以增强心肌收缩能力和改善冠脉循环，不宜做竞技性、剧烈的活动。当活动时发现身体不适，如胸、臂、颈、下颚酸痛、烧灼痛、缩窄感或胀痛、无力、气短等应立即停止活动并及时就医。

（3）骨质疏松老年人应以抗阻活动为主，有氧耐力活动为辅。活动中避免冲击性强或快速扭转性动作，如跳跃、快速转身，以防发生脆性骨折。

第三节　老年人休息与睡眠

一、老年人休息与体位管理

（一）体位概述

体位是指老年人在休息、治疗、接受护理服务时所采取的姿势。正确、合适的体位有益于老年人舒适、减轻症状、预防并发症及各种护理操作等。按照自主性，体位分为主动体位、被动体位和被迫体位；按照平衡稳定性，体位又分为稳定性体位和不稳定性体位。在帮助老年人采取舒适、安全的体位时，需要注意以下几个方面。

1. 符合人体力学　扩大支撑面，降低重心，维持关节功能位，身体空隙使用软垫支撑，促进老年人全身放松。

2. 经常变换体位　卧床老年人至少每两小时变换一次体位，坐轮椅者至少每半小时变换一次体位。

3. 保护隐私　协助卧床老年人变换体位或对卧床老年人进行各项操作时，应注意保护老年人的隐私，及时遮盖或遮挡，维护老年人的尊严。

（二）老年人常用体位

1. 仰卧位（也称平卧位）

（1）体位要求：老年人呈仰卧状态，头下放一枕头，两臂自然放于身体两侧，两腿自然平放。若有呕吐的可能性，需将老年人头偏向一侧；若身体挛缩无法完全平卧，则需在悬空处加垫软枕，使老年人身体完全放松；若有下肢水肿，则在此基础上抬高双下肢，以利于下肢血液回流。

（2）适用范围：①自然休息时；②配合血压监测等治疗时；③下肢水肿的老年人。

2. 侧卧位

（1）体位要求：老年人侧卧，双臂自然屈肘，一手放于枕头旁，另一手放于胸前枕头上，下面的腿稍伸直，上面的腿自然弯曲。通常需在两膝盖之间、胸腹部、后背部放置大小适宜的软枕，以扩大支撑面，增强舒适及安全感，预防压力性损伤。

（2）适用范围：①自然休息时，与平卧位交替，预防压力性损伤；②配合灌肠等治疗时。

3. 半坐卧位

（1）体位要求：老年人上半身抬高30°~50°，双膝弯曲，膝下垫软枕以防下滑。在医疗机构中可直接摇高护理床床头、床尾，实现半坐卧位状态；居家场景中，可利用闲置的垫褥或毯子垫于背部及双膝下，使老年人呈半坐体位。放平时，先放平下肢，再放平上半身。

（2）适用范围：①心肺疾病引起呼吸困难的老年人，该卧位可使膈肌下降，胸腔容量增大，回心血量减少，从而缓解呼吸困难的症状；②恢复期体质虚弱的老年人，便于逐渐向站立位过渡。

4. 端坐位

（1）体位要求：扶老年人坐起，胸前放一小桌板，桌子上放软枕，老年人伏于软枕上休息。必要时增加床档，预防老年人发生坠床。

（2）适用范围：①适用于左心衰竭难以平卧的老年人；②支气管哮喘急性发作期；③极度呼吸困难的老年人。

5. 俯卧位

（1）体位要求：老年人俯卧，双臂屈肘放于头的两侧，两腿伸直，在胸下、髋部及踝部各放一软枕，头偏向一侧。

（2）适用范围：①适用于腰、背、臀有伤口，无法平卧或侧卧的老年人；②胃肠胀气所致腹痛的老年人。

（三）协助老年人变换体位

1. 协助老年人移向床头

（1）适用范围：适用于滑向床尾而不能自行移动调整的老年人，帮助恢复安全而舒适的卧位。

（2）操作步骤与方法

1）准备阶段　①评估：老年人的体重、病情、肢体活动度、治疗情况、心理状态及合作程度；②老年人准备：向老年人及家属解释移向床头的目的、方法及配合要点，取得老年人及家属的同意和支持；③环境准备：调节合适的室内温湿度、光线充足；④护士准备：护士衣帽整洁，洗手，根据老年人情况决定参与人数；⑤用物准备：根据需要准备枕头等用物。

2）实施阶段　①核对：老年人信息，整理床上用品，协助老年人使用便器；②查看：老年人身上有无伤口、管道、支撑器具，如有需保护好伤口，松开各管道固定并夹闭平放于床上，取下支撑器具；③一人协助法：站于老年人一侧，嘱老年人双手环抱胸前或握住床头栏杆，双脚蹬床面，护士一手托住老年人的肩背部，另一只手托住老年人的臀部，使老年人移向床头；④二人协助法：两人分别站于老年人的两侧，将枕头下移垫至老年人肩背部，协助老年人双腿屈膝踩于床面，在老年人的腋下和肩上分别抓紧枕头，指导老年人用力蹬床，同时用力向床头移动。如老年人体重过重，可先在臀部及背部垫滑单再将老年人移向床头。

3）收尾阶段：①妥善固定各管路于床旁并松开夹闭的开关，保持引流通畅；②整理床单位，询问老年人有无不适。

2. 协助老年人翻身侧卧

（1）适用范围：①适用于无法自行变换体位的老年人，使其感觉舒适；②更换或整理床单位时，便于操作；③预防压力性损伤、坠积性肺炎等并发症。

（2）操作步骤与方法

1）准备阶段：见协助老年人移向床头。

2）实施阶段：①核对老年人信息，整理床上用品，协助老年人使用大小便器；②查看老年人身上有无伤口、管道、支撑器具，如有需保护好伤口，松开各管道固定并夹闭平放于床上，取下支撑器具；③将老年人双手于胸前交叉，护士站立于老年人一侧将老年人轻轻移至床旁，协助老年人双腿屈膝，将老年人轻轻推至对侧卧位，并在背部、两腿重叠部位、胸前等肢体悬空部位放置大小适宜的软枕，使老年人身体因有支撑而放松。

3）收尾阶段：协助老年人移向床头。

二、老年人的睡眠护理

随着年龄的增长，老年人的身体功能下降，调节睡眠的激素分泌减少，睡眠生理发生相应改变。主要表现为整体睡眠时间减少，浅睡眠时间增加，深睡眠时间减少，睡眠片段化。改善老年人睡眠质量，可促进老年人身体健康。具体措施包括：布置良好的睡眠环境，合理使用睡眠辅助药物，满足老年人身体舒适的需要，减轻老年人的心理压力，建立良好的睡眠习惯，做好晚间护理等。

（一）布置睡眠环境

1. 调节适宜的室内温湿度与空气　老年人适宜的温度一般为冬季 20～22℃，夏季为 22～24℃，湿度保持在 50%～60%。提前开窗户通风 30 min，确保空气清新无异味，必要时提前驱除蚊虫。

2. 控制病室内光线及声音　老年人休息时，关闭门窗，拉好窗帘，关闭大灯，开启地灯，夜间治疗时使用床头灯；护士进出房间时走路宜轻、关门轻、说话轻；降低电话铃声、监护仪警报等声音的音量，保持房间安静。

3. 选择适合老年人的睡眠用具　老年人病床应当安全、舒适，有足够的宽度和长度，必要时增加床档或起床辅助把手；床褥不宜过软，避免引起腰肌劳损、腰椎间盘突出等问题，半硬的平板床更适合老年人；枕头的软硬和高低可根据老年人的习惯调整；棉被厚薄应符合季节特点。

4. 睡前整理室内环境　保持地面清洁、干燥；将呼叫器、便器、水杯、拐杖等夜间可能需要使用的物品置于触手可及之处；将夜间未使用物品固定、摆放整齐，留出通道，避免老年人起夜发生跌倒。

5. 合理安排护理工作时间与流程　常规护理应安排在白天，夜间治疗、巡视应尽量集中进行，减少对老年人睡眠的打扰。

（二）合理使用睡眠辅助药物

老年人患有严重睡眠障碍时，可在专业医生的指导下科学规范地选择和使用睡眠辅助药物。长期服用可能会产生多种后遗症效应，建议老年人最好通过改善生活方式改善睡眠，不长期依赖药物。睡眠辅助药物服用时应注意以下几个方面。

1. 注意用药剂量　安眠类药物本身有较大的副作用，加之老年人肝肾功能减退，药物易在体内蓄积。因此，用药时一定要严格把控剂量，不可自行增加药物剂量。睡前巡视时检查老年人的睡眠药物是否已服用，如未服用应提醒及时补上。定期监测肝、肾功能和电解质、酸碱平衡状态。

2. 注意选择合适的药物　老年人助眠药物的种类繁多，每种药物的效果都不同，因此需选择合适的助眠药物，并严格按医嘱服用。苯二氮䓬类药物是目前临床最常用的镇静、催眠、抗焦虑药物，其安全范围大，副作用小，但老年人长期大剂量使用后可出现共济失调、呼吸抑制、意识模糊、幻觉、反常运动、肌无力等，故需谨慎使用；巴比妥类助眠药易产生头晕、步态不稳的副作用，不太适合老年人。

3. 注意用药安全　指导老年人完成洗漱、排尽尿液、备好温水、上床后再服药躺下，以防因药物导致眩晕、共济失调、肌力减退等发生跌倒。对于服药后起夜频繁的老年人，应在睡前将坐便器放于床边伸手可及之处。有认知障碍或自杀倾向的老年人服用睡眠辅助药物时，需全程监督并检查确认老年人已吞下，避免老年人囤药。

第四节　老年人饮食与营养

饮食与营养是维持生命活动的基本需要，也是维持、恢复和促进健康的基本手段。老年人由于身体功能退行性改变，其营养需求具有一定的特点，需要根据老年人的身体状况、健康状况和生活环境等因素综合考虑，以制订科学合理的饮食计划，增强老年人免疫力，促进身心健康。

一、老年人的营养需求

（一）合理控制饮食总热量

热能是一切生物维持生命和生长发育及从事各种活动所必需的能量，主要来源于食物中的碳水化合物、脂肪、蛋白质，且供给能量占总能量的比例应适当。老年人饮食热量是否合适可通过观察体重变化来衡量，一般可以通过以下公式来粗略衡量老年人饮食热能供给量是否合适：

男性老年人体重标准值（kg）=［身高（cm）–100］×0.9

女性老年人体重标准值（kg）=［身高（cm）–105］×0.92

（二）老年人营养素的需求

营养素是指食物中具有特定的生理作用，能维持机体生长、发育、活动、繁殖及正常代谢所需的物质。这些物质在体内发挥着重要的作用，包括提供能量、构成机体组织、促进生长与组织修复、调理生理功能等，对维持老年人身体健康起着至关重要的作用。人体所需的营养素包括蛋白质、脂肪、碳水化合物、矿物质、维生素、水、膳食纤维七大类。

1. 蛋白质　是人体氮的唯一来源，其基本单位是氨基酸。蛋白质具有构成、更新及修复人体组织，调节生理功能，供给热能、维持血浆渗透压等功能。蛋白质主要来源于肉类、乳类、豆类、蛋类。老年人的体内代谢过程以分解代谢为主，消化吸收功能减弱，对蛋白质的吸收利用率也相应降低，体内蛋白质储备量减少，故老年人原则上应选择丰富易消化的优质蛋白，且蛋白质摄入标准应略高于青壮年，即每天摄入量为 1.2 g/kg。其次蛋白质供给量需占到总热量的 15%。瘦肉、牛奶、蛋、鱼等动物性食品，以及各种大豆制品等都富含优质蛋白，容易被人体消化吸收，但对于肝、肾功能不全者，豆类蛋白质的摄入应控制在蛋白质摄入总量的 1/3。

2. 脂肪　是人体组织细胞的一个重要组成部分。具有参与构成组织细胞、为人体提供及储存热能，供给必需脂肪酸，促进脂溶性维生素吸收，维持体温，保护脏器，改善食品口感和增加饱腹感的作用。主要存在于动物性食品、食用油、坚果类食物中。老年人胆汁酸的分泌减少，脂酶活性降低，对脂肪的消化功能下降，因此要限制脂肪摄入量。若脂肪摄入过少，又将导致必需脂肪酸缺乏而发生皮肤病，并影响脂溶性维生素的吸收，因此脂肪的适当摄入也十分重要。脂肪供给能量应不超过总热量的 20%～30%，并应尽量选用含不饱和脂肪酸较多的植物油，而减少膳食中饱和脂肪酸和胆固醇的摄入，如多吃花生油、玉米油、菜油、豆油，尽量避免过多摄入猪油、肥油等动物性脂肪。

3. 碳水化合物 又称为糖类化合物，具有提供热能、构成机体细胞和组织、维持脑细胞功能、护肝解毒、抗生酮的作用。食物中的碳水化合物分为可以被人体吸收利用的有效碳水化合物（如单糖、双糖、多糖）和不能被消化吸收的无效碳水化合物。碳水化合物主要来源于谷类和根茎类食物（如粮食和薯类），少量来源于食糖（如蔗糖、麦芽糖）。碳水化合物供给能量宜占总热能的 55% ~ 65%。因单糖和双糖在肠道不需要消化酶，可被直接吸收入血液，使血糖迅速升高，而且过多摄入含单糖和双糖类食物，会导致体内甘油三酯合成增多并使血脂升高，所以老年人应减少摄入单糖及双糖（蔗糖）的食物，例如巧克力、饼干、水果罐头，应以多糖（淀粉）为宜，例如谷类、薯类。

4. 矿物质 是一种无机元素，也称为无机盐，具有构成人体组织、维持生理功能、促进新陈代谢的功能，约占人体重量的 5%。矿物质按其在体内含量多少，分为常量元素及微量元素。常量元素有钙、镁、钾、磷、钠、硫、氯 7 种，它们在人体中含量较高，占矿物质总量的 60% ~ 80%，这些常量元素对于维持人体正常生理功能至关重要。例如，钙和磷是构成骨骼和牙齿的主要成分；镁是构成人体细胞的重要元素之一；钾和钠则对维持体内水分平衡和神经传导功能具有重要作用。微量元素包括铁、碘、锌、硒、铜、铬、钼、钴 8 种，这些元素的含量在人体中较低，但在人体新陈代谢中具有重要作用。例如，铁是构成血红蛋白的重要元素；碘是构成甲状腺素的重要元素；锌是构成多种酶的成分之一；铜则参与血红蛋白的合成。

5. 维生素 是维持人体生命活动，保持人体健康的重要营养物质，在人体生长、代谢、发育过程中发挥着重要作用。老年人由于进食减少，容易出现维生素摄入不足，加之许多老年性疾病又容易导致继发性维生素缺乏。因此，老年人每天必须有足够的维生素供给，才能满足机体代谢的需求，促进机体代谢平衡。维生素根据其溶解特性，分为水溶性维生素（维生素 C、B 族维生素和叶酸）和脂溶性维生素（维生素 A、D、E、K）。

6. 水 是人体必需的物质，在维持生命活动、促进新陈代谢、调节体温、维持血液的正常循环、保护关节、促进大脑功能、帮助消化、维护免疫系统、促进伤口愈合和平衡电解质等方面都发挥着重要作用。因此，保持充足的水分摄入对于身体健康至关重要。水的主要来源是饮用水，其次是食物所含水分。老年人每日饮水量一般以 1500 ml 左右为宜，饮食中适当增加汤类食品，既可补充营养，又可补充水分。

7. 膳食纤维 是一种不能被人体消化吸收，也不能产生热量的营养素，包括纤维素、半纤维素、果胶及木质素等成分。膳食纤维可改善肠道菌群，增加肠道蠕动，促进肠道健康；调节血糖和胆固醇水平，降低心脑血管疾病及糖尿病；增加饱腹感、控制体重；具有抗氧化、清除自由基等功能。含膳食纤维素多的食物包括蔬菜中的白菜、油菜、菠菜、笋类等，水果中的苹果、鸭梨、小枣等，谷类中的麦片、红薯、玉米、高粱等。

二、影响老年人进食与营养的因素

（一）生理因素

首先，老年人视力逐渐下降，嗅觉退化，敏感性下降，食物色泽、品种、香味对老年人的感官刺激减少，加之老年人的味蕾数量逐渐减少，味觉减退，使老年人失去对甜、咸的感觉，致使食欲下降；唾液腺分泌减少，进食时易发生吞咽困难；牙齿松动缺失、咀嚼肌群的肌力低下，导致咀嚼困难，影响进食种类及食物消化；吞咽反射能力下降，易发生呛咳甚至窒息；消化吸收功能下降，导致摄取的食物不能被机体有效利用，易出现营养障碍；肠胃蠕动减慢，易引起腹胀、便秘等消化系统症状。其次，老年人由于消化功能减退、饮食结构改变和活动量减少容易发生便秘，而便秘又可引起腹部的饱胀感，对其饮食摄取造成负面影响。

（二）病理因素

1. **疾病因素**　疾病对老年人营养状态的影响是一个复杂而多方面的因素，包括老年人对食物和营养的摄取、消化、吸收及代谢。例如，口腔、胃肠道疾病可直接影响食物的摄取、消化、吸收和排泄，导致营养失衡；当患有高代谢疾病，如发热、烧伤、甲状腺功能亢进、慢性消耗性疾病时，会加重机体对热量的需求；伤口愈合与感染期间老年人对蛋白质的需求较大；恶性肿瘤在化疗期间会出现明显胃肠道症状，可导致老年人出现营养不良甚至恶病质；代谢性疾病如糖尿病、高脂血症，可能导致老年人肥胖、高血糖、高血压、高胆固醇等问题，进而影响老年人的心脑血管健康，以及进食和营养吸收；抑郁症、焦虑症等精神疾病，可能导致老年人情绪低落、食欲下降等问题，从而影响老年人的进食和营养吸收。

2. **药物因素**　药物对老年人饮食和营养的影响是一个重要的考虑因素。许多药物会影响老年人的食欲、营养的吸收和代谢，从而影响他们的营养状况。例如抗生素和抗酸药可以影响胃肠道的菌群平衡，导致腹泻、消化不良等问题，从而影响老年人的营养吸收；抗抑郁药和镇静药可能导致老年人食欲减退、恶心、呕吐、腹泻等问题，从而影响老年人的营养状态；降糖药物如磺脲类和胰岛素，可能导致老年人发生低血糖，从而影响老年人的饮食和营养摄入。因此，在制定老年人营养改善方案时，应考虑其药物治疗情况，并根据药物的副作用调整饮食结构和营养摄入。

3. **食物过敏**　部分老年人对特定的食物，如牛奶、海产品、水果过敏，可能会出现腹泻、哮喘、荨麻疹等过敏反应，从而影响营养的摄入和吸收。

（三）心理因素

人的各种情绪变化均可影响食欲。焦虑、恐惧、悲哀等不良情绪可引起交感神经兴奋，抑制胃肠道蠕动及消化液的分泌，使人食欲降低，引起进食过少、偏食、厌食等。而轻松愉快的心理状态，则会促进食欲；丧偶、独居、入住养老机构而感到不适应的老年人，往往会因负性情绪而导致饮食摄入异常；排泄功能异常而又不能自理的老年人，有时会考虑到照护者的需求，往往自己控制饮食的摄入量；对于痴呆老年人如果照护者不辅助加以控制，将会导致饮食过量、过少或者异食癖行为。

（四）社会因素

1. **经济因素**　经济状况会直接影响老年人对食物的选择及摄入，从而影响其营养状况。经济状况良好的老年人应注意有无营养过剩，而经济状况较差的老年人，应防止营养不良。

2. **饮食习惯**　包括对食物的选择、烹调方法、饮食方式、饮食嗜好、进食时间等。老年人饮食习惯受地理位置、文化背景、宗教信仰、生活方式、价值观等影响，从而影响饮食的摄入和营养的吸收，有时还可导致疾病的发生。例如素食主义者可能存在营养失衡的情况；长期进食腌制食品者，容易摄入过量的亚硝酸类物质，易引发消化系统疾病；饮食习惯不佳者，偏食、喜吃零食等可造成某些营养素的摄取量过多或过少，嗜好饮酒者，长期大量饮酒可使食欲减退导致营养不良。

3. 饮食环境　进食环境、餐具的颜色、食物的色香味、有无家人朋友陪同等均可影响老年人食物的选择、食欲和摄入。

4. 家庭文化理念　会对老年人食物的选择、饮食习惯、营养知识、健康观念等产生影响，良好的家庭文化可以让老年人吃得更加健康，也能更好地了解和掌握营养知识。例如，某些家庭可能倾向于购买和食用传统的食品，粥、馒头、米饭等主食，以及应季的蔬菜水果；而有些家庭更喜爱油炸食品，如油条、油饼、麻圆、炸鸡。某些家庭注重荤素搭配，而有些家庭更倾向素食。

三、老年人的饮食原则

（一）食物选择合理

食物的选择应适合老年人的特点，种类多样，营养丰富，注意荤素搭配、主副食搭配、粗细搭配、颜色搭配、营养素搭配、酸碱搭配、生熟搭配。做到"三高一低四少"：高蛋白质、高维生素、高纤维素、低脂肪、少盐、少油、少糖、少辛辣调味品。

（二）饮食易消化吸收

老年人由于消化功能减弱，咀嚼功能也因牙齿松动脱落和咀嚼能力降低而受到一定影响，因此食物加工要做到细、软、松，既给牙齿咀嚼锻炼的机会又便于消化，尽量少吃油炸、油腻或过度黏稠的食物。

（三）营养搭配均衡

营养搭配均衡是非常重要的一部分。具体来说，老年人应该注意主食与副食的平衡、粗粮与精粮搭配、优质蛋白的摄入，以及蔬菜和水果的摄入等方面。这样可以保证摄取足够的营养素，维持身体健康。

（四）就餐节律合适

老年人由于身体功能下降，消化功能较弱，机体负担加重，同时患有多种基础病，需要控制饮食量和营养摄入。老年人饮食宜少食多餐，避免暴饮暴食或过饥过饱。少食多餐的方式，可以促进消化吸收，减轻机体负担，控制基础病，促进代谢等。由于老年人的肝储存肝糖原的能力较差，对低血糖的耐受能力不强，容易饥饿，可在两餐之间适当增加点心；由于夜间的热能消耗较少，如果多吃富含热能而又难消化的蛋白质和脂肪会影响睡眠，晚餐可吃一些蔬菜和含糖类较多而又容易消化的食物。

（五）食物物理特性适宜

老年人的食物应质地软烂，温度适宜，口感清淡、细腻、爽口，形状应便于咀嚼和吞咽。这样可以减少食物在胃肠道中的堆积，维持胃肠道功能的正常运转，利于老年人的身体健康。

四、老年人的饮食护理

（一）促进老年人科学饮食的建议

1. 布置舒适的就餐环境　就餐区域应宽敞明亮、整洁舒适，可以增加适当的装饰物和绿植来提升餐厅的氛围。避免在就餐区域放置过多的杂物和家具，以免影响就餐空间和就餐体验。就餐过程中可根据老年人喜好播放柔缓的轻音乐，避免在就餐过程中大声喧哗。

2. 食物细软化加工　食物以细软为主，多采用炖、煮、蒸、烩、焖、烧等进行烹调，少用煎炸、熏烤等方法制作食物。对于高龄和咀嚼能力严重下降的老年人，饭菜应煮软烧烂，制成软饭、稠粥、细软的面食等。对于有咀嚼吞咽障碍的老年人，可以选择软食、半流质或糊状食物。液体食物应适当增稠。

3. 少食多餐　增加进餐次数，减少每餐的饮食量，每餐合理搭配易消化的水果及蔬菜，以减轻胃肠负担，并缩短空腹时间。

4. 选择优质食物　老年人体内代谢以分解代谢为主，需要较多的蛋白质来补偿组织消耗，故应多为老年人准备鸡肉、鱼肉、羊肉、牛肉、瘦猪肉及豆类制品，这些食品所含蛋白质均属优质蛋白，营养丰富，易消化。

5. 丰富老年人食谱　为平衡吸收营养，保持身体健康，各种营养素应合理搭配，如有可能，每天主、副食品应保持 10 种左右。新鲜蔬菜不仅含有丰富的维生素 C 和矿物质，还有较多的纤维素，对保护心血管和预防癌症、预防便秘有重要作用，每天的蔬菜摄入量应不少于 250 g。

6. 规范吃水果的时间　指导老年人在饭前 1 h 或饭后 2 h 食用水果。

（二）失能老年人进食、饮水护理

1. 失能老年人进食护理的注意事项　协助进食时需要保持进餐环境空气清新、无异味，选择适宜的餐具，餐具应清洁无破损；食物的温度应适宜，避免过冷或过热；进食过程中，护理人员应保持良好的态度、有效的沟通；协助进食时应选择合适的就餐体位，饭菜及固、液体食物应交替进行，快慢适宜；就餐过程中需随时观察老年人反应，加强安全风险因素的评估及防范，及时解决老年人的需求，及时处理老年人的意外状况，包括食物过敏、烫伤、噎食、坠床等。

2. 失能老年人饮水护理的注意事项　水温适宜，避免过冷或过热；协助饮水时应选择合适的体位；每日饮水 1500 ml 为宜，晚饭后控制饮水，少喝咖啡和浓茶；注意安全风险因素的评估及防范，包括烫伤、呛咳、坠床。

第五节　老年人个人卫生与仪容修饰

一、个人卫生

（一）老年人的口腔清洁

口腔是消化道的起始部分，口腔内有牙、舌等器官。正确进行口腔清洁，能够有效地

保持口腔湿润，减少病菌，预防口腔炎症及其他并发症。

1. 口腔清洁

（1）口腔卫生指导：建立良好的护患关系，宣传口腔卫生的重要性，介绍口腔健康维护的有关知识，使老年人自觉养成良好的卫生习惯，保持口腔卫生，有效维护口腔健康。①养成良好的口腔卫生习惯，即晨起、睡前刷牙，饭后漱口。睡前不食对牙齿有刺激性或腐蚀性的食物，少食甜食，定期检查牙齿松动脱落情况。口腔干燥时多饮水，以达到清洁口腔的作用；②选择合适的口腔清洁用具，包括牙刷、牙膏和牙线等，应根据自身牙齿、牙龈的情况选择。应选择刷毛较小、质地柔软的牙刷，使用期间保持清洁干燥，一般 2~3 个月更换一次。牙膏应选择无腐蚀性的牙膏，以免损伤牙齿。牙周炎、牙龈炎老年人可选用药物牙膏，牙膏不宜常用一种，应轮换使用。

（2）指导正确的洁牙方法

1）刷牙方法：目前提倡的刷牙方法有颤动法和竖刷法。①颤动法，刷牙时牙刷毛面与牙齿成 45°，刷头指向牙龈方向，使刷毛进入牙龈沟和相邻牙缝内，做短距离的快速环形颤动。每次只刷 2~3 颗牙齿，刷完一个部位后再刷相邻部位。对于前排牙齿内面，可用牙刷毛面的顶部以环形颤动的方式刷洗。刷牙齿咬合面时，将刷毛压在咬合面上，使毛端深入裂沟区做短距离的前后来回颤动；②竖刷法，是将牙刷刷毛末端置于牙龈和牙冠交界处，沿牙齿方向轻微加压，并顺牙缝纵向刷洗，分别对牙齿的外侧面、内侧面、咬合面进行刷洗。需要注意的是，避免采用横刷法，即刷牙时做左右方向拉锯式动作，此法可损害牙体与牙周组织。每次刷牙时间不应少于 3 min。刷完牙齿后，再由内向外刷洗舌面，以清除食物碎屑和减少致病菌。协助老年人刷牙时，可嘱其伸出舌头，握紧牙刷并与舌面呈直角，用较小力量先刷向舌面尖端，再刷舌的两侧面。之后嘱老年人彻底漱口，清除口腔内的食物碎屑和残余牙膏。必要时重复刷洗和漱口，直至口腔完全清洁。之后用清水洗净牙刷，甩去多余水分后控干，待用。

2）牙线的使用：若刷牙不能彻底清除牙齿周围的牙菌斑和碎屑，可使用牙线清除牙间隙食物残渣，去除齿间牙菌斑，预防牙周病。建议每日使用牙线两次，餐后立即进行效果更佳。具体操作方法是将牙线两端分别缠于双手示指或中指，以拉锯式将其嵌入牙间隙。拉住牙线两端使其呈 "C" 形，或直接购买一体型牙线。滑动牙线至牙龈边缘，绷紧牙线，沿一侧牙面前后移动牙线以清洁牙齿侧面，然后用力弹出，再换另一侧，反复数次直至牙面清洁或将嵌塞食物清除。使用牙线后，需彻底漱口以清除口腔内的碎屑。操作中注意对牙齿侧面施加压力时要轻柔，切忌将牙线猛力下压，以免损伤牙龈。

2. 义齿的护理 老年人常有牙齿缺失，为保持良好的形象和维持正常的口腔功能，可合理戴义齿（假牙）。白天佩戴义齿有利于增进咀嚼功能、说话与维持面部形象；晚间摘下，减少义齿对软组织与骨质的压力，使牙龈得到充分休息，防止细菌繁殖，并按摩牙龈。取下义齿时，先取上颚义齿再取下颚义齿，用牙刷刷洗义齿的各面，用冷水冲洗干净，漱口后再戴上。义齿取下后和戴前均应做口腔护理。取下的义齿浸泡在冷开水（30℃以下）中，每天换水一次。不可浸入热水或乙醇等消毒液中，以免义齿变色、变形和老化。随时观察义齿的情况并及时处理，如松动、脱落、破裂、折断。

（二）老年人的头发护理

头部是人体皮脂腺分布最多的部位，皮脂、汗液伴灰尘常黏附于头发、头皮上，形成污垢，散发难闻气味，还可诱发脱发、细菌感染或寄生虫滋生。老年人头发护理，可以有效清除头皮屑、灰尘及脱落的头发，达到按摩头皮、促进头部血液循环的目的，增进上皮细胞营养，促进头发生长，预防感染。

1. 头发梳理 ①对于有自理能力的老年人，指导老年人在每天晨起和睡觉前各梳理头发1次，每次5~10 min。其顺序是从额头往脑后梳2~3 min，从左侧鬓角往右侧鬓角梳1~2 min，从右侧鬓角往左鬓角梳1~2 min，最后低下头从枕部发根处往前梳1~2 min，以头皮有热胀感为止。指导老年人了解经常梳理头发的重要性及掌握正确梳理头发的方法，促进头部血液循环和头发生长代谢，保持头发整齐和清洁，做好自我防护；②对于生活不能自理或半自理需要协助的老年人，护理人员需提前了解老年人的基本信息、疾病情况、头部情况，如头发有无打结，有无头虱、头皮有无破损。根据评估情况提前准备并及时处理。梳发时可将头发从中间分成两股，一手握住一股头发，由发根梳至发梢，遇到长发或头发打结时，可将头发绕在食指上慢慢梳理，以免拉得太紧导致疼痛。如头发已打结成团，可用30%乙醇湿润后再慢慢梳顺；一侧梳好再梳对侧。梳发结束，可按照老年人的需要梳理成型，长发可编成发辫或扎成发束，发辫或发束不宜太紧，以免造成疼痛。梳发过程中，护理人员动作应轻柔，随时与老年人沟通，尊重其喜好，并注意观察老年人头发、头皮情况，发现异常及时处理。

2. 洗头 频率取决于个人日常习惯和头发卫生状况。对于出汗较多或头发上粘有各种污渍的老年人，应酌情增加洗头次数。根据老年人的健康状况、体力和年龄，可采用多种方式为老年人洗头。身体状况好的老年人，可在浴室内采用淋浴的方法洗头；不能淋浴的老年人，可协助他们坐于床旁椅上行床边洗头；失能老年人可行床上洗头。护理人员可根据现有条件进行床上洗头，如采用马蹄形垫、扣杯或洗头车。因老年人对温度的敏感度下降，洗头过程中应注意调节水温与室温，以免烫伤或着凉。另外，注意观察病情，如发现面色、脉搏、呼吸等异常时应停止操作，必要时通知医生进行相应处理。身体虚弱者不宜床上洗头。洗发时间不宜过长，以免引起老年人疲劳或不适。

（三）老年人的皮肤护理

皮肤是人体最大的器官，在日常生活中，由于老年人的自理能力降低，以及疾病的原因，无法满足自身清洁和舒适的需要，皮肤常出现过度角质化、瘙痒，甚至皮肤破损、感染。这对老年人生理和心理都会产生不良影响。做好皮肤护理，既是日常生活护理必不可少的内容，又是维持和获得健康的重要保证。

1. 沐浴护理 对于病情较轻、生活自理能力尚可、能够离床的老年人可采取沐浴的方式进行皮肤清洁。根据老年人的自身习惯和地域特点选择合适的沐浴频率。皮脂腺分泌旺盛出汗较多的老年人，沐浴次数可适当增多。冬季沐浴时室温调节在24~26℃，水温在40℃左右，调节水温时应先放冷水，后放热水，避免烫伤。沐浴时应注意避免使用碱性肥皂，而应选择弱酸性的羊脂肥皂或沐浴露。浴室内放置座椅，地面铺设防滑垫。盆浴时，浴盆边安装扶手，浴盆内放置防滑垫。单独沐浴时，嘱咐老年人不要锁浴室门。如有需要，在征得老年人同意后，入室协助沐浴。沐浴时间为10~15 min，时间过长容易发生胸闷、昏厥等意外。切记饱食或空腹均不宜沐浴，应选择在饭后 2 h 左右进行，以免影响食物的消化吸收或引起低血糖、低血压等不适。

2. 床上擦浴　对于病情较重、长期卧床、活动受限、生活不能自理的老年人，可采取床上擦浴的方式进行皮肤护理。擦浴的过程中护理人员应遵循节力原则，操作时两脚稍分开，降低身体重心；端水盆时，水盆应尽量靠近身体，以减少体力消耗。擦浴时动作要轻稳、敏捷，尽量减少翻动和暴露，保护老年人隐私和防止其受凉。操作时酌情更换热水、水盆及毛巾。注意腋窝、腹股沟及脐部等皮肤皱褶处的清洁。操作过程中注意观察老年人的病情变化及全身皮肤情况，如出现寒战、面色苍白、脉搏加快，应立即停止擦浴，并给予适当处理。

3. 脚部护理　①做好足部清洁保湿：每天晚上洗脚有利于帮助去除足部皮肤上留下的污垢，预防和减少细菌滋生，同时可促进睡眠。注意洗脚时间保持在 10～20 min，脚上出汗比较多时，可选用中性的香皂或者沐浴露来进行清洁。水温不宜过高，一般不要超过 38℃，避免烫伤。洗脚后，注意及时用毛巾擦干。对于皮肤干燥的老年人，可以在洗脚后进行足部保湿，以缓解其粗糙的状况；②注意保暖：保持脚部的温暖和干燥。老年人应该选择保暖性好的鞋子和袜子，尽量避免长时间暴露在寒冷的环境中；③检查和预防疾病：定期检查老年人脚部健康状况，预防和治疗潜在的疾病，如糖尿病、血管疾病。

（四）皮肤的滋润与护理

1. 坚持良好的饮食习惯　保持健康的饮食习惯，选择含有丰富抗氧化剂的食物，如水果、蔬菜、全谷类食品和坚果，对维持皮肤健康很重要。

2. 适度运动　适量的运动可以促进血液循环，加速代谢，使皮肤更有弹性。

3. 保持充足的睡眠　足够的睡眠能帮助皮肤恢复新陈代谢，延缓皮肤老化进程。

4. 保持心情愉悦　心情愉悦能让人保持良好的精神状态，减轻压力，有利于皮肤色泽和光泽的保持。

5. 注意日常护理　清洁皮肤时，选择合适的洗澡频次，水温不宜过热，忌用碱性肥皂。选择成分简单、温和、保湿效果好的护肤品，例如采用羊脂膏对局部或全身皮肤进行保湿，每天两次，尤其是洗澡后，避免使用含有刺激性成分的产品，同时多饮水。避免长期暴露在阳光下，有效防晒。若皮肤出现瘙痒、红疹等异常情况，及时就医处理。

6. 注意生活习惯　保持良好的作息时间，避免熬夜。熬夜会使身体功能失调，导致皮肤出现干燥、黯淡、暗沉等问题。

二、仪容修饰

（一）衣着的选择与更换

老年人衣着的选择与更换应具有实用舒适、整洁美观、个性便利的特点。同时还要根据老年人的个人喜好和身体状况来选择合适的服装。

1. 实用舒适　老年人体温中枢的调节功能降低，对外界环境的适应能力较差，冬季畏寒、夏季畏热。因此，老年人在穿着上首先要考虑冬装保暖，夏装消暑，春秋装防风，且以宽松、舒适为主，柔软、轻便，便于如厕、活动等。选择四季适宜的面料，在夏季宜选择真丝、棉麻服装。

2. 整洁美观　衣着整洁美观不仅使老年人显得神采奕奕，可以增加他们参加社交活动的信心与热情，还有利于身体健康。根据老年人文化素养、品味、习惯选择符合老年人自身气质的服装，宜款式简洁、剪裁美观、穿着方便，大多以素雅、沉稳、大方的色彩为主。随着季节和场合的不同，老年人应该适时更换合适的服装。老年人衣裤、鞋袜要勤洗勤换，清洗后放置在户外的阳光下晾晒。

3. 个性便利　追求个性是这个时代的特点，老年人也不例外。老年人可以选择自己喜欢的、让自己愉悦的服装。老年人平衡能力低，应避免穿过长的裙子或裤子以免绊倒；衣服是否容易穿脱对于老年人来说也非常重要，残障者也要尽量鼓励和指导其参与衣服的穿脱过程，以最大限度地保持和发挥其残存功能。因此在服装的设计上要注意便于穿脱，如拉链上应留有指环以便于拉动；上衣的设计应多以前开襟为主；减少纽扣的使用，尽量使用橡皮筋或魔术贴替代纽扣；如老年人坚持使用纽扣，也要注意纽扣不宜过小，以方便老年人自行系扣。

老年人的鞋袜应大小合适，且具有排汗、减震、防滑、安全、柔软、轻巧、舒适等特点。日常行走可选择有适当垫高后跟的布底鞋；运动时最好选择鞋底硬度适中，有点后跟、前部翘一点的运动鞋，少穿拖鞋；对于居室内穿着的拖鞋，应选择长度和高度刚刚能被足部塞满的整块鞋面的拖鞋，后跟在 2 ~ 3 cm 为宜。老年人鞋子的颜色应尽可能选择淡色系，浅颜色的鞋子可以让老年人清晰地判断地面上的情况。袜子最好选择袜口不过紧的棉质袜子，袜口过紧会导致血液循环不好，出现肿胀等不适；同时，要勤换洗袜子，有利于脚部健康。总体来说，老年人鞋袜的选择不仅需要注重舒适性、保暖性、轻便性及适时更换等方面，还要根据老年人的个人喜好和身体状况来选择合适的鞋袜。

（二）面部修饰

保持老年人面部的整洁和得体不仅可以满足老年人的基本需求，还可以促进老年人心情愉悦。老年人的面部修饰以简洁、自然、舒适为主，不要过于复杂或夸张。同时也要注意选择合适的产品和颜色，以及掌握正确的修饰技巧，才能使老年人看起来更加精神、自信和年轻。

（三）修剪指（趾）甲

为老年人修剪指（趾）甲时，需确保修剪工具的清洁，避免交叉感染；修剪时动作需轻柔，避免损伤；修剪后指（趾）甲长度要适中，避免过长或过短，以免影响老年人的行走和日常活动；修剪完毕的指（趾）甲边缘应光滑、无毛刺，以防划伤皮肤；若老年人指（趾）甲较硬时，可用温水浸泡或温热毛巾包裹 5 min，再进行修剪。

第六节　老年人排泄护理

排泄是机体将新陈代谢所产生的废物排出体外的生理过程，是维持正常生命活动的必要条件，是机体的基本生理需要之一。排泄的主要活动方式是排尿和排便，每个个体的排泄形态及影响因素不尽相同，许多健康问题也会直接或间接地影响人体的排尿、排便功能，尿液和粪便的质与量也相应发生异常变化。

一、老年人排尿的护理

1. 老年人排尿的特点

（1）泌尿器官形态结构改变：随着年龄的增长，肾的体积会缩小、重量减轻；肾小管的长度、容积或肾小球的表面积可能会有所减少或变短；膀胱逼尿肌增大，弹性降低；膀胱容积减少；尿道也可能出现改变，如男性可能因前列腺增生或炎症等原因而出现压迫梗阻，女性可能因雌激素的缺乏，出现尿道口充血肥大，黏膜出现皱褶或狭窄等导致排尿不畅。

（2）泌尿器官生理功能改变：老年人的肾小球滤过率、再吸收和排泌功能下降，导致尿浓缩、稀释或酸化的功能减弱；肾血流量减少，肾调节人体水代谢平衡的功能下降；膀胱缩小，膀胱容量减小，膀胱残余尿量增多；排尿抑制能力下降，易造成尿液外溢、夜尿增多、感染、结石等；加之老年男性前列腺增生，排尿不畅，易出现排尿困难致尿潴留。老年女性因尿道粗短，盆底肌松弛，易出现尿失禁及尿路感染。

2. 老年人排尿的观察与评估

（1）尿液的观察

1）尿量和次数：一般成人白天排尿 3～5 次，夜间排尿 0～1 次，每次尿量为 200～400 ml，24 h 尿量为 1000～2000 ml。尿量和排尿次数受液体摄入量、食物种类、药物和肾外排泄量等多方面的影响。老年人由于膀胱括约肌收缩无力，使膀胱既不能充满也不能排空，容易出现尿频、夜尿增多、残余尿等。

2）颜色 正常新鲜尿液呈淡黄色或深黄色，澄清。当尿液浓缩时，量少则色深。此外，还受某些食物和药物的影响，如服用核黄素或进食大量胡萝卜时，尿液呈深黄色。病理情况下，尿液的颜色有以下变化。①血尿：尿液内含有红细胞，血尿颜色的深浅与尿液中所含红细胞量的多少有关，呈红色或棕色，常见于急性肾小球肾炎，泌尿系统肿瘤，输尿管结石、结核及感染等；②血红蛋白尿：大量红细胞在血管内被破坏，血红蛋白经肾排出形成血红蛋白尿，尿液呈浓茶色、酱油色，常见于溶血、恶性疟疾和阵发性睡眠性血红蛋白尿；③胆红素尿：尿液含有胆红素，呈黄褐色或深黄色，振荡后尿液泡沫也呈黄色，常见于阻塞性黄疸和肝细胞性黄疸；④乳糜尿：尿液中含有淋巴液，呈乳白色，常见于丝虫病。

3）透明度：正常新鲜尿液清澈透明，久置后可因磷酸盐析出，出现絮状沉淀物，但加热、加酸或加碱后，尿盐溶解，尿液即变澄清。病理情况下排出的新鲜尿液即呈白色絮状混浊，是由于尿液中含大量脓细胞、红细胞、上皮细胞、细菌或炎性渗出物，在加热、加酸或加碱后，其浑浊度不变，主要见于泌尿系统感染。老年人尿液中含蛋白质时不影响其透明度，但振荡时可产生较多且不易消失的泡沫。

4）气味：正常尿液的气味来自尿液内的挥发性酸，尿液久置后因尿素分解产生氨，故有氨臭味。老年人如果新鲜尿液即有氨臭味，提示有泌尿系感染，尿液未排出即已被细菌分解所致；糖尿病酮症酸中毒时，因尿中含有丙酮，故有烂苹果气味。

5）酸碱度：正常成人 pH 4.5～7.5，尿液呈弱酸性。尿液酸碱性受饮食种类的影响，如进食大量蔬菜水果时，尿液呈碱性；进食大量肉类时，尿液则呈酸性；酸中毒、痛风老年人的尿液呈酸性，而严重呕吐、碱中毒、膀胱炎老年人的尿液呈碱性。

6）尿比重：正常情况下成人的尿比重为 1.015～1.025，尿比重高低主要取决于肾的浓缩功能，一般情况下尿比重与尿量成反比。老年人因肾的浓缩功能减弱，所以尿量多时尿比重偏低。高比重尿可见于脱水、蛋白尿、糖尿，低比重尿见于尿崩症。若尿比重经常为 1.010 左右，提示肾功能严重障碍。

（2）影响排尿因素的评估

1）生理因素：老年人因膀胱肌肉张力减弱，肾浓缩尿液的功能降低，摄入少量水分即可产生一定量的尿液，易出现尿频。此外，老年人盆底部肌肉放松、膀胱括约肌萎缩、容积减少，较少的尿量即可引起较强的尿意，而引起排尿次数增多。

2）心理因素：对排尿有很大影响，可影响会阴部肌肉和膀胱括约肌的舒张或收缩，引起排尿活动异常。当老年人处于紧张、焦虑、恐惧的情绪时，可出现尿频、尿急或排尿困难等。排尿还受暗示的影响，任何听觉、视觉或其他身体感觉的刺激均可诱发老年人出现不自主排尿，如部分老年人听见流水声就会产生尿意。

3）气候因素：外界环境温度也会影响老年人排尿活动。夏季炎热，身体出汗较多，机体水分减少，致尿液浓缩和尿量减少；冬季寒冷，身体外周血管收缩，循环血量增加，机体水分相对增多，而使尿量增加。

4）社会文化因素：文化背景不同、环境不同也会影响排尿。如排尿环境是否隐蔽，有无他人在场。当老年人在缺乏隐蔽的环境时，就会产生压力从而影响正常排尿。

5）个人习惯：大多数老年人在日常生活中会建立起自己的排尿习惯，如清晨起床后及睡前排尿，这与日常作息时间有关。此外，排尿姿势的更换、时间不够充裕和环境不适宜时也会影响老年人排尿活动的完成。

6）液体和饮食摄入：尿量的多少与摄入体内的液体量及种类有密切关系，如果液体摄入量多则尿量多，反之亦然。咖啡、茶、酒类饮料有利尿作用，可使尿量增加，排尿次数也增多。摄入的食物也会影响排尿，含水量多的水果蔬菜可增加液体摄入量，使尿量增多；饮用含盐量较高的饮料或食物则会引起水钠潴留，使尿量减少。

7）疾病因素：神经系统的损伤和病变会使排尿反射的神经传导和排尿的意识控制发生障碍，出现尿失禁；肾的病变会使尿液的生成发生障碍，出现少尿或无尿；泌尿系统的肿瘤、结石或狭窄也可导致排尿障碍，出现尿潴留。老年男性因前列腺肥大压迫尿道，可出现排尿困难。泌尿系统感染可引起尿频、尿急、尿痛。

8）治疗与检查：外科手术、外伤可导致失血、失液，若补液不足，则机体处于脱水状态，尿量减少。手术中使用麻醉剂可影响排尿形态，导致尿潴留。某些诊断性检查前要求禁食、禁水，因体液减少而影响尿量。有些检查（如膀胱镜检查）可能造成尿道损伤、水肿与不适，导致排尿形态的改变。药物对排尿也有直接或间接影响，如利尿剂可使尿量增加，而止痛剂、镇静剂与麻醉剂等可影响神经传导，对排尿造成干扰。

3. 老年人常见排尿异常的护理

（1）尿潴留的护理：评估尿潴留发生的原因，如机械性梗阻，须在治疗原发病的基础上给予对症处理。排除机械性梗阻，可采用以下护理措施。①心理照护：加强与老年人的沟通，建立良好的护患关系，及时发现老年人的心理变化，安慰老年人，消除其焦虑和紧张情绪,以减轻心理压力;②提供隐蔽的排尿环境:为老年人创造有利于排尿的环境,关闭门窗,或用隔帘、屏风遮挡,保护老年人隐私。适当调整护理时间,使其安心排尿;③调整体位和姿势:酌情协助老年人取适当体位,如帮助卧床的老年人抬高上身或坐起,尽量使其以习惯的姿势排尿。对需要绝对卧床休息或某些手术的老年人,应事先有计划地训练床上排尿,以免因不适应排尿姿势的改变而导致尿潴留;④诱导排尿:利用条件反射诱导排尿,如听流水声或用温水冲洗会阴部,也可采用热敷、按摩下腹部的方法,放松肌肉,促进排尿。如病情允许,可用手按压膀胱协助排尿,但避免使用强力,以防膀胱破裂。必要时可使用针刺中极、曲骨、三阴交穴或艾灸关元、中极穴等方法,刺激排尿;⑤药物治疗:必要时根据医嘱协助护理人员肌内注射卡巴胆碱等;⑥导尿术护理:如经上述处理仍不能解除尿潴留,可遵医嘱采用导尿术并做好护理措施;⑦健康教育:帮助老年人和家属了解维持正常排尿的重要性,指导老年人养成定时排尿的习惯,学会正确的自我放松方法。

(2)尿失禁的护理:见第六章《老年综合征及其护理》。

二、老年人排便的护理

1. 老年人排便的特点

(1)肠道形态结构改变:小肠重量减轻,小肠绒毛膜增宽、变短,结缔组织增多,纤毛活动减弱。大肠肌层变薄,肌纤维萎缩;肠腺结构异常,分泌黏液减少,润滑粪便的作用减弱。直肠壁弹性减弱,直肠壁对内容物牵张感受器的应激性减退,内脏感觉阈值升高。结肠运动缓慢,排便困难。肠黏膜和肌层萎缩,肠上皮细胞减少。

(2)肠道生理功能改变:小肠吸收功能减退,对脂肪的吸收能力下降,易发生腹泻,对脂溶性维生素 D 的吸收能力下降,易发生骨质疏松。随着年龄增长,小肠腺逐渐萎缩,小肠液分泌减少,消化酶分泌和调节功能下降,导致小肠消化功能减退。老年人食管、胃的蠕动及输送食物的功能均减弱,小肠、大肠均萎缩,肌层变薄,收缩力降低,蠕动减退、胃张力、排空能力减弱,直肠对内容物压力的感觉也减退。因此,容易形成结肠憩室,影响神经肌肉解剖或功能改变。老年人常有动脉硬化,易发生某段结肠供血不足,从而导致缺血性肠炎。

2. 老年人排便的观察与评估

(1)粪便的观察

1)排便次数与排便量:排便是人体的基本生理需要,排便次数因人而异。正常成人每天排便 1~3 次,老年人每天排便 1 次。每日排便量与膳食的种类、数量、摄入的液体量、大便次数及消化器官的功能有关。老年人每天排便量为 100~300 g。每天排便超过 3 次或每周少于 3 次,应视为排便异常。

2)形状和软硬度:正常情况下老年人的粪便为成形软便。便秘时粪便坚硬,呈栗子样;急性肠炎或消化不良时可为稀便或水样便;肠道部分梗阻或直肠狭窄,粪便常呈扁条形或带状。

3)颜色:正常情况下老年人的粪便颜色呈黄褐色或棕黄色。因摄入食物或药物种类的不同,粪便颜色会发生变化。如食用大量绿叶蔬菜,则粪便呈暗绿色;如摄入铁剂或动物血，则粪便可呈无光黑色。如粪便颜色改变与上述情况无关，则表示消化系统有病理变化。当上消化道出血时，粪便呈漆黑光亮的柏油样；当下消化道出血时，粪便呈暗红色便；当胆道完全阻塞时，粪便呈陶土色便；当阿米巴痢疾或肠套叠时，粪便可呈果酱样便。粪便表面有鲜血或排便后有鲜血滴出，多见于肛裂或痔疮出血；白色"米泔水"样便见于霍乱、副霍乱。

4）气味：正常时粪便的气味与食物种类有关。恶性肿瘤、消化道溃疡老年人粪便呈腐臭味；上消化道出血的柏油样便呈腥臭味；消化吸收不良的老年人，大便呈酸臭味。

5）内容物：粪便内容物主要为食物残渣、脱落的大量肠上皮细胞、细菌及机体代谢后的废物。正常粪便中混入肉眼不易查见的少量黏液。若粪便中混入或粪便表面附有血液、脓血或肉眼可见的黏液，则提示消化道感染、出血或肠癌等。若有肠道寄生虫感染，则粪便内可见蛔虫、绦虫等。

（2）影响排便因素的评估

1）生理因素：老年人随着年龄增加，胃肠蠕动减慢，腹壁肌肉张力下降，肛门括约肌松弛等原因导致肠道控制能力下降而出现排便功能的异常。

2）心理因素：是影响排便的重要因素。精神抑郁、身体活动减少、肠蠕动减少均能导致便秘；而情绪紧张、焦虑可使迷走神经兴奋，肠蠕动增快而致腹泻。

3）社会文化因素：来自社会的文化教育影响个人的排便观念和习惯，人们普遍认为排便属于个人隐私。当个体因排便问题需要医务人•员帮助而丧失隐私时，个体就可能压抑排便的需要，而造成排便功能异常。

4）个人习惯：在日常生活中，许多人都有自己固定的排便时间、姿势。如使用某种固定的便具、排便时从事某些活动如阅读，当这些生活习惯因为环境的改变无法维持时，正常排便就会受到影响。

5）液体和饮食摄入：均衡饮食与足量的液体摄入是维持正常排便的重要条件。当摄食量过少、食物中缺少纤维或水分不足时，会导致粪便变硬、排便减少而发生便秘。

6）活动：适当的活动可维持肌肉的张力，刺激肠道蠕动，有助于维持正常的排便功能。各种原因所致长期卧床、缺乏活动的老年人，可因肌张力减退而导致排便困难或便秘。

7）疾病：肠道本身的疾病或身体其他系统的病变均可影响正常排便，如大肠癌、结肠炎可致排便次数增加；脊髓损伤、脑卒中等可引起排便失禁。

8）治疗和检查：某些治疗和检查会影响个体的排便活动，腹部及肛门部位的手术，因为肠壁肌肉的暂时麻痹或伤口疼痛而造成排便困难。胃肠道诊断性检查常需灌肠或服用钡剂，也会影响正常排便。药物对排便也有一定影响，如长期使用缓泻药可降低肠道感受器的敏感性，导致慢性便秘；长时间服用抗生素，可抑制肠道正常菌群而导致腹泻；长时间服用镇静剂可使肠运动能力减弱而导致便秘。

3. 老年人常见排便异常的护理

（1）便秘的护理：见第六章《老年综合征及其护理》。

（2）腹泻的护理 ①心理护理：根据情况给予合理的解释和安慰，消除不安情绪。必要时将便盆置于易取处，方便老年人取用。及时更换被粪便污染的衣裤、床单、被套，以维持老年人的自尊，使老年人感到舒适；②祛除病因：停止食用可能被污染的食物，有肠道感染时遵医嘱给予药物治疗；③卧床休息：减少老年人体力消耗，减少肠蠕动，同时注意腹部保暖；④膳食调理：鼓励老年人多饮水，酌情给予清淡的流质或半流质食物，严重腹泻时可暂时禁食；⑤防止水、电解质紊乱：按医嘱给予止泻剂、口服补盐液或静脉输液，补充水、电解质；⑥维持皮肤的完整性：对老年人、身体衰弱者，每次便后用软纸轻擦肛门，温水清洗，并在肛门周围涂油膏保护局部皮肤。随时观察老年人肛门处皮肤的情况，出现异常及时处理；⑦观察病情：记录排便的性质、次数、量等，必要时留取标本送检。病情危重者，注意生命体征变化。疑为传染病者，应按肠道隔离原则护理；⑧健康教育：向老年人讲解有关腹泻的知识，指导老年人注意饮食卫生，养成良好的卫生习惯。

（3）排便失禁的护理　①心理护理：排便失禁的老年人常感到自卑和忧郁，期望得到理解和帮助。护士应尊重理解老年人，给予心理安慰与支持，帮助其树立信心，配合治疗和护理；②保护皮肤：床上铺一次性中单或尿垫，或使用一次性纸尿裤，每次便后用温水洗净肛门周围及臀部皮肤，并及时清理更换衣裤、床单，保持皮肤清洁、干燥。必要时，肛门周围涂搽软膏以保护皮肤，避免局部皮肤破损感染。观察骶尾部皮肤变化，定时翻身，预防压力性损伤的发生；③帮助老年人重建正常排便的自控能力：根据老年人排便时间的规律，定时给予便器，促使老年人按时排便。与医生协调定时应用导泻栓剂或灌肠，以刺激定时排便。教会老年人进行肛门括约肌及盆底部肌肉收缩锻炼。指导老年人取立、坐或卧位，试做排便动作，先慢慢收缩肌肉，然后再慢慢放松，每次 10 s 左右，连续 10 遍，每日 5～10 次，以老年人感觉不疲乏为宜；④保持室内空气清新：定时开窗通风，保持床褥、衣服清洁，去除不良气味。

（赵庆华）

 习题

一、单项选择题

1. 世界卫生组织推荐生活自理、处于慢性疾病稳定期的老年人每周进行中等强度有氧活动的时间为

　　A. 150～300 min　　　　　　　B. 100～200 min
　　C. 150～200 min　　　　　　　D. 200～300 min

2. 坐轮椅者至少多久变换一次体位

　　A. 4 h　　　　　　　　　　　　B. 1 h
　　C. 2 h　　　　　　　　　　　　D. 0.5 h

3. 冬季老年人房间适宜的温度一般为

　　A. 18～20℃　　　　　　　　　B. 20～21℃
　　C. 20～22℃　　　　　　　　　D. 22～26℃

4. 服用睡眠辅助药物，以下说法正确的是

　　A. 严格把控剂量　　　　　　　B. 自行评估使用剂量
　　C. 白天服用　　　　　　　　　D. 长期大剂量服用

5. 义齿取下浸泡在
    A. 热水
    B. 乙醇
    C. 冷开水
    D. 白醋

6. 老年人一般沐浴时间为
    A. 10～15 min
    B. 15～20 min
    C. 20～25 min
    D. 30 min

7. 老年人饭后洗澡时间为
    A. 0.5 h
    B. 1 h
    C. 2 h
    D. 3 h

8. 低比重尿见于
    A. 脱水
    B. 尿崩症
    C. 蛋白尿
    D. 糖尿

9. 粪便观察中，描述错误是
    A. 粪便的气味是蛋白质细菌分解发酵产生的
    B. 食入大量菠菜大便呈绿色
    C. 肛裂患者大便表面可有鲜血
    D. 柏油样便见于部分肠梗阻患者

二、简答题

1. 影响老年人活动的因素有哪些？
2. 如何布置睡眠环境？
3. 简述失能老年人进食、饮水护理。

三、论述题

张爷爷，90岁，自理，因长期全身皮肤瘙痒，经常凌晨起床洗澡来缓解症状，作为护理人员，你觉得张爷爷的洗澡时间合理吗？你应如何为张爷爷行沐浴护理宣教？

第四章　老年人安全与适老化环境

◎ **案例 4-1**

　　王某，男，76 岁，已婚，汉族，工人，小学文化。既往有冠心病、原发性高血压。长期服用美托洛尔、螺内酯、硝苯地平。4 年前家人发现患者经常丢三落四，近两年来忘事更严重，外出买菜忘记将菜带回家，在小区散步找不到回家的路。近 1 年来开始无法辨认家门钥匙，经常上完厕所返回时走错房间，在家漫无目的地找东西。情绪差，食欲不佳，晚上睡眠差，不会穿衣，总是将双手插入一个衣袖中，或将衣服穿反，或将内衣扣与外衣扣扣在一起，家人矫正，他反而生气。不知主动进食，常呆坐站立，从不主动与人交谈，不关心家人。入院前 3 天无目的地外出走失，被家人找回，遂送往医院就诊。体格检查未发现神经系统定位征，CT 检测提示轻度脑萎缩，无胸闷、气短，无呼吸困难，无心前区不适，无腹胀、腹痛，其余无特殊。

　　请问：

　　1. 走失风险的观察与评估要点有哪些？

　　2. 预防患者走失的措施有哪些？

第一节　老年人常见意外事件与预防

　　意外伤害是指无意识的、意料之外的突发事件造成的人体损伤，由于发生率高、后遗伤残多，造成的寿命损失和潜在生产力损失大，已成为与慢性疾病和传染病并列的全球三大公共卫生问题之一。老年人由于生理功能逐渐衰退，心理状态转变快，社会功能减弱，应对环境突发事件的能力日趋下降等原因，已成为意外伤害发生的高危人群。按照 2018 年 WHO 发布的最新版国际疾病分类标准（ICD-11 编码），意外伤害可分为 14 类，并且每 10 年进行一次编码修订。常见的老年人意外伤害事件包括跌倒、走失、烫伤、自杀、中毒等。

一、走失

（一）概述

根据中民社会救助研究院发布的《中国老年人走失状况白皮书》，数据显示我国每年走失老年人约 50 万人，其平均年龄为 75.89 岁，平均每天约有 1370 名老年人走失，走失死亡率为 9.78%，迷路、精神疾病和老年痴呆是老年人走失的重要原因。数据表明，一旦阿尔茨海默病患者走失在 24 h 以上，其生还概率只有 50%。近年来，老年痴呆患者走失行为的发生率呈上升趋势，可能与老龄化人口增加和对老年痴呆疾病认知度的提高有关。在中国台湾，约 71% 的轻、重度老年痴呆患者发生过走失行为，60% 的照顾者声称他们所照顾的老年痴呆患者有寻路困难。据权威专家保守估计，我国大陆地区近年来每年走失的老年人不低于 30 万名。老年痴呆患者走失的后果往往是严重的，这些不良后果主要包括跌倒、车祸、受伤、住院，甚至死亡等。因此，如何关心和服务老年群体，预防老年人走失成了一个有待解决的问题。

（二）定义

走失行为是指患者在日常生活中不能确认自己所处的位置，以及因无法找到目的地或起始位置而不能回到出发地或不知去向。住院患者走失是指住院患者入院后至出院前，或在本院就诊期间，未经医务人员同意，因各种原因发生的出走、失踪事件。走失行为的发生，使患者得不到适当的医疗及护理服务，并对患者的生命安全构成主要危险。

老年痴呆患者的走失行为是指在日常生活中老年痴呆患者不能确认自己的位置，不能找到目的地或起始地点的位置，而迷途不返或下落不明。

（三）危险因素

1. 年龄因素　可能因为视觉、感官和认知、记忆功能的下降，以及反应迟钝等因素，老年人发生走失的概率相对较高。

2. 心理因素　老年人易发生抑郁、焦虑、孤独等心理问题。如未得到及时有效的干预，老年患者会对生活产生不适与厌倦，从而寻找机会回家或外出与朋友聚会、游玩、购物等，在此过程中易引发走失事件。

3. 疾病因素　一些疾病，特别是神经系统疾病，如阿尔兹海默病、帕金森病，会增加老年人走失的风险。随着认知功能的下降，居家痴呆老年人的定向力逐渐减退，不能确认自己的位置和回到照护者身边，四处游荡，从而发生走失。

4. 环境因素　在陌生的环境中，如住院时，容易感到不安导致出走，增加了走失的风险。对于大型综合性医院而言，各楼栋与病区间标志不醒目、布局不合理也可造成老年患者发生走失行为。

5. 照护因素　看护不到位是走失行为的主要危险因素之一，很多老年痴呆患者会在缺乏看护措施、照顾者睡觉或暂时离开房间，或照顾者在其他房间内从事活动的情况下擅自离开。护理系统的人力不足，护理人员的评估能力不足，工作责任心、服务态度，环境安全管理等因素，也会给老年患者创造走失的机会。

（四）预防和管理

预防走失最关键的是及时评估、识别高危患者，并对其采取一些预防措施，可避免或减少走失的发生。

1. 观察与评估

（1）评估患者有无走失史：对有走失史的患者要加强注意。

（2）观察和评估患者有无走失可能：对患者进行走失危险性评估，注意观察患者的行动举止、精神状态、情绪反应，了解和掌握患者的心理状态。

（3）老年痴呆患者走失风险因素的评估：主要采用问卷、量表、现实场景和虚拟技术等工具。常用的工具有 ①老年痴呆患者日常空间定向问卷；②寻路效能量表（way finding effectiveness scale，WES）；③电子计算机为基础的虚拟现实技术，通过模拟现实场景来评估老年痴呆患者的导航能力。

（4）评估老年痴呆患者的认知程度：运用简易精神状态检查（MMSE）进行认知功能（记忆、定向、计算、理解等）评定，根据分值判断患者的痴呆程度。

（5）观察患者有无出走前的异常表现：如焦虑、坐卧不宁、东张西望、频繁如厕、一反常态。

（6）评估用药情况：是否服用镇静药、抗抑郁药、抗焦虑药等。

（7）评估患者对周围环境的了解程度和辨别程度。

2. 预防走失的管理措施

（1）环境的设计和改造：①减少外界不良刺激，创造舒适、方便、安全的生活与治疗环境；②病房设置要有醒目标志，物品放置简单明了，易于辨认；③病区安装智能门锁，由医护人员管理，防止患者自行走出病区；④检修门窗，进出随手关门；⑤为老年人开通手机定位业务；⑥提供简洁明了的路标和示意图，提高老年患者的寻路能力。

（2）行为干预：①锻炼患者的生活自理能力；②培养良好的睡眠习惯，严防患者夜间走失；③避免有走失可能的住院患者单独活动或外出，必要时 24 h 专人看护；④避免过多迁居，远离人流量大的区域；⑤准备标明患者信息的腕带和随身卡片，用于个人信息识别，准备近照以便走失时找寻。

（3）提供专业护理：①鼓励家属探视，减少患者的孤独感；②做好患者及其家属的安全宣教，熟悉医院相关管理制度和规定，配合医护人员做好安全护理；③加强监管力度，做好记录与交接，加强老年患者的安全巡视；④做好医护人员的安全培训，提高安全工作的预见性；⑤满足患者的合理要求，外出活动时根据情况安排人员陪同；⑥成立防走失专项管理小组，制定防走失管理预案。

二、自杀

（一）概述

根据世界卫生组织（WHO）发布的《2019 年全球自杀状况》报告显示，2019 年有 70 余万人死于自杀，自杀仍然是全世界的主要死因之一。随着全球人口老龄化问题的日益突出，抑郁症老年人越来越多，老年人群自杀问题也日益严重。数据显示，我国老年人群中自杀意念发生率约为 11.5%；60～84 岁的老年人自杀死亡率为 20.71/10 万，≥85 岁的老年人自杀死亡率达 51.20/10 万，自杀给老年人、家庭及社会带来严重危害。老年人自杀的干预主要在预防，可通过对相关因素的分析，及早发现先兆，筛查出有自杀高风险的老年人，提前做好自杀预防及危机干预，避免老年人自杀行为的发生。

（二）定义

世界卫生组织将自杀定义为"一个人有意识地企图伤害自己的身体，以达到结束自己生命的行为"。根据结果，自杀一般分为自杀意念、自杀未遂和自杀成功 3 种形态。自杀行为是个体在了解致命性行为后果的前提下仍然采取某种致命性行为以到达某种目的的过程。

（三）危险因素

1. 性格特点　胆怯、孤僻、敌意及固执等性格的老年人遇事时容易想不开，产生自杀行为。这类老年人通常遇事时会产生绝望情绪，自己不能想出好的办法解决问题，也不寻求其他人的帮助，容易想到用自杀来解脱。

2. 健康因素　躯体疾病，癌症、心血管疾病、中枢神经系统疾病等重大器官与系统疾病，严重影响到老年人晚年的生活质量和心理健康，与老年人自杀关系密切。患有慢性疾病、日常活动能力下降是老年人产生自杀意念的危险因素。

3. 心理健康　所有精神疾病都会增加自杀的危险性。抑郁情绪是自杀者最常见的内心体验，抑郁发作是自杀的一个常见原因。相对于正常老年人来说，有抑郁症状老年人的自杀风险增加了15倍。精神分裂症患者可在听幻觉的命令下出现自杀行为；有被害幻觉或妄想的患者也可能采取自杀行动，以免受到残酷的"迫害"。

4. 社会因素　经济困难、独居、无稳定的婚姻、文化程度低下是老年人产生自杀意念的危险因素。一些负性事件成为压力源，严重影响老年人的身心健康，使其产生消极厌世的情绪，发生自杀。负性事件包括①婚姻状况的改变，②家庭纠纷，③经济困难，④亲友自杀等。

（四）预防和管理

向社区医生或心理咨询师寻求治疗以缓解抑郁症状是预防自杀形成的重要方式之一，尤其对患有慢性疾病的老年人重点进行心理干预。除此之外，政府和社会应当给予经济困难、独居或者没有稳定婚姻的老年人关爱和支持，结合社区开展兴趣班等来提高老年人的文化水平和学习能力，并对生活起居困难的老年人给予社会支持和帮助。预防和管理要点如下。

1. 问诊评估　全面评估老年人的情况，包括对自杀未遂史的评估、自杀危险性的评估等。建立治疗性护患关系，先认可老年人的感受，给予理解；再询问有自杀想法的老年人，对有自杀计划者，继续评估自杀计划实施的即时性和自杀方法的致死性。辅助评估工具可采用《自杀风险综合评估护理量表》《自杀观念量表》《自杀意向自评量表》《贝克抑郁自评量表》《贝克绝望量表》《抑郁自评量表》《巴比与布里克自杀评估量表》等成熟量表。

2. 环境安全检查　对有自杀倾向老年人的物品进行清理检查，禁止使用刀、剪、绳、金属及玻璃制品等，限制自杀工具的易得性。加强对病房设施的安全检查，有问题及时维修，严格做好药品及危险物品的保管工作，杜绝不安全因素。农村区域应注重对农药等毒药的管理。

3. 加强宣传和对自杀行为的监测　进行健康教育，使老年人意识到自杀不是解决问题的方法，在生活中积极寻求解决问题的办法。告知老年人及家属自杀的风险及不良后果，与患者建立治疗性信任关系。多与患者交流沟通，解除疑虑、落空感、无力感，提高患者的自信心和自尊心。宣传自杀行为的可预防性、心理疏导的方法，以及对老年人关怀和陪伴的重要性。

4. 合理安置老年人　将老年人调至离护士站较近的房间，便于病情观察。严格执行护理巡视制度，做到心中有数，重点巡视。

5. 用药管理　发药应两人配合进行，一人发药，另一人检查口腔，确保药物服下，避免出现藏药行为。

6. 心理指导　①合理抒发不良情绪：教会患者放松的方法，如腹式呼吸、正念冥想，尽量安排患者与家属及朋友多接触，减少与他人隔离的感觉；②转移和分散自杀意念：积极参加各类文娱活动，如折纸、绘画、下棋；③建议老年人就诊心理咨询门诊，同时护理人员要给予真诚的关怀和同情；④教会患者向他人表达情感的有效方法，建立良好的人际关系；⑤指导患者自主述说是否自杀，或者出现自杀意念时，能积极寻求帮助。

7. 照护者指导　指导内容包括①识别自杀行为的先兆；②自杀的可能方式及危险物品；③向探视者交代注意事项，避免携带危险物品；④应 24 h 陪伴；⑤指导照护者，医护人员会来病房进行不定时巡视；⑥评估对指导内容的掌握情况，酌情提供相应的宣教材料；⑦让患者了解自己拥有良好的支持系统，感觉被他人接受，有归属感和被需要感。

三、烫伤

（一）概述

随着人口老龄化及社会生活水平的不断提高，老年人的安全问题日益突出，烫伤位于各类安全意外的第五位。据国内资料显示，老年人群烫伤的发生率为9.18%，并逐年增加。老年人的皮肤随着年龄增长而逐渐变薄，毛囊、汗腺及皮脂腺均衰退，皮肤张力、感觉功能、对外保护作用、对周围环境温度的调节功能变差，再生功能降低或减弱，免疫功能下降，皮肤血运减慢。特别是一些患有糖尿病、脉管炎或中风后遗症的老年患者，因其末梢循环障碍、神经功能受损，所以感觉迟钝，对热和疼痛常常不敏感。因此，老年人对低温刺激反应低，在低温的持续作用下常致深度烧伤。统计显示，低温烫伤约占冬季烫伤的1/3。烫伤不仅让老年人机体组织受损伤，发生伤口感染，降低其生活质量，还增加了家庭负担和医药费用。

（二）定义

烫伤是由无火焰的高温液体（沸水、热油、钢水）、高温固体（烧热的金属等）或高温蒸气等所致的组织损伤。电能、化学物质、放射线所致的组织损伤与热力损伤的病理变化、临床过程相似，因此，临床上习惯将它们所致的损伤也称为烧伤。低温烫伤是指长时间接触高于体温的低热物体所引起的烫伤。

（三）危险因素

1. 生理因素　衰老导致老年人视力下降，末梢循环变差，皮肤变薄，皮肤张力、感觉、对温度的调节能力差，对热的耐受力降低，易导致不同程度的烫伤。

2. 疾病因素　患有糖尿病周围神经病变、脉管炎或中风后遗症的老年人，痛温觉减退，沐浴或泡脚时，水温过高也可导致烫伤。

3. 热使用　一些药物性热疗，不遵医嘱或说明书应用，可导致皮肤的烫伤；治疗中医疗设备使用不当导致老年人烫伤；中医的拔罐、艾灸等理疗手段，理疗器温度过高或者操作技术不当可造成烫伤；老年人使用热水袋、电热毯、电热宝等取暖用品时，由于温度过高、外表无包裹直接接触皮肤等造成烫伤；老年人活动能力下降，做饭时热蒸汽、热油、热汤等易导致烫伤；冬天生火取暖、床上吸烟引燃衣物等导致老年人烫伤。其中，引起老年人烫伤的原因以生活中热应用为主，占到90%以上。

（四）预防和管理

烫伤与普通疾病不同，在导致烫伤的诸多因素中，除不可抗拒的雷电等自然灾害外，绝大多数导致烫伤的因素是可以预防的。老年人群中，低温烫伤最为常见。为了避免低温烫伤，老年人不可长时间接触温度超过体温的物品。

1. 治疗过程中　①药物性热疗时应仔细阅读使用说明，了解注意事项；②使用医疗设备（烤电热疗）时应安置妥当，保持安全距离，调节合适的温度；③使用中医的拔罐、艾灸、热奄包时应注意使用时间，最好设置闹钟提醒；④患有糖尿病、中风后遗症、长期卧床的老年人，进行热疗时应有专人看管。

2. 日常生活中　①泡脚、坐浴时，要用手背试过水温后再使用；沐浴时，先注入冷水，再注入热水，试过水温后再洗澡；②做饭打开锅盖时，要注意避免蒸汽烫伤；③使用取暖用品时，避免直接接触皮肤，必要时外表用布包裹隔热，注意温度＜50℃；④照护者应及时发现老年人的异常情况，对于自理能力下降的老年人要提高警惕，尤其认知功能障碍的老年人，应禁止其自行使用加热装置。

（五）应急处理

烫伤分度采用三度四分法，即分为Ⅰ度、浅Ⅱ度、深Ⅱ度、Ⅲ度。按照严重程度分为浅度烧伤（包含Ⅰ度、浅Ⅱ度）、深度烧伤（深Ⅱ度、Ⅲ度）。发生烫伤后，根据烫伤程度给予相应的处理措施，尽量减轻烫伤导致的损伤。

1. 小面积、浅度烧伤　①立即、迅速避开热源；②用冷水冲洗，或将烧伤的四肢浸泡在干净的冷水里，如此冲洗或浸泡15～30 min，直至感受不到疼痛和灼热为止。躯干或其他部位可用冷敷方法，借以减轻疼痛，限制伤势的发展；③烧伤时若穿着贴身的衣服，要在冷水冲洗后脱除或使用剪刀剪开，小心除去；④用清水冲洗后，局部涂烫伤膏，可用保鲜膜覆盖；⑤Ⅱ度烧伤如有水疱，尽量不要把水疱挤破，已破的水疱切忌剪除表皮。

2. 深度烧伤　①将患者尽快安全脱离热源。如果患者发生电烧伤，而触电已导致心搏骤停，应先挽救生命，进行心肺复苏，再处理烧伤和其他外伤；②尽快用冷水冲洗或浸泡，冷却烧伤部位，以降低皮肤温度。若伤者面色苍白、四肢发凉、脉搏细弱，烧伤面积30%以上，判断已处休克时，应避免用冷水冲洗；③呼吸道烧伤易发生窒息，要高度警惕。注意清除呼吸道的异物，保持呼吸道通畅。一旦发生窒息或呼吸停止，立即进行心肺复苏。

3. 出现严重并发症，应保护创面，尽快送往医院进一步治疗。

四、药物误服及中毒

（一）概述

药物广泛用于预防、诊断和治疗疾病，如果不能按照准确的剂量、时间、次数服用正确药物，则容易发生药物误服及中毒。药物误服及中毒在临床上发生率高，危害性大。全球疾病负担研究系统分析了1980—2017年195个国家和地区的药物误服和中毒情况，数据显示 2017 年 70 岁以上的老年人群因药物不良反应致死人数为 44.5/10 万人，与 2007 年相比大幅升高。WHO 最新的统计结果显示，在中国因意外急性中毒死亡的人数为 1.79/10 万人；老年人急性中毒在所有年龄组别中的构成比是 8.71%。国内调查显示有 73.3% 的老年人经常根据自己或他人经验而自行用药，6.2% 的老年人曾错服药物。药物误服及中毒不仅会影响治疗效果，还会导致老年人发生不同程度的并发症，严重者甚至死亡。

（二）定义

误服是指各种原因导致吃错药，过量服药，服用变质、过期的药品。药物中毒是指药物进入人体，在效应部位积累到一定量而产生损害的全身性疾病。药物中毒分为急性药物中毒和慢性药物中毒。急性药物中毒是指毒物短时间内经皮肤、黏膜、呼吸道、消化道等进入人体，使机体受损并发生器官功能障碍。慢性药物中毒是指毒物在不引起急性中毒的剂量条件下长期反复进入机体所引起的机体在生理、生化及病理学方面的改变，出现临床症状、体征的中毒状态或疾病状态。

（三）危险因素

1. 年龄增加　老年人随着年龄的增长，往往患有多种疾病，服用药物种类繁多，因此产生的药物不良反应也增多。且随着年龄的增长，其对药物的耐受性和敏感性与成年人不同，用药后可能产生眩晕和低血压等不良反应。

2. 记忆力下降　老年人由于记忆力下降，经常造成漏服药后补服药、多服药的情况发生。

3. 听力下降　老年人由于听力下降，易将医嘱听错，造成多服或错服药的情况发生。

4. 视力下降　老年人视力下降，易将形状相似、颜色相似的药物错服。

5. 生理性因素　老年人肾血流量及肾小球滤过率降低，对药物的排泄能力下降，服用特定药物后易出现蓄积中毒，如地高辛、抗生素或苯巴比妥。

（四）预防及管理

1. 评估　所用药物的种类、剂量、用法及药物的副作用等，有无过敏史。

2. 用药简单易行　对老年人用药采用适宜的方式，如易于吞咽的液体制剂，尽量减少每日服药的种类和数量。

3. 加强用药指导　对认知正常的老年人，言简意赅地讲明药物种类及作用，可与家属一起商讨服药计划，告知老年人及照顾者用药方法，特别是首次服药或更改药物时，应重复强调，增强记忆；告知老年人及照顾者药物的作用和副作用，特殊药物的服药时间及不同药物需要观察的症状，如出现不良反应，及时通知医务人员进行对症治疗；教会老年人使用药袋或药盒，使用不同颜色的药盒，便于区分，药袋上注明服药时间，遵医嘱服药；告知老年人不要自行减少服药种类和数量，住院期间遵医嘱用药。

4. 加强用药管理　严格执行三查七对制度；注意观察服药后的效果和副作用，及时记录；口服药物应放置在避光、干燥的地方，护士发药时应检查药物是否变质、确保服药的安全。

（五）应急处理

老年人发生药物误服或中毒时，除了立即全面评估外，还应给予相关处理。具体处理措施如下：①当老年人出现药物误服或中毒时，立即停药，去枕平卧，清理口腔、鼻腔的分泌物和异物，头偏向一侧，保持呼吸道通畅，如有条件，可立即吸氧；②记录服药时间、药物名称及剂量；③如患者清醒，采取排空胃内容物的措施，取头低足高侧卧位，以利于药物体位引流，可适当刺激咽喉部，有助胃内容物反流；如患者昏迷有抽搐，可用筷子撬开患者口腔，将其插在上、下齿之间，忌太过用力；④送往医院，告知医护人员服药时间、药物名称及剂量等具体情况，方便医生进行抢救；⑤如服药后出现头晕、头痛、恶心、呕吐等异常反应，警惕药物中毒的可能，应立即到医院就诊。

第二节　适老化环境

老年人的健康状况与所生存的环境有着密切的关系，随着社会老龄化进程的加快，在老化过程中，老年人的生理功能，如视觉、听觉、嗅觉、触觉的变化使他们必须重新适应周围环境。未加适老化改造的生活环境可能引发老年人的安全问题。因此，在对老年人进行健康状况评估时还需要对老年人的生存环境进行评估，通过评估减少环境导致的不良物理因素及社会因素。实施老年人居家适老化改造，主要是根据老年人群的生理特点及生活习惯，对住宅及周边社区环境进行改造，以满足其居家生活照料、起居行走、康复护理等需求。通过改善居家生活的照护条件，增强居家生活的设施设备的安全性、便利性和舒适性，最终提升老年人居家养老的服务品质。

为此，2022年7月，由民政部、国家卫生健康委员会、全国老龄工作委员会办公室等九部委联合印发《关于加快实施老年人居家适老化改造工程的指导意见》，提出居家适老化改造项目和老年用品配置推荐清单，明确了地面、门、卧室、如厕洗浴设备、厨房设备、物理环境、老年用品配置七大类别的改造项目及具体改造内容和要求。项目类型涵盖了7项基础类项目和23项可选类项目，基础类项目是政府对特殊困难老年人家庭予以补助支持的改造项目和老年用品，是改造和配置的基本内容；可选类项目是根据老年人家庭意愿，供自主付费购买的适老化改造项目和老年用品。

一、适老化环境的创设原则

适老化环境是一个多维度、跨学科、系统化的概念。综合护理学、康复学、建筑学及社会学等多学科观点，可将"环境适老化"定义为环境与老年人能力相匹配，能够满足老年人个性化的护理需求，包括居住区适老配套设施、室外适老设施、住宅适老改造、全功能空间适老、适老产品配置等方面。适老化环境的创设原则如下。

（一）以老年人为本的原则

适老化环境的使用主体是老年人，因此，应树立以"适老"为核心的设计思想。适老化环境设计应充分考虑到老年人体能、心态的变化，以及自理老年人、半失能老年人、失能老年人的不同需求，本着以老年人为本的原则，实行人性化设计，从根本上减少或消除安全隐患，营造一个安全、舒适的居住环境。

（二）无障碍设计原则

老年人会随着衰老出现不同程度的功能障碍，甚至残疾。为防止老年人因设计的缺陷而发生跌倒、摔伤等意外，为保持、促进老年人身体健康，适老化设计必须考虑无障碍设计。无障碍设计主要应考虑老年人移动、听觉和视觉障碍，对应到建筑中，应考虑到在建筑物的出入口、地面、电梯、扶手、卫生间等部位设置相应设施，如将建筑出入口面积加大、有高差部位建成坡道、楼梯踏步沿口做成圆角、适当放宽各种指标等，保证老年人的身体安全和行动便捷。在适老化环境的设计中，还应注意保持室内宽敞明亮、富有生活气息，结合室外环境的塑造，使老年人可居、可游、心情愉悦，达到"心理无障碍"的目标。

（三）安全性设计原则

住宅饰面材料和地面材料的选择应有利于老年人活动的安全。老年人骨折大部分发生在室内，且大都在卫生间、厨房、浴室、楼梯，如果把居住环境中的障碍物去除或加以改造，老年人的生活自理能力和社会活动能力都会大大提高。"安全性"适老化设计环境应具备以下 5 个特征。

1. **易于识别**　视觉、听觉等标志应具有明确现实性，如老年人房间门口橱窗里放有老照片、动物图片，比门牌号更方便老年人辨认。

2. **易于控制和选择**　应考虑高龄者伸展、操作等使用方便性。

3. **易于到达**　应考虑建筑物、设施、活动场所等可及性。

4. **易于交往**　无干扰、无噪声，设置一些利于交往的场所。

5. **无障碍性**　应防止碰撞、跌倒、翻落等意外事故的发生。

（四）舒适性设计原则

适老化建筑应选择在采光通风好的地段，保证主要居室有良好的朝向，日照不宜小于 2 h，室外宜有开阔的视野和优美的环境。老年人一般都喜欢宁静，怕吵，应注重室内环境的隔声要求和噪声控制。允许噪声级不应大于 45 dB，空气隔声不应小于 50 dB，撞击声不应大于 75 dB。

在环境设施上，应在细节上体现舒适性设计，有台阶的地方设置木质或其他环保材料的扶手。在道路两旁及景观休息园区内，应增加木质座椅，解决老年人因体能下降而产生的不能长久站立等问题。为了更好地消除老年人的孤单感和压力，应多创造交往的空间，方便相聚、聊天、娱乐和健身，满足老年人心理和生理上对空间环境的需求。

（五）弥补性设计原则

弥补性设计原则是针对老年人、残疾人、儿童等特殊人群的生理和心理的特殊需求进行的人性化设计。老年人身体功能下降，要通过各种弥补性环境帮助老年人弥补其能力与生理的缺陷，主要体现在对其视觉和听觉的弥补。

1. **视觉方面**　老年人视力有所下降，可以通过强烈的色彩变化刺激视觉神经，提高老年人对环境的感知能力。应在原来设计标准的基础上适度地提高。同时，要加强照度的均匀性，因为老年人对明暗转换的适应能力与年轻人相比较差，过强的反差会造成行动的不便。

2. **听觉方面**　可以利用一些发声装置，帮助老年人确认自己所处位置及周边环境。总之，弥补性设计使老年人更容易控制和了解周围环境。居住区的空间、场地、标志性设施要有鲜明的个性，合理利用空间序列，借助实体物质的造型、颜色等方便老年人识别。

（六）功能性设计原则

功能性设计原则，就是在适老建筑中为老年人提供护理，即生活单元与护理单元相一致的设计原则。特别是浴室和卫生间，既要保证老年人活动需要的尺寸和护理老年人时所需的空间，还要为老年人营造日常生活环境提供空间层面的支持。

（七）个性化设计原则

适老建筑除要满足以上几个通用性原则之外，还应创造个性化、多样化的居住环境，为老年人提供多种可选择性服务。因为老年人有各自不同的爱好和生活方式，所以在居住条件上不宜强制统一，应该提供各种生活空间以满足不同的生活需求。

二、适老化环境的创设要点

适老化改造是指通过对老年人居住环境的客厅、卫生间等生活场所，以及家具配置、生活辅助器具、细节保护等做一定调整或修造，以适应老年人的使用习惯，缓解老年人因生理功能变化导致的生活不适应，增强老年人生活的安全性和便利性。适老化改造主要包括建筑硬件改造、家具家装改造、辅具配备、智能化用具配备四大方面。以下主要介绍适老化环境室内改善的相关规范标准。

（一）客厅适老化环境创设要点

客厅除了是老年人起居、休息、家人探望的重要场所，也是老年人进行看电视、看书等休闲活动的重要场所。客厅的家具不宜复杂，以简洁实用为主；色彩要避免缭乱，营造出亲近、祥和的意境，色彩应用橙色、黄色、橘色、茶色等温和色调，使老年人心情愉悦、平静；房间的地面要做好防滑处理。

（二）卧室适老化环境创设要点

老年人的睡眠质量较差，卧室的适老化设计尤为重要。卧室不仅是夜间睡觉的场所，也是享受生活的重要空间。特别是在长期卧床的情况下，吃饭、更衣、如厕及洗浴之类的日常生活活动基本都是在卧室中完成。因此，创造舒适安心的卧室环境是重点。卧室环境的创设要点如下。

1. 根据老年人的心理和生理特点，老年人的卧室尽量安排在朝阳的房间。

2. 衣柜不适合摆在床头，尤其是紧挨床头，会给老年人造成压迫感，影响睡眠质量。

3. 老年人卧室的床铺高低要适当，便于上下、睡卧，以及卧床时拿取物品；最好选用硬床板，尤其是患有腰肌劳损、骨质增生的老年人。

4. 老年人视力下降，且晚上如厕频繁，灯光应选用暖色光源；应设双控开关，其中一处在门边明显的位置，另一处靠近床头，方便老年人随时开关，尽量做到方便实用。

5. 台灯、电视、电脑、音响等小电器的插座和相关接口应设在床头柜台面或桌面之上。

6. 在选择暖气位置时，应避免暖气被家具、窗帘遮挡，最好采用地热取暖。

7. 卧室床的两侧应设置床头柜，便于老年人拿取物品，放置水杯、眼镜、药品，以及睡觉时脱下的衣物。

8. 老年人卧室的进深要比一般卧室略大，一是在卧室中留出足够的活动区域；二是为轮椅转换留出空间。

（三）阳台适老化环境创设要点

老年人居住建筑的套型内应设阳台，阳台栏板或栏杆净高度不应低于 1.1 m；阳台应满足老年人使用轮椅通行的需求，阳台与室内地面的高差不应大于 15 mm，并以斜坡过渡；阳台应设置便于老年人操作的低位晾衣装置；宜利用建筑露台为老年人创造活动场所，连接露台与走廊的坡道宽度不应小于 1 m；可设置台面以便放置花盆、鱼缸等，方便老年人放松休息；阳台的地面须防水防滑。

（四）卫生间适老化环境创设要点

供老年人使用的卫生间与老年人卧室应相邻；供老年人使用的卫生间应至少配置坐便器、洗浴器、洗面器三件卫生洁具。三件卫生洁具集中配置的卫生间使用面积不应小于 3.0 m²，并应满足轮椅使用；坐便器高度不应低于 0.4 m，浴盆外缘高度不宜高于 0.45 m，其一端宜设可坐平台；浴盆和坐便器旁应安装扶手，淋浴位置应至少在一侧墙面安装扶手，并设置坐姿淋浴的装置；宜设置适合坐姿使用的洗面台，台下空间净高不宜小于 0.65 m，且深度不宜小于 0.3 m。

三、老年科技在适老化环境中的应用

（一）燃气报警器

在墙面安装燃气报警器，当燃气泄漏达到一定的浓度时，就会触发燃气报警器，并联动电话拨号报警器拨打报警电话，手机同时收到报警信息，在发生警报时和自动机械手联动还能自动关闭燃气阀门。

（二）家庭呼救报警器

家庭呼救报警器可单独使用，也可输入紧急联系电话。按钮式挂件可随身携带，无须走近电话，按动按钮即可呼救。家庭呼救报警器可与 120 急救中心、社区卫生中心等联网，完成链接式求助，适用于居家老年人，特别是空巢老年人家庭。

（三）智能化火灾报警系统

智能化火灾报警系统采集环境温度、烟雾浓度、一氧化碳浓度、红外火焰光谱、烟雾尘埃等数据并将其进行融合，然后采用模糊决策的办法对各项环境数据进行判别，从而实现火灾报警。火灾报警系统按照工作原理和检测参数的不同大致可以分为 5 类：感温型火灾报警系统、感烟型火灾报警系统、感光型火灾报警系统、红外火焰型火灾报警系统、可燃性气体型火灾报警系统。

（四）无障碍淋浴椅

无障碍淋浴椅专为老年人、儿童、残疾人士设置，扶手、座椅、靠背可同时进行调整，也可以各自独立进行调整，达到无障碍空间及个人舒适度的要求。

（五）电动升降马桶

电动升降马桶配备有遥控器，用户可根据需求自由调整高度，升降马桶配备有标准的操作面板及冲水按钮。电动升降马桶可承重 200 kg，马桶的高度可在较大范围内调整，以便坐轮椅的老年人使用。

（曹军华）

习题

一、单项选择题

1. 2018 年 WHO 发布的最新版国际疾病分类标准中意外伤害可分为
　　A. 10 类　　　　　　　　　　　B. 11 类
　　C. 12 类　　　　　　　　　　　D. 14 类

2. 以下哪项不是走失的危险因素
　　A. 认知功能减退　　　　　　　　B. 抑郁
　　C. 标志不清、布局不合理　　　　D. 护理人员责任心强

3. 下列哪项不是老年人常见意外事件
　　A. 跌倒　　　　　　　　　　　　B. 走失
　　C. 坠床　　　　　　　　　　　　D 抑郁

4. 下列哪种做法易导致老年人意外伤害的发生
　　A. 床垫软硬度适中，避免过于松软造成翻身不便和坠床的危险
　　B. 卧床老年人进食后要马上扣背和吸痰，防止吸入性肺炎
　　C. 老年人因视野缺失过马路时，要左右多看几次
　　D. 外出活动时，最好随身备有姓名卡、亲属姓名及联系电话和地址

5. 烫伤深度的判断普遍采用的方法是
　　A. 二度一分法　　　　　　　　　B. 三度二分法
　　C. 四度三分法　　　　　　　　　D. 三度四分法

6. 根据自杀的结果一般将自杀分为几种形式
　　A. 一种　　　　　　　　　　　　B. 三种
　　C. 五种　　　　　　　　　　　　D. 七种

7. 老年人发生烫伤红肿有大小不等的水疱，是属于烧伤几度
　　A. Ⅰ度　　　　　　　　　　　　B. 浅Ⅱ度
　　C. 深Ⅱ度　　　　　　　　　　　D. Ⅲ度

二、简答题

1. 简述跌倒的预防管理措施。
2. 简述适老化环境的创设原则。

第五章数字资源

第五章　老年人心理卫生与精神障碍护理

◎ 案例 5-1

　　李大爷，70岁，任行政机关领导多年，已退休。在岗时，李大爷每日早出晚归，为了发展本市的工业，为了提高本市的教育水平，为了百姓的幸福生活，他忘我地工作，勤勤恳恳地操劳了几十年，他的付出得到了回报。本市的工业化水平跃居全国第二，教育水平和百姓的生活水平都有了很大幅度的提高，这一切令李老很欣慰，但他并不满足，认为各项工作都应该再上一个台阶，于是他干劲十足，信心百倍地准备再干一场。可是他已经到了退休年龄，而且上级领导考虑到他的身体状况，就安排他退休了。刚退休时，他很不习惯，每日仍然很早起床，匆匆吃完早餐，拎上公文包就往外跑。每次都是老伴提醒他："我说老头子，你可是已经退休了啊！"他才恍然大悟地回过神来，接着便颓然地坐在沙发上，一言不发，情绪一落千丈。

　　请问：

　　1. 李大爷出现了什么问题？

　　2. 李大爷的情况是什么原因导致的？

　　3. 针对李大爷的问题，作为护士应提出怎样针对性的措施？

第一节　老年人心理卫生

一、老年人的心理保健

（一）老年人的心理健康

　　当前老龄化趋势加剧，在全球范围内，我国属于老龄化速度较快的国家，且将长期保持较高增速。2019年中共中央国务院印发《国家积极应对人口老龄化中长期规划》，标志着应对人口老龄化已成为国家战略。在这一背景下，老年人的心理健康状况越来越成为需要深切关注的话题。

　　1. 心理健康的定义　是指心理的各个方面及活动过程处于良好或正常的状态，即能以平稳正常的心理状态，积极有效的心理活动，对当前和发展变化着的自我内环境、自然环境、社会环境做出良好的适应和调节。

心理健康的内涵包括5个方面：①认知功能基本正常；②性格健全，开朗乐观；③情绪稳定，善于调适；④有一定的交往能力，人际关系和谐；⑤社会适应良好，能应对应激事件。

2. 老年人心理健康的标准　关于心理健康的标准，许多学者提出了不同的看法，其中影响比较大的有马斯洛（Maslow）与米特尔曼（Mittleman）提出的10条标准，包括：①有充分的安全感；②充分了解自己，并对自己的能力做恰当的评价；③确定的生活目标切合实际；④能保持与现实环境的接触；⑤能保持人格的完整与和谐；⑥能终身学习，具有从经验中学习的能力；⑦能保持良好的人际关系；⑧能恰当地管理情绪；⑨在不违背集体意志的前提下，能做有限度的个性发挥；⑩以不违背社会规范为前提，能恰当地满足个人的基本需求。我国有学者将老年人心理健康的标准归纳为热爱生活、悦纳自我、适应现实、知觉良好、情绪稳定、人际和谐。结合国、内外学者的观点，我国老年人心理健康的标准包括以下几个方面。

（1）认知正常：是老年人心理健康的首要标准，也是人正常生活的最基本的心理条件。认知包括感觉、知觉、记忆、注意、思维等，老年人认知正常体现在感觉、知觉正常，判断事物基本准确；记忆清晰；思路清楚；具有一般的生活能力；有比较丰富的想象力等。

（2）情绪稳定：包括对生活充满希望，善于从生活中寻找乐趣，能够常常保持愉快、开朗、自信的心情；当出现不良情绪时，能够及时调整，避免或减少负性情绪，具有情绪的稳定性。

（3）人际和谐：包括乐于与人结交，具有稳定、广泛的人际关系及知己朋友，能与家人保持情感融洽，得到家人发自内心的理解和尊重；与人相处不卑不亢，能客观评价他人，友好相处；乐于帮助他人，也乐于接受他人的帮助。

（4）适应环境：包括有积极的处世态度，老年人能与外界环境保持接触；对社会现状有较清晰、正确的认识，心理行为能适应社会改革变化的趋势；勇于改造现实环境，达到自我实现与社会奉献的协调统一。

（5）人格完整：包括能以积极进取的人生观为人格的核心；正确评价自己和外界事物；意志坚强，能承受外界事物的强烈刺激。

（二）老年人心理健康的维护与促进

1. 帮助老年人树立正确的观念　老年人应认识到生老病死是自然规律，坦然接受自然的衰老，但年老并不等于无用，老年人可以充分应用自己丰富的阅历和经验，参与力所能及的社会活动，为家庭及社会创造价值。此外，老年人往往对自己的健康状况持消极评价，过分担忧疾病，导致焦虑、抑郁等心理问题，进而加重疾病和躯体不适，加速衰老。老年人应树立正确的健康观及生死观，正确认识衰老、疾病和死亡，积极采取适当的求医行为与疾病抗争，当死亡不可避免时，保持乐观、豁达的态度，克服对死亡的恐惧，提升生命的质量。

2. 指导老年人保持健康的生活习惯　①建立良好的生活习惯，生活起居有规律，坚持适量的运动，增强体质，预防过早老化；②进行适量的脑力劳动，延缓脑的衰老和脑功能的退化，还可以了解信息，获得新知识，从而得到心理上的满足；③根据自己的特点和特长，培养兴趣爱好，如书法、绘画、阅读、资料积累、文体特长、科技特长，使自己的生活过得愉快而充实，消除失落感；④亲近自然，参与郊游、爬山、旅游等活动，不仅能锻炼身体、放松精神、结交朋友，还能增长见识、开阔心胸，帮助老年人保持积极乐观的心理状态。

3. 帮助老年人适应生活的变化　退休、空巢或丧偶等生活事件会让老年人的生活习惯、经济收入、社会地位、生活照料、情感支持来源等发生巨大变化，使老年人出现悲伤、无助、焦虑、抑郁、孤独等消极心理。指导老年人在退休前做好心理准备，退休后帮助老年人重新设计、安排自己的生活，及早寻找其他精神依托，以积极的态度正确对待、迎接和适应退休后的生活。为减少子女离家或配偶离世对老年人的心理冲击，需帮助老年人调整生活节奏，建立新的生活规律和情感支持系统，老年人可通过丰富兴趣爱好以充实生活，缓解孤独感。

4. 妥善处理家庭关系　居家养老一直是我国的主要养老形式，家庭是老年人晚年生活的主要场所，和睦的家庭关系有利于老年人的健康长寿。老年人在家庭中的地位及作用对其晚年生活意义重大，老年人可适当参与家务劳动，对晚辈提供力所能及的帮助，充实老年生活，实现自身价值。同时，家庭成员要为老年人提供衣、食、住、行、学、乐的条件，给予老年人必要的情感及物质支持，关心谅解老年人，遇事主动与老年人商量，维护老年人的自尊，共同建立良好的家庭关系。鼓励老年人与家人或其他老年人共同居住，以获得情感沟通及支持。空巢家庭中，子女应经常联系、看望父母，利用现代通信设备与父母沟通。对丧偶老年人，子女应理解、支持老年人再婚，减轻老年生活孤寂感。

5. 营造良好的社会支持系统　社会支持对改善和保持老年人的心理健康尤为重要，社会应给予更多关注，积极采取有效措施，包括：①加强宣传教育，倡导养老、敬老的社会风气；②完善社区服务网络，在集中住宅区、社区建立完善的服务机制，为生活不能自理的老年人提供上门服务；③为老年人设置娱乐场所，组织丰富的精神文化生活，如书法绘画竞赛、老年保健知识讲座，为老有所学、老有所乐创造条件；④建立健全的老年机构，如养老院、老年公寓、老年大学，帮助解决老年人的实际问题；⑤构建老年人互助组织，引导老年人互相帮助，发挥老年人自身的作用，满足老有所为的需要，减轻家庭和社会的负担；⑥完善社区心理咨询、心理治疗及危机干预救助体系，为有需要的老年人提供心理咨询和心理治疗。

二、老年人的心理评估

由于退休、丧偶等生活事件的影响，老年人是容易发生精神卫生问题的特殊人群，为了解老年人心理健康状况，常从情绪和情感、认知功能、压力与应对等方面进行评估。

（一）情绪和情感评估

情绪和情感直接反映了人们的需求是否得到满足，是个体身心健康的重要标志，老年人的情绪纷繁复杂，其中焦虑和抑郁是老年人最常见也最需要进行干预的情绪障碍。

1. 焦虑　是个体感受到威胁时的一种紧张、不愉快的情绪状态，常用的评估方法有访谈、观察、心理测试。老年人焦虑常用量表有汉密尔顿焦虑量表（Hamilton anxiety

scale，HAMA）、状态 - 特质焦虑问卷（state-trait anxiety inventory，STAI）、焦虑自评量表（self-rating anxiety scale，SAS）（表 5-1）、贝克焦虑量表（Beck anxiety inventory，BAI）等。

表 5-1　焦虑自评量表（SAS）

评定项目	没有或很少	小部分时间	大部分时间	绝大多数时间
1. 我感到比往常更加容易紧张和着急	0	1	2	3
2. 我无缘无故感到担心	0	1	2	3
3. 我容易心烦意乱或感到恐慌	0	1	2	3
4. 我感到身体好像被分成几块，支离破碎	0	1	2	3
*5. 我感到事事都很顺利，不会有倒霉的事情发生	0	1	2	3
6. 我的四肢抖动和震颤	0	1	2	3
7. 我因头痛、肩颈痛、背痛而烦恼	0	1	2	3
8. 我感到无力且容易疲劳	0	1	2	3
*9. 我感到很平静，能安静地坐下来	0	1	2	3
10. 我感到心跳较快	0	1	2	3
11. 我因阵阵眩晕而不舒服	0	1	2	3
12. 我有要昏倒的感觉	0	1	2	3
*13. 我呼吸时进气和出气都不费力	0	1	2	3
14. 我的手指和脚趾感到麻木和刺痛	0	1	2	3
15. 我因胃痛和消化不良而苦恼	0	1	2	3
16. 我必须时常排尿	0	1	2	3
*17. 我的手总是温暖且干燥	0	1	2	3
18. 我觉得脸发烧、发红	0	1	2	3
*19. 我容易入睡，晚上休息得很好	0	1	2	3
20. 我做噩梦	0	1	2	3

注：* 为反序计分项目。评定时间为过去一周内或现在，把各题的得分相加得总分，总分乘以 1.25，四舍五入取整数，即得标准分。焦虑评定的分界值为 50 分，50～59 分为轻度焦虑，60～69 分为中度焦虑，70 分以上为重度焦虑。

2. 抑郁　表现为情绪低落，甚至出现失眠、悲哀、自责、性欲减退等。常用的评估方法有访谈、观察、心理测试。常用量表有汉密尔顿抑郁量表（Hamilton depression scale，HAMD）、流调用抑郁自评量表（center for epidemiological survey-depression，CES-D）、抑郁自评量表（self-rating depression scale，SDS）、贝克抑郁量表（Beck depression inventory，BDI）、老年抑郁量表（geriatric depression scale，GDS）等。其中 GDS 是 1982 年 Brink 等

专为老年人设计的抑郁筛查表，GDS-15（表5-2）是在原版GDS-30的基础上进行简化而来，可用于社区服务中心或养老机构筛查老年人的抑郁情绪。

表5-2　老年抑郁量表（GDS-15）

项目	回答（是）	回答（否）
1. 您对生活基本上满意吗？	0	1
2. 您是否已放弃了许多活动与兴趣？	1	0
3. 您是否觉得生活空虚？	1	0
4. 您是否感到厌倦？	1	0
5. 您是否大部分时间精力充沛？	0	1
6. 您是否害怕会有不幸的事落到您头上？	1	0
7. 您是否大部分时间感到幸福？	0	1
8. 您是否常感到孤立无援？	1	0
9. 您是否只愿意待在家里而不愿意去做些新鲜事？	1	0
10. 您是否觉得记忆力比以前差？	1	0
11. 您觉得现在活着很惬意吗？	0	1
12. 您是否觉得像现在这样活着毫无意义？	1	0
13. 您是否觉得您的处境已毫无希望？	1	0
14. 您是否觉得大多数人比您强得多？	1	0
15. 您集中精力有困难吗？	1	0

（二）认知功能评估

认知功能对老年人是否能够独立生活及其生活质量有重要影响，认知功能的评估包括个体的感知觉、记忆、理解判断、思维能力、注意力及定向力等方面。

1. 初筛问题　让老年人先听3个不相关的名词，如1 min后不能正确复述，则应做认知功能评估。

2. 初筛试验　目前国内、外应用最广泛的认知筛查量表为简易认知评估（mini cognitive assessment，Mini Cog）和简易精神状态检查量表（mini-mental state examination，MMSE）（表5-3）。MMSE由Folstein于1975年编制，是临床实践中使用最广泛的认知评估量表之一，涵盖的认知领域包括定向、记忆、注意力、计算、语言和视觉空间结构功能，且该量表不受被试者的文化程度、经济状况等因素影响，适合社区用来筛查有认知缺损的老年人。

表 5-3　简易精神状态检查量表（MMSE）

项目	评分

定向力：现在我要问您一些问题，多数很简单，请您认真回答

现在是哪一年?

现在是什么季节?

现在是什么月份?

今天是几号?

今天是星期几?

这是什么城市（城市名）？

这是什么区（城区名）？

这是什么街道?

这是第几层?

这是什么地方?

记忆力

现在我要说 3 样东西的名称。在我讲完以后请您重复说一遍。

（请仔细说清楚，讲每一样东西后停顿 1 s。）

"花园""冰箱""国旗"。

请您记住这 3 样东西，因为几分钟后要再问您的。

请您把这 3 样东西说一遍。（以第一次答案记分）

注意力和计算力

请您算一算 100 减去 7，然后所得数的数目再减去 7，连续减 5 次，请您将每减一个 7 后的答案告诉我。93、86、79、72、65。

回忆力

请您说出刚才我让您记住的那 3 样东西。

"花园""冰箱""国旗"。

语言能力

（出示纸）这个东西叫什么?

（出示铅笔）这个东西叫什么?

现在我要说一句话，请您跟着我清楚地复述一遍："四十四只石狮子"

我给您一张纸，请您按我说的去做，现在开始：

"用右手拿起这张纸""用双手将它对折起来"；"放在您的左腿上"

（不要重复说明，也不要示范）

请您念一念这句话，并且按上面的意思去做：闭上您的眼睛。

请您写一个完整的句子。（句子必须有主语、动词、有意义）

句子全文：_____

这是一张图，请您在下面空白处照样把它画下来：

（只有绘出两个五边形的图案，交叉处形成一个小四边形，才算对）

总分：

注　计分说明：每项回答正确计 1 分，最高分为 30 分。初中文化以上者 ≤ 24 分，小学文化 ≤ 20 分，文盲 ≤ 17 分，考虑认知功能缺损。

三、老年人常见的心理问题及护理

随着年龄的增长，生理功能逐渐衰退、心理调节功能降低，以及伴有各种慢性疾病等原因，再加上社会环境改变和生活应激事件增加，老年人若不能很好地适应这些改变，常会产生一系列的心理问题。

（一）焦虑

焦虑（anxiety）是一种普遍的精神体验，主要表现为不安、紧张、恐惧等情绪，若长期存在焦虑情绪就会罹患焦虑症。造成老年人焦虑的原因可能为身体各器官功能减退，慢性疾病发生率高导致其处于带病状态；受到病痛折磨及药物不良反应的影响；离退休、丧偶等应激事件导致人际交流进一步减少；社会及家庭多重视老年人的身体健康，忽视了其心理状态等。

焦虑的护理　①评估焦虑程度：采用焦虑自评量、状态－特质焦虑问卷等评估其焦虑程度；②关心焦虑的原因和程度：家庭成员应谦让和尊重老年人，主动热情地与老年人交流，关心老年人焦虑情绪的程度及产生焦虑的原因和表现；③改善焦虑的成因：积极治疗身体疾病、丰富社会活动、培养兴趣爱好、帮助老年人正确应对离退休等问题；④提供健康指导：针对每位老年人不同的心理特点进行针对性心理疏导，指导家属及老年人学会自我放松，保持良好心态；⑤应用药物治疗：存在重度焦虑的老年人遵医嘱使用抗焦虑药物进行治疗，如地西泮、利眠宁。

（二）抑郁

抑郁（depression）是一种感到无力应对外界压力而产生的消极情绪，并伴有厌恶、痛苦、羞愧、自卑等情绪体验，常表现为情绪低落、思维迟缓、丧失兴趣、缺乏活力、食欲减退等。导致老年人抑郁的原因可能包括高龄引起的生理、心理功能退化，慢性疾病引起躯体功能障碍，因病致残导致自理能力下降或丧失、性格内向孤僻、应对方式消极，以及生活中遇到丧偶等意外打击。

抑郁的护理　①心理护理：以和善、真诚的态度对待老年人，可采取触摸、肢体语言等加强沟通，理解老年人的心理感受，鼓励其积极地向亲人、朋友敞开心扉，诉说自己的痛苦，获得情感支持；②社会支持：子女多关心、陪伴老年人，创造良好的家庭氛围，减少老年人独处的时间，避免与社会隔绝；鼓励老年人自己多参加集体活动，多结交朋友；③减轻压力：帮助老年人解决生活中的实际困难及问题，尽可能解除或减轻老年人过重的心理负担和压力，为老年人制定切实可行的活动安排，如读书看报、适当体育锻炼，培养兴趣爱好，丰富老年人的文化生活，缓解精神紧张；④健康指导：为老年人介绍心理卫生常识，帮助其正视疾病，协助确认并阻断负向的思考，树立正确的人生观、价值观；⑤用药护理：抑郁情绪严重的老年人遵医嘱使用5-羟色胺再摄取抑制剂等药物。

（三）孤独

孤独（loneliness）是一种主观层面上，由于个人的社交需求与实际社交水平之间存在差距而导致的痛苦感受。《中国老年社会追踪调查》研究报告显示，全国高达24.78%的老年人有孤独感，其中1.42%的老年人孤独感较为严重，经常体验到无人陪伴和被孤立的感觉。导致老年人孤独的原因包括身体健康状况的老化导致其社会参与减少、离退休后远离社会生活、无子女或子女独立成家后成为空巢家庭、性格孤僻等。

孤独的护理　①建立合理信念：老年人要学会树立正确的认知，建立合理的信念，认识到很多其他老年人和自己一样也有孤独感，自己并不是特殊的，帮助老年人直面孤独，增加适应和调节能力；②再社会化：鼓励老年人积极、适量地参加各种力所能及的有益于社会和家人的活动，扩大社会交往，做到老有所为，获得生活价值感的满足，如参加老年大学的学习以培养广泛的兴趣爱好；③注重精神赡养：子女须关注老年人的心理健康，从内心深处诚恳地关心父母，经常看望、陪伴父母，与其进行情感及思想交流；对于丧偶的老年人，若有合适的对象，子女应该支持老年人的求偶需求；④改善社交网络：政府和社会可为老年人创造工作和学习的机会，社区应经常组织适合于老年人的各种文体活动，如跳广场交谊舞、书画剪纸比赛；对于卧病在床、行动不便的老年人，社区应派专门工作人员定期上门探望。

（四）自卑

自卑（inferiority）即自我评价偏低，指个人体验到自己的缺点、无能或低劣而产生的消极心态。表现为敏感多疑、缺乏安全感、不爱与他人交往。老年人产生自卑的原因包括老化或疾病引起的部分或全部生活自理能力和适应环境的能力丧失；退休后经济收入减少，社会地位下降，感到不再受人尊敬和重视；家庭矛盾等。

自卑的护理　①社会支持：为老年人创造良好、健康的社会心理环境，尊老敬老；②再社会化：鼓励老年人参与社会活动，做力所能及的事情，挖掘潜能，增加生活的价值感和自尊；③给予充分的尊重：对生活完全不能自理的老年人，应注意保护，在不影响健康的前提下，尊重他们原有的生活习惯，使老年人得到尊重的需要能够被满足。

（五）离退休综合征

离退休综合征（retirement syndrome）是指老年人由于离退休后不能适应新的社会角色、生活环境和生活方式的变化而出现的焦虑、抑郁、悲哀、恐惧等消极情绪，或因此产生偏离常态行为的一种适应性心理障碍。老年人在经历青中年已经形成较为稳定的心理状态和生活方式，离退休后的大多数老年人均经历一段时间的自我调适，以适应离退休伴随的众多改变，在新的生活环境中重新建立自我适宜的生活方式和社交网络。但也有许多老年人不能正确应对离退休带来的改变，出现不同程度的孤独、迷茫、抑郁等消极心理，甚至因此产生偏离常态的行为。据统计，约1/4的离退休人员会出现不同程度的离退休综合征。

离退休综合征是一种复杂的心理异常反应，主要表现在情绪和行为方面。一般会出现以下特征：坐卧不安，行为重复或无所适从，有时还会出现强迫性定向行走；注意力不能集中，做事常出错；性格变化明显，容易急躁和发脾气，多疑，对现实不满，常常怀旧，可存有偏见。也有部分老年人变得内向、退缩，不愿主动与他人交往。大多数老年人易发生无诱因的头晕、疲劳、心悸、气促等症状。总之，行为举止明显不同于以往，离退休前后判若两人。情绪和行为方面的改变往往可以引起一些疾病的发生，或使原有的慢性疾病加重。

离退休老年人心理障碍的实质在于离退休导致老年人社会角色的转变。因此，对离退休老年人的护理与健康指导可包括以下几点。①帮助老年人正确认识离退休：个体到了一定年龄，因为职业功能的下降，所以顺应社会制度退休养老，这是社会对老年人的关心和照护；②提前做好离退休心理准备：适当减少工作量，多与已退休人员交流，寻找精神依托，为离退休做好准备；③缩小离退休的心理落差，避免消极情绪：鼓励老年人可以通过再就业、探亲访友等方式提升自我主观幸福感，从而对心理健康产生积极作用。当出现身体不适、心情不佳、情绪低落时，主动寻求帮助，切忌讳疾忌医。对于出现严重不适的老年人，必要时可在医生的指导下适当服用药物，以及接受心理治疗；④营造良好的环境，加强社会支持：社会及家庭应当给予离退休老年人必要的客观支持和情感支持，帮助离退休后老年人努力适应离退休可能带来的心理变化，以促进其心理健康，促进社会角色的顺利转换。

（六）空巢综合征

空巢家庭主要指无子女或子女成人后相继离开家庭，导致老年人独自生活的家庭，其中包括独居老年人和老夫妇二人的空巢家庭。根据空巢程度的不同而产生不同的影响，又将子女都在国外或外地，或无子女的老年人定义为绝对空巢；和子女在同一个城市，但不在一起居住的老年人定义为相对空巢。人口结构老龄化和家庭结构空巢化是我国社会经济发展中带有全局性、战略性的问题。由于社会发展，家庭结构的核心化和空巢化转向是一种必然趋势，空巢家庭将会成为未来老年家庭最重要的类型。空巢综合征（empty nest syndrome）指老年人处于空巢环境中而引发的一种心理危机，长期的空巢生活造成老年人出现孤独、悲伤、敏感及人际疏离，在精神疾病分类中属于"适应障碍"，多发生于独居老年人中。据统计，在我国空巢老年人数量已超过总体老年人口的一半，部分大城市和农村地区的空巢老年人比例已达到70%。空巢老年人一生经历多次角色转变，若适应不良极易诱发各种身心问题，不仅影响老年人的生活质量，还会给家庭与社会带来各种困难。

空巢综合征的主要表现与特征为：

1. 精神空虚，无所事事　子女离家之后，父母从原来多年形成的紧张而规律的生活，突然转变为松散、无规律、单调的生活，缺乏精神慰藉，对自己的存在价值表示怀疑，若不能很快适应，便会出现情绪不稳、烦躁不安、消沉抑郁等。

2. 孤独、悲观、社会交往少　一般人都很难适应长期的孤独，特别是老年人，一旦出现"空巢"，他们会在感情上和心理上失去支柱，对自己存在的价值表示怀疑，心情抑郁，行为退缩，深居简出，很少与社会交往。严重者出现抑郁症状，觉得生活没有意义，对什么都不感兴趣，经常回想往事，感觉悲观失望、心情沮丧、压抑、郁郁寡欢，甚至出现自杀的想法和行为。

3. 躯体化症状　长时间空巢生活产生的不良情绪可导致一系列的躯体症状和疾病，出现失眠、早醒、睡眠质量差、头痛、乏力、食欲不佳、心慌气短、消化不良等症状，重者还可罹患消化道溃疡、高血压、冠心病等疾病。同时，空巢综合征使老年人产生精神情绪变化，也会导致神经内分泌系统调节紊乱、免疫功能减退，抵抗力下降，进而引发各种疾病或加重原有疾病。

空巢综合征的护理　①正视"空巢"；②夫妻互助：指导老年夫妇之间相互给予更多的关心、体贴和安慰，建议培养共同爱好，共同参加文娱活动或公益活动，建立新的生活规律和情感支持系统；③子女关心：子女要经常与父母进行感情和思想的交流；④精神赡养：子女的关爱和慰藉是任何其他形式的帮助都不能替代的；⑤回归生活：应帮助老年人克服"空巢心理"，治疗空巢综合征的良药就是走出家庭，回归社会，找寻生活乐趣；⑥政策扶持：政府有关部门要采取有效政策，为空巢老年人提供经济、医疗、照护等方面的保障。

（七）老漂族心理

老漂族是指出于照顾第三代小孩、养老、工作等目的而迁徙至新城市生活的老年流动人群，又称"随迁"老年人、"候鸟型"老年人等。老漂族兼具"流动性"和"高龄"双重特征，相较于一般流动人口，老漂族处于生命历程的后期，在城市生活、融合等方面存在更多问题。由于子女关怀不够、生活习惯冲突、社会帮扶不足等原因，老漂族易出现孤独、焦虑、抑郁等心理问题，其主观幸福感低于其他老年人群。

老漂族心理的护理　①建立健全的服务保障制度：政府应提升基本公共服务均等化水平，保证老漂族与本地老年人享有平等的基本公共服务，完善异地就医结算等制度，解决老漂族迁入后的实际难题；社区应为老漂族定制专业、个性化的服务，促进老漂族的社会融合，组织丰富多彩的老年活动，搭建邻里沟通的桥梁，减少老漂族的思乡情绪；②关心老漂族的心理健康：子女需践行尊老、孝老、赡养的伦理责任，多理解、少指责，减少冲突，营造良好的家庭氛围；主动与老年人多谈心聊天，关注老年人的情绪情感需求；鼓励并支持或陪伴老年人参与社会活动，帮助其结交新朋友，缓解孤独；③提高老漂族自身的适应能力：老年人自己可在空闲时间自发组织、参与社会活动，主动融入周边环境，培养新的兴趣爱好，增进心理归属及文化融合。

第二节　老年常见精神障碍及其护理

一、老年焦虑症及其护理

焦虑症是以焦虑为主要临床表现的神经症，包括惊恐障碍（发作）和广泛性焦虑两种主要的临床形式。老年焦虑症的临床表现形式有异于青、中年患者，因为老年人的应对能力随年龄增长而减弱，在受到不良心理社会因素的影响时，患者不一定表现为焦虑，而是将注意力转移到躯体症状方面。另外，由于患者的认知功能障碍，也可能因遗忘或否认等因素，从而掩盖了焦虑症状的存在。

【护理评估】

（一）健康史

1. 一般情况　评估老年人的精神状况、睡眠情况、营养状况、生活自理能力、躯体不适等。

2. 既往史　评估老年人既往是否有吸烟史，是否有高血压、冠心病、糖尿病等病史。

3. 病因和危险因素　焦虑症的病因迄今未明，但可能与素质、遗传及生化代谢异常及心理社会因素等有关。

（二）身体状况

焦虑症以惊恐发作或广泛性焦虑为主要临床表现，常伴有头晕、胸闷、呼吸困难、口干、尿频、尿急、出汗、震颤和运动性不安等躯体症状。

1. 急性焦虑　惊恐发作（panic attack）是急性焦虑的主要表现形式，往往在没有任何客观危险的情况下发生，发作不可预测。发作时患者突然出现强烈的恐惧，有强烈的濒死感、失控感或窒息感，并产生妄想和幻觉。因为患者感觉胸闷、气急等，所以时有惊叫、呼救，一般持续几分钟到几小时，之后症状缓解或消失。

2. 慢性焦虑　以缺乏明确对象和具体内容的提心吊胆和紧张不安，或对现实中的某些问题过分担心或烦恼为特征，同时伴有自主神经症状和紧张性不安、心烦意乱、担心大祸临头的恐慌感。起病缓慢，常无明显诱因。

（三）实验室和其他辅助检查

1. 血液生化指标　可以帮助排除其他疾病或药物的副作用。

2. 甲状腺功能　检查甲状腺功能是否异常，对治疗焦虑症患者非常有帮助。

3. 心电图检查　可排除老年焦虑症患者是否患有心脏病或其他心血管系统的问题。

【护理诊断／问题】

1. 焦虑　与恐惧、担忧、不愉快的观念反复出现等有关。

2. 个人应对无效　与严重焦虑、无力应对压力情景有关。

3. 睡眠型态紊乱　与焦虑引起精神压力有关。

【护理目标】

1. 患者恐惧、担忧、不愉快的情绪得到缓解。

2. 患者能有效应对压力情景。

3. 患者睡眠质量得到改善。

【护理措施】

1. 一般护理　提供安全、安静、舒适的环境，减少环境因素的不良刺激。态度和蔼，建立良好的护患关系。对患者提出的问题予以指导，帮助正确应对惊恐的发作。

2. 对症护理　惊恐发作时，应有人陪伴，并让患者尽快离开发作现场，按操作规范进行治疗与护理；在病情未缓解时，患者易激惹，常因小事而大怒，护理人员对患者现状表示理解、同情，努力缓解患者的焦虑情绪；指导安排患者参加工娱治疗和各项文体活动，以便分散注意力。

3. 协助医生进行治疗　鼓励患者表达其所恐惧的事物或环境，协助其重建过去认为害怕的境况，进行脱敏疗法等行为治疗，帮助患者减轻和消除恐惧。

4. 用药护理　护理人员应了解各类药物的特点。①苯二氮䓬类药物：对老年人的认知功能会带来较大的影响，且易产生滥用，故此类药物不适合长期使用。如已使用苯二氮䓬类，不可马上停药，应缓慢减少药物用量，否则易导致复发；②β受体阻滞剂（如普萘洛尔）：对惊恐发作有效，但用量的个体差异较大，有时难以掌握用药；③三环类抗抑郁药药物：对惊恐发作有较好疗效且价格便宜，但因不良反应大而不适宜老年患者使用；④丁螺环酮和坦度螺酮：对老年广泛性焦虑患者有较好疗效，可酌情选用，但需注意药物的不良反应。丁螺环酮和坦度螺酮属于5-羟色胺受体激动剂，药物主要通过肝来代谢，大部分通过肾排泄，肝肾功能不全者慎用，用药须从小剂量开始，视患者的躯体情况，在医生的指导下逐步调整剂量，用药过程中应注意心电图和肝功能的变化。同时，服用该类药物可能出现头晕、头痛、视物模糊、失眠、出汗、恶心、呕吐，或者由于胃肠功能紊乱引起便秘等，所以在服药期间不宜驾驶车辆、操作机械或高空作业；⑤选择性5-羟色胺再摄取抑制药：对老年广泛性焦虑也有较好疗效，且不良反应较少，现已使用较为广泛，但在使用时需注意药物之间的交叉作用等问题。

5. 健康教育　让患者及其家属正确了解疾病知识，充分认识焦虑症不是器质性疾病，对人的生命没有直接威胁，不应该有任何精神压力和心理负担；教会患者使用缓解和消除恐惧、焦虑情绪的方法，如肌肉放松技巧、深呼吸运动；指导患者使用促进睡眠的方法，如减少睡前活动、睡前饮热牛奶、热水泡脚，以及利用放松技巧等。

【护理评价】

1. 患者焦虑症状得到缓解。

2. 患者能有效应对压力情景。

3. 患者主诉睡眠质量较好。

二、老年抑郁症及其护理

抑郁是一种以持续的情绪低落为特征的情感性精神障碍，是老年人常见的精神疾病之一。老年抑郁症是指年龄在60岁以上的抑郁症患者，狭义的老年抑郁症是指首次起病年龄在60岁以上的抑郁症患者。

【护理评估】

（一）健康史

1. 一般情况　评估老年人的精神状况、睡眠情况、营养状况、生活自理能力、躯体不适状况等。

2. 既往史　评估老年人既往是否有吸烟史，是否有高血压、冠心病、糖尿病等病史。

3. 病因和危险因素　抑郁症的病因迄今未明，现普遍认为与遗传、神经递质代谢异常、神经内分泌功能失调、器质性因素、心理社会因素等密切相关。

（二）身体状况

典型的抑郁症发作表现为情绪低落、思维迟缓及活动减少等。老年抑郁症发作的临床症状常不太典型，与中、青年患者存在一些差别，以躯体不适为主诉者较为多见。

1. 情感低落与焦虑、激越混合　老年患者对其忧伤的情绪常不能确切地表述，常用"心里难受""没有意思"等替代，或对外界环境的变化无动于衷。为掩盖或否认心情不好而常强装笑脸，使身边的人也无法认识到病情的严重性。老年抑郁症患者还可有焦虑和激越，紧张担心、坐立不安，有时躯体性焦虑会完全掩盖抑郁症状，有的患者无故抱怨他人对自己不好，未尽到责任等，有的患者言行激越，导致人际关系恶化。

2. 意志活动减退　患者可表现为行动缓慢，生活懒散，不想说话（言语少、语调低、语速慢），总是感到精力不够，全身乏力，体验不到乐趣，不愿参加正常的活动，甚至疏远亲友、闭门独居。

3. 思维迟缓　患者思维联想缓慢，反应迟钝，老年抑郁症患者大多存在一定程度认知功能（记忆力、计算力、理解和判断能力等）损害的表现，比较明显的为记忆力下降，需与老年期痴呆相鉴别。痴呆多为不可逆的，而抑郁则可随着情感症状的改善有所改善。

4. 躯体不适，主诉多　主要表现为疼痛综合征，如头痛、颈部痛、腰酸背痛、腹痛和全身慢性疼痛；消化系统症状，如食欲不佳、腹胀腹痛、恶心、嗳气、腹泻或便秘等；心血管系统疾病症状，如胸闷和心悸。患者的躯体不适往往掩盖抑郁症状，而成为就诊的主诉。此外大多数人还会表现为睡眠障碍、入睡困难、睡眠浅且易醒、早醒，早醒后患者即陷入痛苦和绝望之中。

5. 自杀观念和行为　是常见的症状，也是最危险的症状，严重抑郁发作的患者常伴有消极自杀观念和行为。老年抑郁症患者更倾向于采取回避、自责、幻想等消极的应对方式，在情绪低落等的影响下出现关系妄想、自责自罪、嫉妒妄想等症状，尤其抑郁与躯体疾病共病的情况下，自杀的成功率较高，但患者常不明确表达，甚至否认有自杀观念。因此患者家属需加强关注，严密防备。

6. 疑病症状　患者常以躯体不适症状为主诉（消化系统最常见，便秘、胃肠不适是主要的症状），主动要求治疗，对躯体疾病的关注和感受远远超过了实际得病的严重程度。因此表现出明显的紧张不安、过分的担心。患者辗转于各大医院进行各项检查并要求医生给予保证，如要求得不到满足则抑郁症状更加严重。

（三）实验室和其他辅助检查

1. 抑郁评估量表　常用的评估工具有老年抑郁量表（GDS）、汉密尔顿抑郁量表（HAMD）、抑郁自评量表（SDS）等。

2. 影像学检查　CT、MRI检查显示脑室扩大和皮质萎缩。

【护理诊断/问题】

1. 有自杀的危险　与悲观情绪、自责自罪观念、无价值感等有关。

2. 营养摄入量低于机体需要量　与食欲不佳、自责自罪观念、失眠等有关。

3. 睡眠型态紊乱　与悲观情绪及精神压力有关。

【护理目标】

1. 患者未发生自杀、自伤的危险行为。

2. 患者营养状况得到改善。

3. 患者睡眠质量得到改善。

【护理措施】

1. 一般护理　提供舒适、安静、安全的环境，杜绝出现危险物品如刀、绳、玻璃，生活设施应安全，不能用作自杀工具；保障患者有足量的进食与饮水，多吃富含蛋白质、维生素的食品；加强生活护理，对绝食、拒绝服药的抑郁症患者，应有专人劝导并协助喂食，必要时鼻饲流质食物及药物；保持合理的休息和睡眠，鼓励患者白天参加各种娱乐活动和适当的体育锻炼，为患者创造舒适、安静的入睡环境。

2. 用药护理　老年抑郁症容易复发，因此强调长期服药，大多数患者应持续服药2年，而对于有数次复发的患者，服药时间应该更长。用药期间可能出现不良反应，如服用三环类和四环类抗抑郁药可出现口干、便秘、视线模糊、直立性低血压等不良反应，导致患者对治疗信心不足或不愿治疗，表现为拒绝服药、藏药或随意增减药物。需耐心说服患者，严格遵医嘱服药，不可随意增减药物。

3. 加强患者管理 老年抑郁症患者可出现自伤、自杀、不合作、冲动等行为，所以必须适当限制患者的行为，密切巡视，掌握上述异常行为的发生规律，并预见可能出现的后果。对有明显自杀危险的患者应安置在重点病房，专人看护，定期密切巡视，患者的活动范围应限制在医护人员的视线范围内，并认真做好交接班工作。严格执行危险物品管理制度和服药（治疗）制度，外出时必须严格执行陪伴制度。严密观察病情变化，尽早发现自伤、自杀先兆。因抑郁症有昼重夜轻的发作特点，故对早醒的患者应严格监测，防止自伤、自杀。一般而言，患者选择的自杀时间均在医护人员疏于防范时（如凌晨、进餐、交接班、节假日或抢救患者时），自杀地点多选在僻静之处，应加强监测。

4. 心理护理 充分理解患者的抑郁体验，鼓励患者主动诉说内心的痛苦和想法，尊重患者的隐私权，并与其讨论积极的应对方式，帮助患者回顾自己的优点、长处、成就等来增加正向的看法，但不宜对患者进行强制性或防卫性教育与辩论，当患者的病情恢复到一定程度时，才可对其病态体验提出合理的解释。

5. 健康指导 对患者及家属进行老年抑郁症的防治知识教育指导，鼓励患者及家属积极配合医疗及护理工作，充分动员和利用社会支持系统；教会患者应对失眠的方法，培养良好的作息规律，减少日间睡眠时间；在病情得到基本控制后，应教育患者如何正确对待疾病，如何巩固与维持治疗，并为回归社会积极准备。

【护理评价】

1. 患者未发生自杀自伤的危险行为。

2. 患者营养状况良好。

3. 患者睡眠质量得到改善。

三、老年睡眠障碍及其护理

睡眠障碍（sleep disorders）是指睡眠质或量的异常，或在睡眠时发生某些临床症状，也包括影响入睡或保持正常睡眠能力的障碍，是睡眠和觉醒正常节律性交替紊乱的表现。

【护理评估】

（一）健康史

1. 一般情况 评估老年人的精神状况、环境因素，是否服用影响睡眠的药物等。

2. 既往史 是否有睡眠呼吸暂停低通气综合征、脑卒中、心血管疾病等。

3. 病因和危险因素 大多数老年人由于大脑皮质功能减弱，新陈代谢减慢，影响正常的睡眠过程，常常出现维持睡眠困难，总睡眠时间减少，夜间觉醒增加，对外界刺激的敏感度增高等，因此老年患者更易发生睡眠障碍。

（二）身体状况

1. 失眠 老年人失眠是比较常见的一种睡眠障碍。特征为入睡困难、睡眠浅和易醒、早醒等。伴随心理和生理既往史、生活环境改变、精神刺激等影响睡眠的因素。

2. 睡眠呼吸暂停低通气综合征 老年人普遍存在呼吸肌无力、肥胖、伴随疾病、夜间尿频等多种原因，是产生睡眠呼吸障碍的主要危险因素。出现反复的呼吸窒息，持续时间一般为 10～30 s，甚至更长，导致夜间醒来，影响睡眠质量，容易出现白天疲劳、嗜睡等症状。

3. 嗜眠症或过度嗜睡　老年人常有过度嗜睡或昏睡状态，特别是在午餐后或晚间会加剧。此外，中枢性嗜睡症、急性脑膜炎后遗症、服用某些精神药物等因素也会引起嗜睡问题。

4. 梦魇障碍　老年人梦魇发生的频率比年轻人高，特别是在夜间的快动眼睡眠期发生衰退的情况下，容易出现负面情绪，如焦虑、惊恐，并可能影响睡眠质量。

5. 运动障碍性睡眠障碍　在全身性运动障碍的同时常伴有梦境化，睡眠期间周期性重复和刻板的肢体运动，导致夜间醒来和睡眠质量差。

（三）实验室和其他辅助检查

1. 多导睡眠监测　对老年睡眠障碍的诊断、分类和疗效评估非常有帮助。

2. 血气分析　可以检查患者有无缺氧、呼吸功能异常等情况。

3. 耳鼻喉科检查　可以排除上呼吸道阻塞等导致的睡眠障碍。

4. 神经影像学检查　对于有脑部病变的患者需要进行相关检查来了解病变情况。

【护理诊断／问题】

1. 睡眠型态紊乱　与焦虑、睡眠环境改变、药物影响等有关。

2. 焦虑　与睡眠型态紊乱有关。

3. 疲乏　与失眠、异常睡眠引起的不适状态有关。

4. 知识缺乏　缺乏有效睡眠管理的相关知识。

【护理目标】

1. 患者的睡眠质量得到改善。

2. 患者的焦虑情况得到缓解。

3. 患者睡眠质量改善，未出现疲乏等症状。

4. 患者及家属掌握睡眠管理的相关知识。

【护理措施】

1. 一般护理　为老年患者创造舒适的睡眠环境，保持空气流通、合适的温湿度、床褥整洁干净；将患者夜间常用的物品如水杯、尿壶放在易取的地方；协助睡眠呼吸暂停综合征患者采取侧卧位睡眠，使用睡眠枕，保证患者头偏向一侧。

2. 心理护理　运用支持性心理护理有利于帮助患者认识心理刺激、不良情绪对睡眠的影响，使患者学会自行调节不良情绪，正确面对心理因素，消除失眠诱因；主动与老年患者沟通，耐心倾听主诉，了解其心理需求，认真分析其心理问题，从而针对性地采取心理护理措施；鼓励患者以积极态度面对疾病、树立信心，告知患者睡眠与疾病的关系，养成良好生活习惯等。

3. 认知行为治疗　帮助患者了解睡眠的基本知识，找到失眠的原因；告知患者要对睡眠保持符合实际的期望，不要让白天发生的不愉快影响睡眠、不试图入睡；不给睡眠施加压力，一夜睡不好后不要悲观，学会承受睡眠缺失的后果；引导患者以正确的态度对待失眠，消除患者对失眠的顾虑，解除心理负担，纠正恶性循环状态。

4. 重建规律、有质量的睡眠模式　运用刺激控制训练、睡眠限制等行为疗法来帮助患者建立正常的睡眠模式；告知患者把床当作睡眠专用场所，感到困倦时才上床，限制待在床上的时间，不在床上从事与睡眠无关的活动；无论夜间睡眠如何都必须按时起床，避免白天睡觉等。

5. 放松疗法　老年睡眠障碍患者大多缺乏有效睡眠管理的相关知识，教会患者采用睡前诱导放松的方法，包括腹式呼吸、肌肉松弛法等放松疗法，有利于使其学会有意识地控制自身的心理生理活动，降低唤醒水平。

6. 睡眠卫生宣教　医护人员应加强健康睡眠知识的普及与宣传，应告知患者生活规律，包括三餐、睡眠、饮水、工作的时间尽量固定；睡前两小时避免易兴奋的活动，如阅读使人兴奋的小说；营造最佳的睡眠环境，避免光线过亮或直射脸部；维持适当的温湿度，保持空气流通，避免噪音干扰。

【护理评价】

1. 患者的睡眠质量得到改善。

2. 患者的焦虑情况得到缓解或未出现焦虑。

3. 患者睡眠质量改善，未出现疲乏等症状。

4. 患者及家属掌握睡眠管理的相关知识。

四、阿尔茨海默病及其护理

阿尔茨海默病（Alzheimer disease，AD）是一组病因未明的原发性退行性脑变性疾病。起病可在老年前期，但老年期发病率更高，起病潜隐，缓慢而不可逆地进展，临床上主要表现为痴呆综合征。

【护理评估】

（一）健康史

1. 一般情况　评估患者的体重、吸烟情况、睡眠情况、精神状况、记忆力、自理能力等。

2. 既往史　评估患者有无脑外伤史、心血管疾病、脑卒中等病史。

3. 病因和危险因素　AD 的病因迄今未明，现一致认为本病与遗传、大脑病理性改变和神经生化异常有关。最显著的组织病理学特征为在神经细胞之间形成大量以沉积的 β 淀粉样蛋白为核心的老年斑和神经细胞内存在神经纤维缠结。

（二）临床表现

起病多潜隐，疾病进展缓慢而持续，少数患者可在受精神刺激、患躯体疾病后开始出现症状。

1. 轻度痴呆期　起病后 1～3 年。患者表现为记忆减退，近事遗忘突出；判断能力下降，难以处理复杂的问题；不能独立进行家务、经济事务等高级日常活动；情绪不稳，偶尔激惹，常有多疑；出现空间定向困难，易迷路；言语词汇少，命名困难。

2. 中度痴呆期　起病后 2～10 年。患者表现为近期记忆严重受损，远期记忆受损但未完全丧失；时间、地点定向障碍，常迷路并出现失语、失用和失认；不能独立进行室外活动，在穿衣、个人卫生等基本生活方面需要帮助；对人冷漠、缺乏羞耻感、急躁不安；行为紊乱，常走动不停、无目的地翻箱倒柜或出现攻击行为等，可见尿失禁。

3. 重度痴呆期　起病后 8～12 年。患者已经完全依赖照护者，记忆力严重丧失，仅存片段的记忆；日常生活不能自理，大小便失禁，呈现缄默、肢体僵直，查体可见锥体束征阳性，有握持、摸索和吸吮等原始反射。最终昏迷，一般死于感染等并发症。

（三）实验室和其他辅助检查

1. 影像学检查　CT 或 MRI 显示有脑萎缩且进行性加重；正电子发射体层摄影（PET）可测得大脑的葡萄糖利用率和血液灌流量在某些脑区（疾病早期阶段的顶叶和颞叶，以及后期阶段的额前区皮质）有所降低。

2. 智能测验和记忆测验　可发现患者的智力衰退明显，记忆力减退或丧失。

【护理诊断/问题】

1. 自理缺陷　与认知行为障碍有关。

2. 有受伤的危险　与日常生活活动能力下降，以及行为紊乱、躯体活动障碍有关。

3. 语言沟通障碍　与理解和使用语言障碍有关。

4. 记忆功能障碍　与记忆进行性减退有关。

【护理目标】

1. 患者的自理能力有所提高。

2. 未发生跌倒、受伤等危险事件。

3. 患者沟通交流能力提高。

4. 通过记忆训练，患者能维持记忆或记忆下降有所缓解。

【护理措施】

1. 生活护理　①保证足够的饮食量与营养，观察患者的进食，对进食困难者给予帮助，防止因呛噎而导致窒息、死亡；②意识不清不能进食者，通过静脉或鼻胃管等供给营养；③轻、中度 AD 患者应尽可能给予自我照顾的机会，对患者进行生活技能训练；④对生活自理困难的患者，应协助料理生活；⑤对长期卧床、全面丧失生活自理能力的患者，要安排专人全面照顾生活和积极预防各种并发症的发生。

2. 用药护理　① AD 患者常忘记服药或服错药，因此服药时需医护人员全程陪伴，以免患者遗忘或服错药；②吞咽困难患者不宜服药片，最好将药片研磨后溶于水中服用；③观察用药不良反应；④伴有抑郁症、幻觉或自杀倾向的 AD 患者，做好药品管理，将药品放于患者拿不到的地方。

3. 加强患者管理　①尽量让患者在医护人员视线范围内活动，患者外出时需有人陪同或佩戴写有联系人姓名和电话的卡片或手环；②凡有自伤、自杀、冲动观念与行为的患者，应使其活动范围始终在医护人员视线范围内，必要时派专人看护；③正确处理患者的激越情绪，当其不配合治疗或护理时，不要强迫，稍待片刻等患者情绪稳定后再进行。

4. 心理护理　①建立良好的护患关系，维护患者的自尊与隐私，鼓励家人多陪伴老年人；②主动关心患者，尤其是因偏瘫、失语、生活不能自理而产生自卑、消极情绪的患者，多鼓励、安慰、支持患者；③鼓励患者之间进行相互交流；④对焦虑、抑郁和自卑的患者，鼓励其说出内心的感受，并予以同情、理解和心理上的安慰，并密切观察其言行举止，预测和预防不良事件的发生。

5. 康复训练　①记忆训练：利用与患者经历有关的老物件（如照片、报纸），通过讲述过去发生的事情，引导回忆过去难忘的瞬间，以帮助其恢复记忆并减少错误判断；对于严重记忆障碍者，为其制定日常生活安排表，帮助记忆；②自理能力训练：鼓励患者自理生活，并经常评估其生活自理能力，按照严重程度进行生活自理训练，如反复练习洗漱、穿脱衣物；③定向力训练：帮助患者不断熟悉与强化环境、时间和人物的定向。患者房间及其病床应有大而明显的标记；大指针的时钟和以日期分页的日历有助于提高患者对时间的定向力。尽量满足患者的合理需求，鼓励患者读报或收听广播、看电视等，可保持或促进患者对新发事件的兴趣。

6. 健康教育　①在病情许可的情况下，帮助患者适当了解自己的病情，并在医护人员的指导下增强行为自控能力；②指导照顾者和家属学习自我放松方法，合理休息，适当利用家政服务机构、社区卫生服务机构、医院和专门机构的资源，组织有 AD 患者的家庭相互交流，相互联系与支持。

【护理评价】

1. 患者的自理能力有所提高。

2. 未发生跌倒、受伤等危险事件。

3. 患者沟通交流能力提高。

4. 通过记忆训练，患者能维持记忆或记忆下降有所缓解。

五、血管性痴呆及其护理

血管性痴呆（vascular dementia，VD）又称为血管硬化性精神病，是指由脑血管病变所引起的以痴呆为主要临床表现的疾病。大多在 70 岁后发病，男性、高血压和（或）糖尿病患者、吸烟过度者中较为多见，常因卒中发作导致病情加重，病程波动，呈阶梯式发展。

（一）病因与发病机制

VD 的病因是脑血管病变，引起脑血流量降低，导致脑组织血液供应障碍，脑功能衰退，脑血流量降低的程度与痴呆的严重程度呈正比。由于脑血流量降低，可出现各种病理学改变，如双侧大脑中动脉、大脑后动脉供血范围内的皮质和皮质下的梗死（出现多发性梗死性痴呆），丘脑、海马及额叶底面的梗死（出现关键部位梗死性痴呆），多发皮质 - 皮质下小梗死（出现小血管梗死性痴呆）。

（二）临床表现

VD 起病较 AD 急，早期可只有脑衰弱症状，出现轻度记忆力减退或主动性下降，痴呆表现并不明显。随病情进展，痴呆症状呈阶梯式出现，但在早期自知力和判断力保持良好。血管性痴呆患者通常表现出相对明显的执行功能障碍，比如无法制订工作生活计划、无法处理日常事务、与他人出现沟通交流障碍。有的患者会出现情绪及性格改变，如淡漠、焦虑、抑郁、欣快，甚至幻觉、妄想、哭笑无常。当出现躯体合并症、急剧环境变化、精神创伤，尤其是发生脑卒中时，痴呆症状呈阶梯式加重，晚期成为全面性痴呆。

（三）实验室或其他检查

CT 或 MRI 检查可见多发性脑梗死，或多发性腔隙性脑梗死，多位于丘脑及额颞叶，或有皮质下动脉硬化性脑病表现。

护理诊断及措施详见第五章第二节阿尔兹海默病的护理。

（李乐之）

 习题

一、单项选择题

1. 心理健康的首要标准是
    A. 情绪稳定
    B. 人际和谐
    C. 认知正常
    D. 人格健全

2. 下列指导老年人家庭共同维护老年人心理健康的措施中，不正确的是
    A. 指导家人与老年人相互理解
    B. 子女与父辈发生矛盾后要尽量回避以减少争执
    C. 认真对待老年人的再婚问题
    D. 老年人要善于倾听子女的意见和建议

3. 老年女性，65 岁，自入院以来，一直沉默寡言，闷闷不乐，有时偷偷流眼泪，情绪极度低落，则这位老年人的主要心理问题是
    A. 焦虑
    B. 抑郁
    C. 恐惧
    D. 孤独

4. 当老年人个人的社交需求与实际社交水平之间存在差距容易出现的心理问题是
    A. 焦虑
    B. 自卑
    C. 孤独
    D. 抑郁

5. 急性焦虑的典型表现是
    A. 血压升高
    B. 紧张不安
    C. 惊恐发作
    D. 脉搏加快

6. 老年抑郁症患者最常见的主诉是
    A. 心情低落
    B. 焦虑、恐惧
    C. 自杀倾向
    D. 躯体不适

7. 老年人最常见的睡眠障碍是
    A. 梦魇
    B. 嗜睡
    C. 失眠
    D. 梦游

8. 阿尔兹海默病轻度痴呆的表现是
    A. 出现各种神经症状如失语、失认、失用
    B. 基本日常生活活动困难
    C. 记忆力减退，对近期事物遗忘突出
    D. 呈现肢体僵直

9. 血管性痴呆与阿尔兹海默病的最大差异是
    A. 改善脑循环可使症状缓解
    B. 感觉障碍

  C. 痴呆   D. 悲观、失望

10. 下列哪个是评估抑郁的量表

  A. GDS-15   B. SAS

  C. MMSE   D. HAMA

二、简答题

1. 请简述老年人心理健康的界定标准。

2. 请简述老年人抑郁症的表现。

第六章　老年综合征及其护理

◎ **案例 6-1**

　　李奶奶，81岁，独居，傍晚时分邻居发现其跌倒在家门外，当即不能站立，右髋部疼痛异常，送往医院。患者有高血压病史 20 余年，一直服用两种降压药，具体药名不详。有慢性青光眼病史，视力较差。双膝骨关节炎 10 余年。前一次跌倒是在两个月前，当时可站立和行走，无其他不适。

　　体格检查：体温 37.1℃，脉搏 80 次 / 分，呼吸 20 次 / 分，血压 140/85 mmHg，全身体检未见明显异常。X 线摄片检查，显示患者股骨颈头下型骨折，完全移位。

　　请问：

　　1. 患者发生跌倒的危险因素可能有哪些？

　　2. 跌倒时，若护士在场应该如何急救？

　　3. 患者出院前，护士应该从哪几个方面指导患者和家属预防再跌倒？

　　当前全球各国老龄化趋势加剧，我国是世界上老龄人口数量最多、老龄化速度最快的国家，面临着"未富先老""老龄不健康"等严峻形势。随着年龄的增长，老年人由于衰老和疾病的共同作用，容易产生各种不适症状，严重影响老年人的各项功能和生活质量。正确认识和评估老年综合征，采取多学科团队协作的方式，积极有效地预防和护理老年人的健康问题，既能提升老年人的生命质量，又可以促进医疗护理资源的利用与配置的进一步优化。

第一节　概　述

　　老年综合征（geriatric syndrome，GS）是指老年人因老化、多种疾病或多种原因导致的同一临床表现的非典型症状或非特异性症候群，包括跌倒、衰弱、吞咽障碍、口干燥和营养不良等。老年综合征以老化和疾病为背景，是造成生活功能下降或生命质量下降的主要原因。因此，应重视对老年综合征的评估和管理，预防其导致的各器官功能下降和寿命缩短等不良影响。

一、老年综合征的特点

老年综合征呈慢性病程，有许多共同特征，常见于衰弱的老年人。

1. 以老化为背景 随着年龄的增长，老年人出现衰老相关非典型症状，如视力/听力下降、认知功能下降、营养不良、尿失禁、跌倒等，发生率随年龄的增长而增加。

2. 非特异性和交互作用 老年综合征的各种症状，既独立存在又相互影响、相互作用，例如营养不良是老年综合征的一种症状，同时也是跌倒的危险因素，而跌倒损伤后因疼痛、活动量减少等原因又会加重营养不良。

3. 多因一果 老年综合征同时存在多种潜在的病因和危险因素，这些因素相互作用，造成了多种器官系统的损伤和功能减退，同一疾病的发生可能是由于多种原因造成的，如老年人可能由于认知障碍、睡眠障碍、视听障碍、疼痛等多种因素相加，导致跌倒和谵妄的发生。

4. 综合干预 老年综合征是由多种危险因素共同造成的，单一的干预方法往往是无效的，需要采用综合的干预方法进行预防和治疗。

二、老年综合征的护理评估

老年综合征复杂多样，一般的疾病诊断通常无法揭示老年人健康状况的全貌，需要医生、护士、康复师、营养师、临床药师等的多学科团队协同评估。临床上现有一套初步筛查老年综合征的评价量表，包括跌倒、吞咽障碍、睡眠障碍、尿失禁、便秘、营养不良、疼痛、压力性损伤8个方面，共59个条目，可为临床初步筛查提供较详细的评估条目和评分原则。

三、老年综合征的管理及预后

老年综合征会导致老年人的日常活动能力下降、独立性降低、依赖性增加、住院时间延长、病情加重等，严重影响老年人的身心健康和生活质量，应将识别和评估老年综合征作为管理的第一步。因此，进行多学科协作，首先选用老年综合征评估工具进行评估，根据评估结果针对性地提供最佳的护理措施防治老年综合征，实施精准护理，可以提高老年人的独立性、降低再入院概率、缩短住院时间，促进其快速康复。

第二节 跌倒及其护理

跌倒（fall）是一种不能自我控制的意外事件，指个体突发的、不自主的、非故意的导致身体任何部位（不包括双脚）的体位改变，使部位停留在地面或者比初始位置更低的地方。跌倒可导致骨折、软组织损伤及头部损伤，不仅严重影响老年人的基本生活能力和身心健康，还可能导致残疾或死亡。跌倒可发生于任何年龄，但在老年人中的发生率更高（21%～44%）。此外，跌伤造成的医疗费用，以及致残需要的康复或照护费用给我国乃至全球带来巨大的经济成本耗费。

【护理评估】

（一）健康史

1. 一般资料　评估患者的年龄、性别、生活状况、社会情况等信息。

2. 既往史　了解老年人的既往病史和用药史，以及是否有发生过跌倒、有无惧怕跌倒的心理。

3. 跌倒的危险因素　分为内在危险因素和外在危险因素。跌倒常见的危险因素是有跌倒史、认知功能下降，以及患有营养不良、轻度或重度痴呆和抑郁症的老年人。

（1）内在危险因素

1）生理因素：随着年龄的增长，老年人各个器官功能逐渐减退，尤其是中枢神经系统、感觉系统、运动系统等结构和功能的损害和退化更容易引发跌倒。如老年人骨质疏松会导致与跌倒相关骨折的发生。

2）疾病因素：①神经系统疾病：脑卒中、帕金森病等；②心血管疾病：心肌梗死、心力衰竭、直立性低血压等；③眼部疾病：白内障、青光眼、黄斑变性等；④心理及认知因素：痴呆、抑郁症等；⑤其他：晕厥、偏瘫、感染、尿失禁等。

3）药物因素：某些药物会影响老年人的意识、精神、平衡等从而增加跌倒风险，主要包括抗精神类药物、降压药、降糖药、血管扩张药等。

4）心理因素：焦虑、抑郁、沮丧等不良情绪会使老年人产生社交隔离或对环境的感知度下降，从而增加跌倒风险。此外，有过跌倒史的老年人，往往因惧怕跌倒而限制活动，导致行为能力下降从而影响步态和平衡能力，增加跌倒风险。

（2）外在危险因素

1）环境因素　①室内环境因素：如灯光昏暗、地面湿滑或不平坦、家具摆放位置不合理、卫生间马桶高度不合适或没有扶手等；②室外环境因素：台阶高低不等、人行道不平坦、雨雪天气、拥挤等；③个人环境：居住环境发生改变，尤其是老年人因搬迁或住院进入陌生环境，以及不合适的衣物和行走辅助工具等。

2）社会因素：老年人独居、社会交往水平、教育水平、收入水平和卫生保健水平等都会增加跌倒的风险。

（3）跌倒风险评估：住院老年患者一般使用 Morse 跌倒评估量表（Morse fall scale，MFS）（表 6-1）、老年人跌倒风险评估工具（fall risk assessment tool，FRA）（表 6-2）进行跌倒风险的评估。

表 6-1　Morse 跌倒评估量表（MFS）

项目	评分标准
跌倒史	无 = 0；有 = 25
超过一个医学诊断	无 = 0；有 = 15
使用行走辅助工具	否、卧床 = 0
	拐杖、助步器、手杖 = 15
	扶靠家具行走 = 30

项目	评分标准
静脉输液或使用肝素	否 = 0；是 = 20
步态	正常、卧床不能移动 = 0
	双下肢软弱乏力 = 10；残疾或功能障碍 = 20
认知状态	量力而行 = 0；高估自己或忘记自己受限制 = 15

注：总分为 125 分，< 25 分为低风险，25 ~ 45 分为中风险，> 45 分为高风险。

表 6-2　老年人跌倒风险评估工具（FRA）

项目	权重	得分	项目	权重	得分
运动			**睡眠状况**		
步态异常 / 假肢	3		多睡	1	
行走需辅助设施	3		失眠	1	
行走需他人帮助	3		夜游症	1	
跌倒史			**用药史**		
有跌倒史	2		新药	1	
因跌倒住院	3		心血管药物	1	
精神不稳定状态			降压药	1	
谵妄	3		镇静、催眠药	1	
痴呆	3		戒断治疗	1	
兴奋 / 行为异常	2		糖尿病用药	1	
精神恍惚	3		抗癫痫药	1	
自控能力			麻醉药	1	
大便 / 小便失禁	1		其他	1	
频率增加	1		**相关病史**		
保留导尿	1		神经科疾病	1	
感觉障碍			骨质疏松症	1	
视觉受损	1		骨折史	1	
听觉受损	1		低血压	1	
感觉性失语	1		药物 / 乙醇戒断	1	
其他情况	1		缺氧症	1	
			年龄 80 岁及以上	3	

注　最终得分：低危，1 ~ 2 分；中危，3 ~ 9 分；高危，10 分及以上。

（二）跌倒后评估

跌倒后评估主要评估跌倒现场状况和跌倒后的身体状况，包括老年人跌倒时的周边环境、跌倒时着地部位、能否独立站起、有无受伤及受伤部位等，并对老年人进行全面细致的体格检查。如跌倒时臀部先着地并出现局部剧烈疼痛、不能行走或跛行等表现，应怀疑发生髋部股骨颈骨折；跌倒时向前扑倒并出现局部肿胀、疼痛、破损和功能障碍等表现时，应怀疑发生股骨干、髌骨或上肢前臂骨折。此外，生命体征、意识状况等的观察评估也很重要。

（三）辅助检查

根据跌倒后的具体情况选择相应的检查项目，如 X 线、CT、MRI，必要时进行诊断性穿刺。

（四）心理－社会状况

了解老年人是否存在焦虑、抑郁等不良情绪，以及有无社会交往减退的情况。此外，还应注意有跌倒史的老年人有无跌倒后恐惧，是否存在因害怕跌倒而导致外出活动减少、活动能力减弱等情况。

【护理诊断】

1. 有受伤的危险　与跌倒有关。
2. 急性疼痛　与跌倒后损伤有关。
3. 恐惧担心　与害怕再跌倒有关。
4. 活动能力障碍　与跌倒受伤引起骨骼和肌肉损伤有关。

【护理目标】

1. 老年人跌倒后能够获得有效的处理和护理。
2. 老年人能够缓解或消除疼痛。
3. 老年人对跌倒的恐惧心理减轻或消除，理解并能进行跌倒防护。
4. 老年人的日常生活需求得到满足。

【护理措施】

（一）跌倒的护理

1. 跌倒的预防　2022 年 9 月，来自 39 个国家的 96 位跌倒领域专家组成的世界跌倒指南（WFG）特别工作组，从国际视角出发，在现有跌倒相关指南的基础上，结合最新的科学证据，提出了《世界老年人跌倒预防和管理指南：一项全球倡议》（下文简称《指南》）。在全球人口老龄化的背景下，《指南》为应对跌倒带来的全新挑战提供临床实践指导。按照《指南》的推荐，应根据风险等级针对性地开展跌倒的预防和管理工作。

（1）低风险：无或仅有 1 次非严重跌倒史，无步态或平衡问题。这类老年人需要接受防跌倒教育和锻炼，每年进行 1 次跌倒评估。

干预和管理：规律性体育锻炼可以使老年人的跌倒风险有效维持在低至中等水平。运动原则包括规律运动、避免久坐不动、进行平衡及阻力训练等。《指南》推荐每周进行150～300 min 中等强度体力活动或每周 75～150 min 高强度体力活动。此外，还包括改善生活习惯、加强营养（维生素 D 补充）、定期进行视力和听力检查、足部护理、社区转诊、骨折风险管理等。

（2）中风险：有 1 次非严重跌倒史，并存在步态和（或）平衡问题。这类老年人除上述措施外，还需要针对力量和平衡进行自主锻炼或理疗师干预。

干预和管理：应以平衡和力量运动为干预目标，在日常生活中保持平衡，预防跌倒。建议针对个人生活习惯进行个性化运动，如坐立、深蹲、站立、在狭窄的支撑物上站立，以及向不同的方向、以不同的速度、在不同环境中行走并同时进行双重任务；还可以在其中增加负重以提高难度。运动方案应同时具备挑战性、安全性和可实现性，并应定期结合老年人身体状况调整难度。

（3）高风险：有跌倒史，有外伤需医疗（含手术）救治；1年内跌倒≥2次；倒地≥1h无法独立起身；被认为衰弱或被怀疑经历过短暂意识丧失。

干预和管理：需要根据跌倒风险评估的结果、老年人的偏好、照护者的观点等综合制订"以人为本"的多维跌倒预防计划，以提高干预的依从性；还需要对照护人员进行培训，以确保干预的有效性。跌倒的多维干预至少应包含力量和平衡运动、药物审查、体位性低血压和心血管疾病管理、潜在的急慢性疾病管理、改善视力和听力、解决足部问题、优化营养、失禁管理、心理干预、个人教育和环境改造等。

2. 跌倒后的护理　老年人跌倒后，不要马上扶起，应先判断老年人的意识状况，以及是否有骨折、外伤、出血等，按情况进行处理。

（1）检查确认伤情：发生跌倒时，首先确认老年人的全身状态和跌倒情况，有无剧烈头痛或口角歪斜、言语不利等（脑卒中可能），有无骨折（如肢体疼痛、关节异常、感知觉异常或失禁）等。

（2）正确搬运：在搬运发生跌倒的老年人时，应保证搬运平稳，尽可能保持平卧，避免二次伤害。

（3）有外伤、出血者应立即进行止血、包扎、固定，再做进一步观察和处理。

（4）对跌倒后意识清楚的老年人：①询问老年人是否记得跌倒的原因、情况和跌倒过程，若不能准确清楚地回忆和表达，可能发生了脑血管意外，应立即拨打急救电话送至医院治疗；②观察老年人是否能自行站立，若能可协助其缓慢坐起或起立，并继续观察。

（5）对跌倒后有意识障碍的老年人：①将头偏向一侧，预防呕吐引起窒息；②抽搐者应移至平整的软地面或身体下垫软物，防止碰伤、擦伤，可使用牙垫，防止舌咬伤。注意保护抽搐肢体，不要硬掰抽搐肢体，防止肌肉和骨骼损伤；③若发生呼吸、心搏骤停，应立即进行胸外心脏按压等急救措施。

（二）心理护理

发生过跌倒的老年人容易产生恐惧心理，往往更容易发生再次跌倒。应鼓励与老年人一起分析跌倒发生的原因，共同制定措施，减轻或消除其恐惧心理。

（三）健康指导

1. 分析引起跌倒的原因，并制定相应的护理措施　用老年人能够理解的语言，加强培养老年人及家属的防跌倒意识，以及跌倒时的紧急处理措施。

2. 合理运动　多学科合作为老年人制定适宜的体育锻炼方案，并指导老年人坚持正确的运动方式，如散步、平衡操，增强其肌肉力量、平衡能力等，预防和减少跌倒的发生。

3. 选择适当的辅助工具　综合评估老年人的身体状况，指导老年人使用长度和顶部面积合适的拐杖；对于有视觉、听觉等感知障碍的老年人应佩戴辅助工具。

4. 改进生活方式　在日常生活中，老年人及家属应注意以下几点。①尽量避开过陡的楼梯或台阶，上下楼梯、如厕时使用扶手；②转身、转头或改变体位时动作宜慢；③走路时放慢脚步，保持身体平衡，避免携带沉重物品；④去人多拥挤的地方时，需要有家属陪伴；⑤若乘坐交通工具，上下车时应确保车辆停稳；⑥睡前减少饮水，避免夜间多次起床如厕，或在床旁放置小便器。

5. 保证良好的睡眠质量　睡眠质量下降会引起老年人的思维和判断力下降，易发生跌倒。指导老年人建立规律的睡眠节律，适当增加白天的活动，接受充足的阳光照射，睡前可通过泡脚等方式来放松身心，以提高夜间睡眠质量。

6. 防治骨质疏松　指导老年人加强膳食营养，可遵医嘱补充维生素 D 和钙剂，预防骨质疏松引起的跌倒；必要时绝经期老年女性可进行激素替代治疗。

【护理评价】

1. 老年人跌倒后得到正确有效的处理和护理。

2. 老年人疼痛得到有效控制。

3. 老年人对跌倒及跌倒后的恐惧心理得到改善或消除，能正确识别和预防跌倒。

4. 老年人的日常生活需求得到满足。

第三节　衰弱及其护理

衰弱（frailty）是机体多种生理系统的功能下降，对内、外源性刺激源的应对能力减弱的一种表现。世界卫生组织将其视为"与年龄相关的生理功能的逐步下降，导致其内在储备能力降低，从而造成应对压力源时的极端衰弱性，并会增加一系列引起不良健康后果的风险"。慢性疾病、一次急性事件或严重疾病均会导致衰弱的发生，高龄、营养不良、肌少症、多病共存等也与衰弱相关。

随着年龄的增长，衰弱的患病率随之增加，且女性高于男性。衰弱呈进行性、动态发展，会引起跌倒、功能障碍甚至远期死亡等一系列不良后果。衰弱还可客观反映老年人的慢性健康问题，评估疾病的预后、康复效果和生活质量。

【护理评估】

（一）健康史

1. 一般情况　收集老年人的年龄、性别、婚姻状况、职业、教育背景、生活方式等基本人口社会学特征。

2. 既往史　了解患者的家族史、疾病史、有无多重用药等。

3. 危险因素

（1）遗传因素：衰弱受基因的影响，不同种族衰弱的临床表现不同，如非裔美国人衰弱患病率是其他美国人的 4 倍。

（2）老化 / 增龄：机体对损伤的修复能力随着年龄的增加而减弱，衰弱的发生率也随之增高。

（3）疾病：是引起衰弱的重要因素之一，如心血管系统疾病、恶性肿瘤、肾衰竭、脑卒中、髋部骨折均可能导致衰弱的发生。

（4）生活及饮食习惯：缺乏运动、营养摄入不足的老年人更容易发生衰弱。

（5）环境心理因素：焦虑、抑郁等负性情绪，缺乏社会支持和不良的居住环境等均会在一定程度上引起衰弱。

（二）衰弱的表现

1. 非特异性表现 主要包括疲劳、原因不明的体重下降、活动耐力下降和反复感染。

2. 平衡和步态受损 衰弱的老年人容易出现平衡和步态受损，从而导致跌倒，是衰弱的主要特征。

3. 谵妄 衰弱的老年人常有脑功能下降，应激时衰弱的老年人比其他老年人更易出现谵妄。

（三）辅助检查

老年衰弱的评估工具较多，但仍没有统一的诊断指标和评价项目。目前多使用 Fried 衰弱表型（Fried frailty phenotype，FFP）、衰弱指数（frailty index，FI）和 FRAIL（fatigue，resistance，ambulation，illness and loss of weight index，FRAIL）量表作为临床衰弱的辅助检查。筛查和评估的目标人群一般为：①70岁及以上人群；②1年内出现不明原因的体重下降。

1. Fried 衰弱表型 也称 Fried 衰弱综合征标准（表6-3），体质量下降、步速减慢、握力下降、体力活动下降、疲乏，以上5项中具备≥3项的状态为衰弱，1或2项的状态为衰弱前期（pre-frail），无以上5项中任意一项的人为无衰弱的健壮老年人。首先，Fried 衰弱表型仅为生理层面的评估，未纳入社会、心理、环境等因素，评估角度不够全面；再次，步速、握力、体力活动的评估耗时较长且需专业工具，难以实现自我测评，因此，将该工具用于大范围社区筛查存在一定难度。

2. FRALL 量表 FRAIL 由国际营养协会专家在 Fried 衰弱表型和衰弱指数的基础上提出，包括疲劳、耐力下降、行走受限、多病共存、体质量减轻5项，具备3项及以上为衰弱。评估方法比较简单，可临床进行快速筛查（表6-4）。

表6-3 Fried 衰弱表型（FFP）

序号	检测项目	男性	女性
1	体重下降	过去1年中，出现不明原因体重下降＞4.5 kg 或者＞5% 体质量	
2	行走时间（4.57 m）	身高≤173 cm：≥7 s	身高≤159 cm：≥7 s
		身高＞173 cm：≥6 s	身高＞159 cm：≥6 s
3	握力（kg）	BMI≤24.0 kg/m^2：≤29	BMI≤23.0 kg/m^2：≤17
		BMI24.1～26.0 kg/m^2：≤30	BMI23.1～26.0 kg/m^2：≤17.3
		BMI26.1～28.0 kg/m^2：≤30	BMI26.1～29.0 kg/m^2：≤18
		BMI＞28.0 kg/m^2：≤32	BMI＞29.0 kg/m^2：≤21
4	体力活动（MLTA）	每周＜383 kcal（约散步2.5 h）	每周＜270 kcal（约散步2 h）
5	疲乏	CES-D 的任何一个问题得分2～3分	
		您过去的1周内以下现象发生了几天？	
		（1）我感觉我做每一件事都需要经过努力；	
		（2）我不能向前行走。	
		0分：＜1天；1分：1～2天；2分：3～4天；3分：＞4天	

注：BMI，体重指数；MLTA（Minnesota leisure time activited questionnaire）：明达休闲时间活动问卷；CES-D（center for epidemiological survey-depression scale）：流调用抑郁自评量表；散步60 min 约消耗150 kcal 能量。

表 6-4　FRALL 量表

条目	询问方式
疲乏	过去 4 周内大部分时间或者所有时间都感到疲乏
阻力增加 / 耐力减退	在不用任何辅助工具，以及不用他人帮助的情况下，中途不休息爬 1 层楼梯有困难
自由活动下降	在不用任何辅助工具，以及不用他人帮助的情况下，走完 1 个街区（100 m）较困难
疾病情况	医生曾经告诉你存在 5 种以上如下疾病：高血压、糖尿病；急性心脏疾病发作、卒中、恶性肿瘤（微小皮肤癌除外）、充血性心力衰竭、哮喘、关节炎、慢性肺病、肾脏疾病、心绞痛等
体重下降	1 年或更短时间内出现体重下降 ≥ 5%

注：具备以上 5 条中 3 条及以上者被诊断为衰弱；不足 3 条者为衰弱前期；0 条者为无衰弱健壮老人。

（四）心理 – 社会状况

评估老年人是否存在焦虑、抑郁等负性情绪，以及老年人的经济状况、社会地位等。

【护理诊断 / 问题】

1. 活动耐力下降　与衰弱导致的疲劳有关。

2. 营养失调　与能量摄入不足有关。

3. 有跌倒的危险　与平衡能力降低、步态不稳和肌肉控制力受损有关。

【护理目标】

1. 老年人衰弱程度减轻，活动耐力增加，自理能力提高。

2. 老年人能够合理饮食，营养状态得到改善。

3. 老年人通过坚持合理、规律的运动，平衡功能和肌肉力量等得到改善。

【护理措施】

（一）一般护理

1. 培养良好的生活方式

（1）饮食护理：摄入充足的营养物质，补充适量的能量和蛋白质，缺乏阳光照射的老年人应适当补充维生素 D。此外，生理因素如牙齿缺损、吞咽障碍、疼痛和味觉障碍，社会因素和精神心理因素如贫困、独居和营养知识缺乏也是营养摄入不足的原因，需要对其进行全面详细的评估，并提供针对性的治疗与支持。

（2）合理运动：合理规律的运动能够增加老年人的肌力和活动耐力。可根据自身情况选择抗阻运动、耐力运动和有氧运动等。

2. 基础疾病的护理　积极治疗老年人的基础疾病，如慢性感染、心力衰竭、肿瘤、抑郁，并做好疾病相关护理措施。

3. 去除诱因和可逆性促发因素　包括药物、住院、手术等。

（二）药物治疗与护理

目前尚无治疗衰弱的有效药物。对于老年人衰弱，应及早预防，积极处理和妥善管理老年人的现存疾病，评估老年人用药的合理性，减少不合理用药对老年人的伤害。

（三）心理护理和健康指导

衰弱的老年人会出现焦虑、抑郁、孤独、不愿与人交往等心理状况，护理人员需针对各种应激源，指导老年人通过放松训练、参加社交活动等方式释放不良情绪，改善认知功能，延缓衰弱进展。此外，可以指导老年人进行合理的体育锻炼、改善其营养状态，同时可以鼓励老年人参加趣味讲座和志愿者活动等。

【护理评价】

1. 老年人的活动耐力增加，自理能力提高。

2. 老年人的营养状态得以改善。

3. 老年人的平衡功能、肌肉力量等得以改善，未发生跌倒等不良事件。

第四节　吞咽障碍及其护理

吞咽障碍（dysphagia）又称吞咽异常或吞咽紊乱，是指由于各种因素导致食物或液体从口腔到胃的运送过程中发生的障碍，往往伴有咽喉部、胸骨后或食管梗阻感。吞咽功能障碍在老年人群中的发病率较高，尤其是长期照护机构中的老年人。吞咽障碍的并发症包括误吸、窒息、吸入性肺炎甚至死亡，严重影响老年人的身体健康及生活质量。

【护理评估】

（一）健康史

1. 一般资料　评估老年人的年龄、性别、生活环境、文化背景等基本信息。

2. 口腔功能　评估老年人的面、唇、舌、软腭等部位的结构和功能，观察口部开合、口唇闭锁、吞咽反射等功能，同时了解口腔卫生状况。

3. 吞咽障碍的危险因素

（1）生理因素：高龄是吞咽障碍的独立危险因素。随着年龄的增长，老年人会出现牙齿缺失、咽反射下降、咽喉部感觉减退等，易引起吞咽功能失调。此外，老年人由于头颈部的灵活性及体位调节能力下降等也可能引起吞咽障碍。

（2）疾病因素：老年患者的吞咽障碍常由吞咽相关肌肉及神经病变引起，如神经系统疾病（脑血管疾病、帕金森病、颅内肿瘤和老年痴呆等）、梗阻性病变（头颈、食管腔内深部感染，手术术后的瘢痕性狭窄，肿瘤或周围肿块压迫等）、慢性疾病（类风湿性疾病、糖尿病、慢性阻塞性肺疾病、心力衰竭等），上述疾病会影响机体功能，导致呼吸不畅、呼吸急促、吞咽期会厌闭合时间缩短，吞咽障碍发生率更高。

（3）治疗因素：药物如镇静催眠药、抗组胺药的副作用，以及侵入性操作如气管切开、头颈部手术等均可导致老年人发生吞咽障碍。

（4）进食因素：进食时体位不正确、注意力不集中、进食后平卧也可引起吞咽障碍。

4. 吞咽障碍筛查与评估

（1）评估对象：对吞咽障碍高风险患者，如高龄、认知障碍或存在神经系统疾病，在入院后开始进食之前都应进行吞咽功能筛查与评估。

（2）吞咽障碍筛查方法

1）基本筛选：评估患者的意识水平，观察能否坚持端坐 15 min；观察口腔卫生及分泌物情况。此外，可使用进食评估问卷调查工具 –10（eating assessment tool，EAT–10）对患者进行初步筛查，若评分大于 2 分则需行详细评估。

2）反复唾液吞咽试验：是一种安全的筛查方式，用来评估老年人反复吞咽的能力，以预防误吸的发生。具体方法为患者取端坐位，检查者将手指放在老年人的喉结及舌骨处，让其快速反复吞咽唾液，感受舌骨随吞咽的运动，观察 30 s 内吞咽的次数和喉上提的幅度，若 30 s 内吞咽少于 3 次则为吞咽功能异常。特别注意的是，患有严重认知障碍的老年人不适合此类检查。

3）洼田饮水试验：患者取端坐位，饮下 30 ml 温开水，观察咽下时间及呛咳情况。进行饮水试验时，不要告诉患者以免紧张；给患者喂水时，剂量应准确，根据患者平时的呛咳情况决定饮水方式，以免给患者造成不适（表 6-5）。

表 6-5　洼田饮水试验评价表

分级	评估标准
1 级	5 s 内能 1 次顺利将水咽下
2 级	5 s 内分 2 次以上将水咽下而无呛咳
3 级	5 s 内 1 次将水咽下，但有呛咳
4 级	5 ~ 10 s 分 2 次以上将水咽下并有呛咳
5 级	10 s 内不能将水全部咽下并频繁呛咳

注：1 级为正常，2 级为可疑异常，3 ~ 5 级为异常。

4）其他：包括改良饮水试验、染料测试等，对于气管切开的患者可以使用蓝色 / 绿色食用染料测试患者有无误吸。

（3）吞咽功能的临床评估

1）进食评估：可选用容积 - 黏度吞咽测试（volume-viscosity swallow test，V-VST）对吞咽障碍的安全性和有效性进行风险评估，V-VST 的敏感性为 94%、特异性为 88%。根据患者的具体情况，通过选择 3 种测试容积，即少量（5 ml）、中量（10 ml）、多量（20 ml）及 3 种稠度，即低稠度（水样）、中稠度（浓糊状）和高稠度（布丁状），按照不同的组合测试 9 口进食并观察患者吞咽的情况。根据安全性指标（咳嗽、音质变化、血氧饱和度下降＞ 5%）和有效性指标（唇部闭合、口腔残留、咽部残留）判断患者有无吞咽障碍。V-VST 测试简单、安全，所需准备材料较少，可重复多次检测，进而确定是否需要更详尽的仪器检查，如吞咽造影录像检查、吞咽纤维内镜检查。

2）其他吞咽功能：进食评估、吞咽饼干试验、吞糊试验等。

5. 摄食评估　评估患者进食姿势和对食物的认识是否正确、能否将食物正常地送入口中，以及是否有食物掉出等。评估一次的进食量和吞咽量、进食吞咽活动所需的时间、呼吸情况、是否有吞咽失用及分泌物情况等。

6. 其他评估　包括进餐习惯评估、营养风险评估、口颜面功能、吞咽相关反射功能及喉部功能评估等。

（二）吞咽障碍的症状

进食时出现突然不能说话，口腔、咽喉部积存大量食物，面部涨红、呛咳；胸闷、窒息感，两手乱抓、两眼发直、甚至面色苍白、满头大汗、口唇发绀、突然猝倒甚至呼吸心跳停止。

（三）辅助检查

吞咽情况的动态评估可以采用吞咽造影、内镜、超声波、吞咽测压检查等手段，其中确定吞咽障碍的金标准是吞咽造影录像检查（video fluoroscopic swallowing study，VFSS）和吞咽纤维内镜检查（fiberoptic endoscopic evaluation of swallowing，FEES）。

（四）心理 - 社会状况

吞咽障碍引起的呛咳会使老年人产生不适感甚至威胁生命，因此需评估老年人及家属是否对吞咽障碍知识了解不足而产生焦虑、恐惧心理。

【护理诊断 / 问题】

1. 吞咽障碍　与老化、进食速度过快、不正确的食物形态、疾病原因（如脑血管疾病、痴呆）等有关。

2. 有窒息的危险　与吞咽功能减弱有关。

3. 有意识障碍的危险　与窒息危险有关。

【护理目标】

1. 吞咽障碍得以缓解。

2. 吞咽障碍得到及时处理，未发生窒息。

3. 能够及时、正确处理噎呛，防止窒息和急性意识障碍等危险发生。

【护理措施】

（一）吞咽障碍的治疗与护理

吞咽康复训练和治疗的手段包括口腔感觉运动训练、低频电刺激、针灸与电针治疗等。可根据营养师的指导和营养处方，对营养不良的老年人及时进行营养干预。部分或完全不能经口进食者除选择适当营养液补充外，可使用鼻饲等方式补充营养。

（二）进食护理

1. 进食环境准备　进食时应保持环境安静，尽量停止不必要的诊疗或其他活动。保证光线适宜、控制噪声，使用合适的餐具及座椅，必要时用围兜。

2. 进食前患者准备

（1）进食体位：一般采取端坐位或半坐卧位，偏瘫卧床的老年人可采取侧卧位，卧于健侧并抬高床头 30° ~ 60°；进食后至少 20 min 才能放低床头。

（2）唾液腺按摩：对于有口干燥的老年人，可在进食前按摩唾液腺，促进唾液的分泌，帮助其吞咽。具体方法为反复用手指按摩或按压耳下腺、颌下腺、舌下腺。

（3）吞咽器官训练：通过对唇、舌、脸颊、下颌、面部及颊部等吞咽相关器官的训练，改善其运动和协调动作，利于吞咽。

（4）冷刺激：当吞咽反射延迟时，可在进食前进行口腔护理后实施冷刺激。具体方法为用浸泡在冰水中的棉棒轻轻刺激舌根、软腭、咽部后壁等，诱导吞咽反射。冷刺激时，嘱老年人做吞咽动作，若老年人流涎过多，可对患侧颈部唾液腺行冷刺激，每天 3 次，一次 10 min 至皮肤发红。

3. 协助进食的方法　对于医嘱能够经口进食但自己进食困难的老年人，需要协助喂食，方法如下：①保证义齿、眼镜、助听器等辅助工具的正确、有效佩戴；②照护者站在患者健侧，将食物放在健侧舌后部；③每口喂食量不宜过多，每次进食量不超过 300 ml，进食后 30 min 内不宜更换体位或进行护理操作；④每次喂食前检查口腔内是否有食物残留，确认全部咽下后再继续喂食；⑤固体食物和流质食物应交替喂食；⑥老年人发生呛咳时宜暂停进餐，待呼吸完全平稳后，再喂食物；若老年人频繁呛咳且严重者应停止进食。

4. 食物的选择　根据老年人的饮食习惯及吞咽功能水平，选择其易于接受的食物，避免摄入干硬、黏稠度强、过冷或过热的食物，少食辛辣、刺激性食物，勿过量饮酒等。

5. 进食时的注意事项　观察老年患者的食量、食速，以及注意力是否集中。进餐时不要与老年人交谈或催促进食，鼓励其自主进食。避免一次进食过多，应少食多餐、细嚼慢咽。若发生呛咳，应立即暂停进食，当患者出现突然不能说话、面色青紫、呼吸困难等误吸表现时，应立即给予相关急救措施。

（三）现场急救

1. 清醒状态下误吸致异物堵塞呼吸道的急救　通常采用海姆利希手法（Heimlich maneuver）进行急救，步骤如下：①帮助患者站立，并站在其背后，使其上身稍前倾，双手臂环抱患者腹部；②一手握拳，使拇指掌关节突出点顶住老年人腹部正中线脐上，另一手抓住拳头，用快速、向内上的冲击力挤压患者腹部；④反复重复第 3 步，直至异物吐出。

2. 无意识状态下误吸致异物堵塞呼吸道的急救　将患者置于平卧位，肩胛下方垫高、颈部伸直，在环甲韧带处（喉结下）使用粗针头进行气管穿刺，以缓解缺氧状态。必要时，需配合医生行气管切开术。

（四）心理护理

告知老年人吞咽障碍的具体原因及有效预防措施以防止误吸和噎呛，减轻或消除其恐惧、焦虑的情绪。当误吸或噎呛发生时，除及时处理外，同时应安慰、稳定患者的情绪。

（五）健康指导

1. 当老年人出现呛咳时，应立即低头弯腰，身体前倾，下颏朝向前胸；若食物残渣堵在咽喉部，喂食者应在肩胛下缘及肩胛骨之间快速连续拍击，促使残渣排出；若仍不能排出，采取头低足高侧卧位，用筷子或手巾卷撑开口腔，清理鼻腔和喉部的分泌物和异物，以确保呼吸道通畅。

2. 教会患者及家属采用海姆利希手法进行急救。

3. 吞咽功能锻炼指导　包括面部肌肉、舌肌、软腭运动训练，改善吞咽功能或延缓吞咽障碍的恶化，预防噎呛再发生。

【护理评价】

1. 老年人的吞咽障碍得到缓解。

2. 老年患者未发生窒息。

3. 老年患者未发生意识障碍。

第五节　口干燥及其护理

口干燥（xerostomia）是由于各种原因引起的唾液分泌减少而产生口干的状态，是老年人常见的口腔问题，发生率为 30%～40%。唾液具有润滑口腔、软化食物，以及促进消化和保护口腔黏膜的作用。年龄增长，伴随唾液腺退化、免疫性疾病、药物副作用等原因，口干燥的患病率随之增加，其中女性明显高于男性，且夜间更频繁。口干燥的老年人会出现口腔灼热感、疼痛、敏感性降低、厌食干硬食物和吞咽困难等症状，严重影响老年人的生活质量。

【护理评估】

（一）健康史

1. 一般评估　评估老年人的年龄、性别、自理能力、口腔健康状况和卫生习惯等。

2. 评估口干燥的原因

（1）生理性因素：随着年龄增长，唾液腺发生退行性改变，导致唾液腺分泌功能下降；围绝经期女性因内分泌、神经系统变化也可引起或加重口干。

（2）病理性因素　①身体方面：因缺牙、龋齿、牙周病等因素造成口腔咀嚼功能下降，对唾液腺的刺激减少；②疾病方面：糖尿病、干燥综合征、甲状腺功能亢进（甲亢）等；③心理方面：焦虑、抑郁、恐惧等精神因素。

（3）治疗性因素　①药物方面：镇静药（地西泮等）、三环类抗抑郁药、抗胆碱药、降压药等；②头颈部放疗导致腺体萎缩：约 80% 因疾病需要接受放疗的患者会出现不同程度口干，部分患者口干能慢慢缓解，也有部分发展为不可逆的口干燥。

（二）口干燥的表现

1. 症状　老年人常主诉口干、味觉减弱，还会出现口臭和口腔黏膜的灼烧感。严重的情况下，可出现呛噎，甚至引起吸入性肺炎。

2. 体征　查体可见唾液腺肿大、口腔黏膜干燥且缺少润滑光泽感、唾液少且黏稠，舌运动受阻而影响说话、进食和吞咽功能。

3. 并发症　口干燥老年人最常见的并发症是白念珠菌感染和龋齿，并发感染者可引发唇炎、口角炎、口腔红斑。

（三）辅助检查

1. 主观评估　口干燥老年人可通过口干燥量表、口干燥问卷等进行主观的口干严重程度评估。其中，口腔干燥量表在临床使用较广泛，由 11 个条目组成，每个条目采用 5 级评分（分数越高口干越频繁）。简化版的口干燥量表删除了 6 个条目，剩余 5 个条目，"我觉得口腔干燥""我觉得吞咽特定食物有困难""我进食干的食物有困难""我进食的时候感觉口干""我感觉嘴唇干燥"，每个条目采用 3 级评分，5 分代表经常，2 分代表偶尔，1 分代表从不（满分 25 分，≤ 5 分为正常，6～25 分为口干）。

2. 客观检查　包括口腔湿度仪、唾液湿度测试仪、唾液流率及化学成分检测等。考虑唾液腺相关的炎症疾病、阻塞或肿瘤等疾病可进一步行 CT 或 MRI 检查。

（四）心理 - 社会状况

口干燥患者常伴有口臭，可能会使其产生自卑感、孤独感等负性情绪，影响老年人的沟通与交流。

【护理诊断 / 问题】

1. 舒适度下降　与口干有关。

2. 有感染的危险　与唾液分泌减少有关。

3. 社会交往障碍　与口干伴有口臭影响社会交往有关。

【护理目标】

1. 老年人主诉口腔舒适度增加。

2. 老年人未发生口腔感染。

3. 老年人能够进行正常的社会交往。

【护理措施】

（一）缓解口干症状

鼓励老年人少量、多次饮水，必要时可以使用人工唾液、口腔湿润剂、喷雾或凝胶等唾液替代品保持口腔的湿润，也可以通过咀嚼口香糖、含片等增加味觉和咀嚼刺激来促进唾液分泌。由药物所致的唾液减少，应与医生共同协商是否减量或者更换为其他药物。禁止饮酒，因酒精会对口腔黏膜造成较大的损伤，加重口干症状甚至会引发感染。

（二）保持口腔卫生

指导老年人加强口腔卫生保健，早晚正确刷牙、餐后漱口，局部可使用氟化剂预防牙釉质龋和牙骨质龋。限制性进食酸性饮料和甜食；有口腔溃疡者，可常用金银花或乌梅甘草汤等泡服、漱洗口腔。

（三）药物治疗与护理

1. 遵医嘱使用毛果芸香碱等促进唾液分泌的药物，指导老年人正确用药并在服药过程中和服药后观察药物疗效及不良反应。

2. 积极治疗原发病，与医生共同协商，调整引起口干的药物，并观察药物调整后口干状况有无改善。

（四）心理护理

加强与老年人的交流沟通，指导其掌握改善口臭的方法，帮助其树立治疗口干燥的信心。同时，关注老年人的情感需求，帮助他们减轻孤独、自卑、焦虑、抑郁等不良情绪，恢复社会交往。

（五）健康指导

1. 饮食指导　避免摄入辛辣刺激、粗糙或干硬的食物，如油炸食物，避免饮浓茶、咖啡，多食蔬菜、水果，尤其具有滋阴、生津作用的食物，如丝瓜、芹菜、梨子，保持水分和维生素的摄入量足够。此外，进食时应细嚼慢咽，固体与液体食物交替进食，以利于吞咽。

2. 牙齿保健　指导口干燥患者进行每日叩齿、按摩牙龈，促进局部血液循环，增强牙周组织的功能和抵抗力，保持牙齿的稳固。

3. 义齿护理　使用软毛牙刷和温水轻柔地刷洗义齿，保持义齿的清洁；避免戴义齿过夜，临睡前摘下义齿，将其浸泡于清水中；避免吃坚硬或咀嚼黏稠的食物，防止义齿损坏；定期复查。

【护理评价】

1. 老年人口干症状得以缓解，自诉口腔舒适度增加。

2. 老年人积极配合治疗，保持口腔清洁，未发生口腔感染。

3. 老年人的负性情绪改善或消除，恢复正常社交。

第六节　营养不良及其护理

营养不良（malnutrition）是指机体对营养素吸收和（或）利用障碍导致包括脂肪、蛋白质、碳水化合物、维生素及矿物质等营养素摄入不足或过量，引起身体功能改变、系统功能下降等一系列不良临床结局。在老年人中，营养不良常为营养不足。老年人营养不良常与多种因素相关（老化导致的生理代谢改变、疾病困扰、心理适应能力下降等），患病率较高，往往导致免疫力降低、损伤组织的修复能力降低、感染及跌倒的风险增加等一系列不良影响。

【护理评估】

（一）健康史

1. 一般情况评估　了解老年人的年龄、性别、受教育程度、经济水平等基本信息。询问老年人的体重变化、生活自理能力和营养支持状况。评估老年人的饮食习惯和用餐情况，包括用餐的时间、进食的方式等，以及老年人近3天食物的摄入量及摄入食物的类型和配比。

2. 营养不良的危险因素

（1）生理性因素　①多感官功能减退：老年人的味蕾数量随年龄的增加逐渐减少，且味觉功能特别是对苦味和咸味的感觉下降，同时多伴有嗅觉功能低下，很难甚至无法嗅到食物的香味。此外，视力和听力下降也会在一定程度上影响老年人对食物的摄取；②口腔问题：包括牙齿缺失、咀嚼肌群肌力减退、义齿不合适等，均会对咀嚼和吞咽功能造成不同程度的影响，从而导致食物的摄入量减少；③消化系统功能减退：老年人对食物的消化吸收能力下降，导致摄取的食物不能有效地被机体利用；④活动能力降低：老年人动作迟缓、步态不稳等导致活动量减少，影响食欲，进而导致进食量减少；⑤其他：因形体改变、采购或烹饪食物困难也会导致营养缺乏。

（2）疾病因素：多病共存是老年人的一大特点，老年人的某些疾病会导致进食行为改变、吞咽困难、营养吸收障碍等，引起或加重老年人的营养不良。

（3）药物因素：老年人常同时服用多种药物，药物间的相互作用及副作用可使老年人对食物量的摄取减少及对营养素吸收不良，如排钾利尿药、地高辛、秋水仙碱等可引起食欲减退。

（4）精神心理因素：老年人的孤独、悲观等消极情绪会导致食欲减退、进食量减少，从而造成营养缺乏。

（二）体格检查

可以通过人体测量指标（身高、体重、肱三头肌皮褶厚度等）和能力测量指标（握力、6 m步行时长等）进行营养不良的评估。BMI是目前国内外衡量胖瘦和营养的粗略指标，根据中国营养学会的标准，BMI在 $17 \sim 18.4 \ kg/m^2$ 为轻度消瘦，BMI在 $16 \sim 16.9 \ kg/m^2$ 为中度消瘦，BMI $< 16 \ kg/m^2$ 为重度消瘦。《中国老年患者肠外肠内营养

应用指南（2020）》推荐使用 2001 年 Rubenstein 等学者改良的微型营养评定简表（mini-nutritional assessment short-form，MNA-SF）（表 6-6）进行常规营养不良筛查，量表总分 14 分；12~14 分为正常营养状态；8~11 分为有营养不良风险；0~7 分为营养不良。该量表可正确有效且快速地筛查出老年人营养不良的高危险患者。

表 6-6　微型营养评定简表（MNA-SF）

筛查项目	得分
A. 过去 3 个月内有没有因食欲减退、消化问题、咀嚼或吞咽困难而减少食量？ 0 = 食量严重减少　1 = 食量中度减少　2 = 食量没有改变	
B. 过去 3 个月内体重下降的情况 0 = 体重下降大于 3 kg　1 = 不清楚　2 = 体重下降 1~3 kg 3 = 体重没有下降	
C. 活动能力 0 = 需长期卧床或坐轮椅 1 = 可以下床或者离开轮椅，但不能外出 2 = 可以外出	
D. 过去 3 个月内有没有受到心理创伤或患上急性疾病？ 0 = 有　2 = 没有	
E. 精神心理问题： 0 = 严重痴呆或抑郁　1 = 轻度痴呆　2 = 没有精神心理问题	
F1. 体重指数（BMI）（kg/m^2） 0 = BMI < 19　1 = 19 ≤ BMI < 21　2 = 21 ≤ BMI < 23　3 = BMI ≥ 23	
F2. 如不能取得体重指数（BMI），请以问题 F2 代替 F1，请不要回答 F1 小腿围（CC）（cm） 0 = CC < 31　3 = CC ≥ 31	

（三）实验室检查

血清白蛋白是检查营养状况的常用血生化指标之一，可反映机体内脏蛋白质的储存情况。其中轻度营养不良的血清白蛋白为 2.9~3.5 g/L，中度营养不良为 2.1~2.8 g/L，重度营养不良为 < 2.1 g/L。

（四）心理 - 社会状况

老年人因各种慢性疾病和功能衰退，会引起消极、悲观的情绪，影响食欲及进食量。此外，随着年龄增长，老年人的社会地位、经济实力、生活环境及价值观等都随之改变，从而影响进食习惯。

【护理诊断 / 问题】

1. 营养摄入量低于机体需要量　与营养摄入不足或消耗过多有关。
2. 活动无耐力　与营养不良有关。
3. 知识缺乏　缺乏与营养不良的病因、预防及治疗相关的知识。

【护理目标】

1. 老年人食物的摄入量增加，能够保证机体对各营养素的需求。

2. 活动耐力恢复或有所改善。

3. 老年人掌握正确的营养知识，以及营养不良的原因、预防和治疗措施。

【护理措施】

（一）病情观察

1. 关注老年人的体重变化，至少每半个月测量 1 次体重，也可用 MNA-SF 进行常规营养不良的筛查，根据医嘱定期测定血清白蛋白量等。

2. 观察老年人的饮食习惯和饮食行为 对食欲不佳的老年人，应分析其原因并进行针对性的干预治疗。此外，应鼓励老年人适当运动以促进食欲，对于活动不便的老年人可协助其下床活动，或进行被动活动等。观察老年人的咀嚼和吞咽功能有无异常，是否存在吞咽障碍等影响食物摄入的情况。此外，还应观察有无便秘、腹泻等消化道症状。

（二）饮食护理

1. 促进食欲

（1）环境准备：用餐环境宜温馨舒适；进餐时光线适宜，不宜过暗；进食前半小时开窗通风，保证空气新鲜；将餐桌、椅子或病床调整至适合老年人的高度。此外，还应尽量让老年人与他人一起进餐，以增加食欲。

（2）食物准备：应遵循少量多餐的原则。根据老年人的年龄、喜好、生活习惯和营养状况，提供个性化菜单，可采取烩、蒸、煮、炖、煨等多种方式制作食物，但应注意减少煎炸、熏烤等烹饪方式。

2. 均衡膳食 应保证老年人每天至少摄入 12 种或以上的食物，确保营养合理和均衡。其中，脂肪占总能量的 20%～30%，但需限制饱和脂肪酸和反式脂肪酸的摄入量；碳水化合物占 45%～60%；蛋白质占 15%～20%。进餐次数可采用三餐两点制或三点制，每次正餐应占全天总能量的 20%～25%，每次加餐的能量占 5%～10%。老年人应多食富含优质蛋白质的食物，如红肉、鱼类、乳类及大豆制品。

3. 进食方式 鼓励有进食能力的老年人自主进食；对进餐困难的老年人，可用一些自制餐具辅助进餐；对进餐完全不能自理者，协助喂食时要注意喂食速度和每次喂食的量。

4. 足量饮水 老年人饮水不足会对机体健康产生一系列不同程度的损害。老年人应少量多次的饮水，每次 50～100 ml，首选温热的白开水。

（三）营养支持

1. 口服营养补充 当患者进食量少于需要量的 80% 时，可使用口服营养剂进行补充。口服营养剂应在两餐间使用，且保证摄入量至少为 400 kcal/d，其中至少包含蛋白质 30 g/d。

2. 鼻饲患者的护理 因昏迷、吞咽障碍等原因不能经口进食或经口进食不足的老年人可使用鼻饲。护理要点主要包括：①每次鼻饲前，可采用抽吸胃液等方式确定胃管是否在胃内；②对卧床的老年人，鼻饲时应抬高上半身 30°～45°，管饲完毕后，需维持该卧位30 min，以减少吸入性肺炎的发生；③食物温度适宜，一般为 38～40℃；且每次鼻饲量不宜超过 250 ml，间隔时间不少于 2 h，每次鼻饲前后要注入少量温开水，防止堵塞管道；④鼻饲时应遵循循序渐进的原则，最初给予总需要量的25%，3~5天后逐渐增加，直至达到目标量，同时还应监测胃残余量，若胃残余量＞250ml，则需遵医嘱调整肠内营养的内容及方式；⑤长期鼻饲的患者应每日进行口腔护理，并根据胃管材质，按时更换胃管。

（四）用药护理

对使用影响食欲或营养素吸收的药物，可与医生及家属共同协商，遵医嘱减量或停药。此外，可适当增加受药物影响而致营养素吸收不良的食物的摄入。

（五）原发病管理

积极治疗可能造成老年人营养不良的疾病，提供相关营养支持，改善营养不良的状况。

（六）心理护理和健康指导

鼓励老年人保持良好的心理状态，积极参加社会活动。向老年人及其家属讲解营养、饮食相关知识，告知老年人营养不良的影响及后果，加强其对营养与健康重要性的认识。

【护理评价】

1. 老年人食物的摄入量增加，营养不良症状改善，实验室检查指标在正常范围。
2. 老年人的活动耐力增加。
3. 老年人掌握正确的营养知识，以及营养不良的原因、预防和治疗措施。

第七节　尿失禁及其护理

国际尿控协会将尿失禁（urinary incontinence，UI）定义为一种可以得到客观证实、不自主的经尿道漏尿的现象，并由此给患者带来社会活动的不便和个人卫生方面的困扰。常见类型包括急迫性尿失禁、压力性尿失禁和混合性尿失禁。其中，压力性尿失禁是女性最常见的类型。尿失禁是老年人最常见的健康问题之一，且随着年龄的增加发病率也随之增高，其中老年女性的患病率高于男性。虽然尿失禁本身不会对生命有直接的威胁，但其造成的身体异味、反复尿路感染或皮肤糜烂等不良影响，可能导致老年人出现抑郁等心理问题，严重影响老年人及其照护者的生命质量。

【护理评估】

（一）健康史

1. 一般资料　老年人的年龄、性别、饮酒史、家庭情况等基本信息。

2. 尿失禁的危险因素

（1）生理因素：女性绝经期后雌激素缺乏，引起尿道壁和盆底肌肉张力减退。

（2）疾病因素：①中枢神经系统疾病，如谵妄、痴呆、脑卒中；②尿潴留及尿路感染；③手术创伤：如膀胱或直肠癌根治手术，可能损伤膀胱及括约肌的运动或感觉神经；④其他：如膀胱肿瘤、粪便嵌塞、糖尿病等。

（3）药物因素：最近是否服用利尿药、抗抑郁药或安定类药物、钙通道阻滞药、α受体拮抗药等可能引起或加重尿失禁的药物。

3. 尿失禁相关症状

（1）评估排尿时是否伴发尿频、尿急、夜尿增多、排尿中断、排尿费力、尿后滴沥等症状及症状的严重程度如何。

（2）评估是否存在诱发尿失禁的相关因素，如咳嗽、打喷嚏、饮用含咖啡因的饮料。

（3）评估尿失禁发生的时间、频率、失禁时流出的尿量及失禁时有无尿意等。

4. 排尿障碍评估　可根据排尿障碍评估表（表6-7）中的信息，并结合实际情况进行评估。

表6-7　排尿障碍评估表

评估方面	观察项目
身体方面	①全身状态：日常生活活动（ADL）、生命体征、尿液性状（颜色、气味、混浊程度、悬浮物）、实验室检查（尿液检查、尿流率检查、残余尿量测定等） ＊掌握是否发生尿路感染 ②排尿状态：尿意、腹部膨胀感、排尿费力、排尿痛、腹痛、排尿中断、残尿感、尿后滴沥、漏尿、尿失禁；排尿量（毫升/次、ml/d）、排尿次数（白天、夜晚）、饮水量（毫升/次、ml/d） ＊使用排尿日志等掌握排尿模式 ③排尿动作：能否独立从床上等地点移动至厕所、自己穿脱衣物、自己处理排泄物并从便器起身、返回床上等 ＊掌握排尿动作（也包括撕开卫生纸等精巧动作） ④皮肤状况：有无发红、皮疹、皮肤干燥程度，有无压疮 ＊掌握皮肤情况
环境方面	因住院等引起的变化，如病房和厕所间的距离，是否有台阶、照明，厕所的宽度和高度，便器种类
社会方面	与家庭照顾者的关系、与他人的交流、对外出的影响、外出时尿失禁的应对方法等
心理方面	对排尿行为的欲望、对排尿障碍的思考、焦虑抑郁症状、自卑心理等
认知方面	对尿意的感知、尿意诉求、厕所位置的识别等

（二）体格检查

1. 腹部检查　检查是否存在腹部包块和膀胱充盈情况。

2. 会阴部检查　男性会阴部检查应评估括约肌的自主收缩强度、有无前列腺结节、会阴感觉和球海绵体肌反射。女性会阴部检查应评估是否有盆腔器官脱垂情况，以及脱垂的严重程度和盆底肌收缩力情况等。此外，还应观察有无失禁相关性皮炎等皮肤状况，以及外阴部有无异味。

3. 其他　神经及运动系统的功能评估等。

（三）实验室和其他辅助检查

1. 尿液分析　检查是否存在尿路感染。

2. 残余尿量测定　排尿后使用膀胱超声或者一次性导尿试验进行测量。一般不超过100 ml，超过200 ml则提示异常。

3. 尿流动力学检查　包括尿流率测定、充盈期膀胱压力容积测定、膀胱压力-流率测定和同步盆底肌电图测定。

4. 排尿日记 包括尿失禁发生的时间和频率、失禁时流出的尿量、失禁时有无尿意、尿失禁的诱因等，一般记录 3～7 天。

5. 其他检查 尿垫试验和影像学检查。

（四）心理 - 社会状况

评估尿失禁老年人的人际关系、心理状况、整体生活质量，以及家庭照顾者的精神负担和对其家庭产生的经济负担等。

【护理诊断 / 问题】

1. 有皮肤完整性受损的危险 与尿失禁导致尿液刺激会阴部皮肤等有关。

2. 社会交往障碍 与尿频、异味等有关。

3. 知识缺乏 缺乏尿失禁相关知识。

【护理目标】

1. 患者皮肤完好，保持清洁干燥。

2. 患者能积极参与社交活动。

3. 掌握尿失禁相关知识。

【护理措施】

（一）一般护理

1. 培养健康的生活方式 ①合理膳食：增加富含纤维的食物、适当增加饮水，保证每日尿量在 2000 ml 左右，应避免含咖啡因的饮料、酒精和浓茶的摄入，减少入睡前液体的摄入量以减少夜间尿量；②其他，戒烟、避免腹压增加的动作和剧烈运动。

2. 每日用温水清洗和擦拭会阴部，保持会阴部皮肤清洁、干燥；及时更换尿湿的衣裤和被褥。对长期卧床的老年人，要定时更换体位，减轻局部受压，预防失禁相关性皮炎 / 压力性损伤等的发生。

3. 定时排尿 对于压力性尿失禁患者，定时排尿有助于减少膀胱尿潴留。

（二）功能锻炼

1. 盆底肌功能锻炼 通过锻炼盆底肌的力量来改善尿失禁症状，常用于压力性尿失禁患者。具体方法：嘱患者快速有力地收缩盆底肌，维持至少 3 s，然后快速放松肌肉，维持 2～6 s，依次重复收缩与放松动作，每次 15～30 min，每天 3 次，持续 3 个月或更长时间。可在站立位、坐位、仰卧位 3 种体位下完成。

2. 膀胱训练 通过控制尿意和减少排尿次数，修正自身的排尿行为，使患者重新获得控制排尿的能力，适用于急迫性和混合性尿失禁患者。具体方法：结合排尿日记，鼓励患者有意识地逐渐延长排尿间隔；提醒患者不要过早地对尿意做出反应，在出现尿意时可通过更换体位、压迫会阴、收缩盆底肌等方式延长储尿时间。在第 1 周时，出现尿意后可延长 5 min 再排尿，第 2 周可延长 10 min 再排尿，第 3 周可延长 20 min 再排尿，依次逐渐延长至两次排尿间隔 3～4 h。

（三）护理辅助用具的使用

根据患者的病情、性别和经济状况进行选择，并指导患者及其照护者正确、合理地使用护理用具。

1. 吸收型尿失禁用品 包括一次性护理垫、纸尿裤等。在使用过程中，应定时检查排尿情况，及时更换，并做好会阴部皮肤护理。

2. 外用收集型尿失禁用品　对于男性患者，常用尿套和保鲜袋进行尿液的收集。此外，对于长期卧床、不能自理的患者，还可使用接尿器收集尿液，这样可以减少生殖器糜烂，皮肤瘙痒、感染和湿疹等风险。

3. 导尿管　适用于急性期或合并尿潴留的患者。留置导尿管是临床常用的导尿方法，且可以监测出入量。长期留置导尿管会增加泌尿系统感染的风险。因此，操作时必须严格遵守无菌操作原则，尽量缩短导尿管留置的时间。间歇性导尿术可用于神经源性膀胱功能障碍患者。

（四）用药护理

了解尿失禁相关药物的作用及不良反应，正确指导患者用药。如抗胆碱药常用于急迫性尿失禁，易引起口干、视物模糊和便秘等不良反应；α- 肾上腺素受体激动剂用于治疗压力性尿失禁，可能引起心悸、失眠、血压升高、头痛等不良反应，因此高血压、心血管疾病和甲状腺功能亢进者不宜使用或慎用。

（五）手术护理

对各种非手术治疗均无效或伴有盆腔脏器脱垂等严重影响生活质量的患者应考虑手术治疗，并做好相应的术前、术后护理，以及术后康复指导。

（六）心理护理和健康指导

尿失禁患者容易产生各种负性情绪和心理问题，要加强医护人员与患者之间的沟通，有针对性地进行健康教育与指导。为患者及其家属讲解尿失禁相关知识，增强患者应对尿失禁的信心，帮助其减轻不良情绪和心理负担。

【护理评价】

1. 老年人会阴部皮肤完好。

2. 老年人能积极参与尿失禁治疗及社交活动。

3. 老年人掌握尿失禁正确的饮食习惯及康复锻炼等相关知识。

第八节　便秘及其护理

便秘（constipation）是指食物残渣在肠道内滞留时间过长，水分被过量吸收，表现为排便困难和（或）排便次数减少、粪便干硬，便后无通畅感。老年人中慢性便秘较为常见。根据罗马Ⅳ标准可对慢性便秘进行诊断：根据患者主诉，若便秘症状持续出现至少 6 个月以上（其中至少 3 个月有症状），且至少 1/4 的排便情况符合下述两项或两项以上情况即可诊断为慢性便秘。①排便费力感、粪便干硬；②排便不尽感、肛门直肠梗阻感和（或）堵塞感；③需要手法辅助排便；④每周排便少于 3 次。长期便秘会引起腹胀不适、食欲不佳、失眠、头晕等症状。此外，排便费力、腹压增高，易诱发心脑血管疾病，危及生命。

【护理评估】

（一）健康史

1. 一般资料　了解患者的年龄、性别、饮食习惯和生活方式等信息，以及既往是否出现过便秘相关症状、便秘的严重程度、采取的措施及效果。

2. 便秘的原因及危险因素

（1）日常生活饮食习惯　①饮食结构不合理：进食过多肉类食物，谷物和膳食纤维摄入不足；②饮水量不足；③其他不良饮食行为：喜食辛辣、饮酒等；④活动量不足：大多数老年人运动少、久坐、卧床等，肠蠕动减少，内容物长期停留在肠腔内，导致水分被持续吸收，粪便干结，引起便秘。

（2）药物因素：询问患者是否使用过影响胃肠道功能的药物，抗胆碱药、阿片类镇痛药、抗抑郁药等可导致肠蠕动减弱；患有心血管疾病的老年人需长期用药治疗，而一些抗高血压药、利尿药等会引发便秘。

（3）疾病因素：了解可能引起老年人便秘的疾病，包括　①肠道疾病；②神经系统疾病，如脑血管疾病、帕金森病、认知障碍；③内分泌系统疾病，如糖尿病、甲状腺功能减退；④肌肉疾病；⑤电解质紊乱；⑥心脏疾病，如充血性心力衰竭。

（4）精神心理因素：大多数老年人多病共存，此外有丧偶、独居等情况，会引起焦虑、抑郁等不良心理状态。直肠对容积刺激的敏感性会受到精神心理因素的影响，此外，不良情绪也会导致胃肠道分泌异常从而引起便秘。

3. 症状评估

（1）便秘的分类：根据便秘的原因和危险因素，老年人便秘分为原发性便秘和继发性便秘。原发性便秘主要为功能性便秘；继发性便秘主要包括器质性疾病相关性便秘和药物相关性便秘。

（2）便秘的表现　①排便次数减少：每周排便少于3次，严重者可达2~4周才排便；②排便困难：排便时间延长或多次排便但排出困难，粪便干结呈坚果状，常有便后不尽感；③其他症状：排便过程中可能出现腹胀、腹痛、肛门疼痛，以及胸闷、胸痛、头晕等伴随症状。

（3）便秘的并发症：主要包括粪便嵌塞、粪瘤与粪石、粪性溃疡、大便失禁和直肠脱垂。

（二）体格检查

体格检查包括全身检查、腹部检查和肛门直肠检查。腹部检查应重点评估腹部有无压痛或硬块。直肠指检时需评估是否存在粪便嵌塞、肛门狭窄、直肠脱垂、直肠肿块等症状，以及肛门括约肌张力、肛门肌肉力量和收缩能力的情况。

（三）实验室和其他辅助检查

常规筛查和定期随访可以进行血常规、大便常规和隐血试验检查；对于严重慢性便秘患者可视情况进行结肠镜、直肠镜、甲状腺功能等检查；若疑为功能性便秘患者，可进行肠道动力和肛门直肠功能检测。

（四）心理－社会状况

评估老年人有无焦虑、抑郁等不良心理状态，以及是否存在睡眠障碍、认知功能减退等可能导致或加重便秘的因素。

【护理诊断/问题】

1. 便秘　与活动减少、饮食不合理、药物因素等有关。

2. 舒适度减弱　与排便困难、便后异常感等有关。

3. 焦虑　与排便困难、担心便秘并发症有关。

4. 知识缺乏　缺乏预防与治疗便秘、养成正确饮食习惯的相关知识。

【护理目标】

1. 患者的便秘得到解决。

2. 患者舒适度得到提高。

3. 患者的焦虑、抑郁等不良情绪得到缓解。

4. 患者能够养成正确的饮食习惯，以及掌握健康生活方式的相关知识。

【护理措施】

（一）一般护理

1. 保持良好的饮食习惯　①多吃富含粗纤维的食物，如粗粮、芹菜、苹果，每日膳食纤维的推荐摄入量为 20～35 g；可将食物粉碎、切细，便于老年人食用；②摄入足够的水分，培养老年人养成按时和主动饮水的习惯。对于无糖尿病的老年人，可清晨空腹饮蜂蜜水，刺激大肠蠕动；③禁食生冷、辛辣等刺激性食物，减少浓茶、含咖啡因饮料的摄入。

2. 适当增加运动量　除运动受限的老年人外，一般推荐运动量为 30～60 min/d，至少 2 次 / 周，以不感到劳累为宜。活动形式不限，可根据老年人的个性和爱好进行选择，如太极拳、散步。

（二）排便护理

1. 建立良好的排便习惯　①养成定时排便的习惯，可于晨起或餐后 2 h 定时蹲厕，培养便意；②运用正确的排便技巧，排便时宜取坐位、身体前倾，脚下可垫板凳辅助排便，勿用力过猛；③排便时集中注意力，减少外界因素如看书、看报、看手机的干扰。

2. 保证排便环境的隐蔽性　需注意保护老年人隐私，对于瘫痪无法下床的老年人，可在床单位旁设置屏风或床帘。对于不能自行如厕的老年人，应只协助其无法完成的部分。在老年人排便时不要催促，避免因精神紧张而抑制便意。

3. 手法促进排便　可采用腹部环形按摩法促进排便。具体方法为以肚脐为中心，从右向左顺时针方向按摩腹部，力度应适中。此外，还可用手指轻压肛门后端来促进排便。

4. 人工取便法　适用于发生粪便嵌塞而无法自行排出的老年人。操作前向老年人解释操作的目的及方法，取得其配合；操作时，嘱老年人取左侧卧位，戴手套，涂抹肥皂液或润滑剂以减轻患者的不适和疼痛感，将示指伸入肛门将粪便慢慢掏出，取便后清洁肛门。

5. 生物反馈治疗　主要通过反复指导和训练，包括排便时腹肌、盆底肌和肛门括约肌的适度扩张和收缩来促进排便。

（三）用药护理

1. 外用简易通便剂　常用的有开塞露、甘油栓、肥皂栓等。使用时经肛门插入，将液体慢慢挤出，可以软化粪便、润滑肠壁，达到通便的效果。

2. 口服泻药　避免长期使用口服泻药，防止产生药物依赖。常见的口服泻药类型包括容积性泻药、渗透性泻药、刺激性泻药和润滑性泻药。其中乳果糖安全性较高，适用于年弱、患有高血压或慢性心功能不全的患者；刺激性泻药的药物作用较强，易引起剧烈腹泻，必须根据医嘱使用。

3. 灌肠法 对于上述方法均无效的严重便秘患者，可遵医嘱进行灌肠。

（四）心理护理和健康教育

提高患者家庭和社会支持水平，告知患者良好的心理状态有助于缓解便秘，增加患者治疗的信心。向老年人讲解便秘发生的原因，提高老年人对便秘的认知水平。指导老年人合理饮食、制订合适的运动计划，以及讲解如何正确使用通便药物。

【护理评价】

1. 患者便秘症状得到缓解或消失，能够正常规律排便且粪便性状正常。

2. 患者排便时和排便后的不适感得到缓解或消除。

3. 患者掌握缓解不良情绪的方法，心理状态良好。

4. 患者掌握便秘的预防和治疗、合理饮食、适宜运动等相关知识。

第九节　疼痛及其护理

国际疼痛医学研究会将疼痛（pain）定义为与实际或潜在的组织损伤，或描述的类似损伤相关的一种不愉快的感觉和情感体验，是机体对有害刺激的一种保护性防御反应。疼痛是一种复杂的生理心理活动，可同时伴有呼吸、循环、代谢、内分泌及心理和情绪的改变。2001 年世界卫生组织将疼痛列为继体温、脉搏、呼吸、血压四大生命体征之后的第五大生命体征。疼痛在老年人群中的发生率较高，是老年人最常见的主诉之一，且会对老年人的日常活动能力造成严重影响。

【护理评估】

（一）健康史

1. 一般情况

（1）病史：询问老年人的疼痛部位、性质，疼痛发作的特点、频率、持续时间，有无放射性疼痛或伴随症状等。此外，还应询问患者的疼痛是否会对睡眠、活动和日常生活活动能力造成影响及影响程度如何。

（2）既往史：询问患者既往的疼痛和治疗情况，包括是否患有其他可能引起疼痛的疾病、用药史和非药物治疗的情况、治疗效果及不良反应等。

2. 老年疼痛的常见原因 疼痛主要是由引起组织损伤的伤害性刺激导致的，分为内源性刺激和外源性刺激。①内源性刺激：包括慢性骨骼肌肉疼痛、神经病理性疼痛、癌痛等；②外源性刺激：包括温度刺激、化学刺激、物理损伤等。

3. 疼痛的表现

（1）特征 老年人的疼痛与年龄密切相关，有其独特的鉴别特征。①与年龄高度相关：老年人疼痛的发生率随着年龄的增长会相应增高，其中退休、丧偶的老年患者发生率较高，且女性多高于男性；②对疼痛的敏感性降低：随着年龄的增长，老年人的脑功能逐渐衰退，疼痛下行抑制系统受损，老年患者常表现为对疼痛反应不敏感，且对慢性疼痛的忍耐度增高，对疼痛多采取顺从、接受的态度。此外，部分老年人由于认知功能受损，常不能表述疼痛；③负性情绪与疼痛间的共病现象：长期存在的慢性疼痛会引起老年人各种能力发生不同程度的损害甚至丧失，使其更易患上抑郁、焦虑等心理疾病，并进一步损害下行抑制系统，导致慢性疼痛的增加；④严重影响生活质量：老年人的躯体功能和活动能力逐渐减退，可能需要在他人的帮助下完成日常生活活动，疼痛会导致其生活质量进一步下降，甚至丧失全部活动能力。

（2）分类：疼痛可根据不同的分类条件，包括疼痛的持续时间、性质和发生部位等进行分类（表6-8）。

表6-8 疼痛的分类

分类条件	类型		
持续时间	急性疼痛	慢性疼痛	慢性多部位疼痛
性质	伤害感受性疼痛	神经病理性疼痛	混合性疼痛
发生部位	躯体痛	内脏痛	非特异性疼痛

（二）疼痛的评估

1. 视觉模拟评分法（visual analogue scale，VAS）（图6-1） 由一条10 cm的直线组成，该直线的一端表示"完全无痛"，另一端表示"难以忍受的最剧烈的疼痛"。患者根据自身体会到的当时疼痛的强烈程度，在这条直线的相应位置进行标记（用一个点或一个"×"）。VAS评分具有准确、简便易行、灵敏度高等特点，但不适用于意识障碍或言语表达不正常的患者。

完全无痛 _____ 疼痛到极点

图6-1 视觉模拟评分法

2. 语言分级评分法（verbal rating scale，VRS）（图6-2） VRS是加拿大麦吉尔（McGill）疼痛问卷的一部分，有多个版本，常用5点评分法，其疼痛等级分为：1为轻微的疼痛，2为引起不适感的疼痛，3为比较疼痛/难受，4为严重的疼痛，5为剧烈的疼痛。VRS的优势是评估简单快捷，但要求评估对象有一定的语言理解能力。此外，VRS容易受到文化程度、方言等因素影响。

0	1	2	3	4	5
无痛	轻度不适	不适	比较疼痛/难受	非常疼痛	疼痛到极点

图6-2 语言分级评分法

3. Wong-Banker面部表情量表（face rating scale，FRS）（图6-3） 采用6种面部表情的卡通图片（从微笑、悲伤至痛苦的哭泣）来形象表达分值区域所代表的疼痛程度，其中0代表"非常愉快"，10代表"疼痛难忍"。适用于儿童、老年人及文化程度较低的患者，也可以用于表达困难、意识不清及有认知功能障碍的对象。

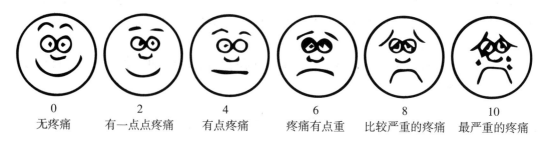

图 6-3　Wong-Banker 面部表情量表

4. 数字分级评分法（numerical rating scale，NRS）（图 6-4）　NRS 需要患者在 4 个大类别、共 11 种评分（0～10）中选择：即无疼痛（0）、轻度疼痛（1～3）、中度疼痛（4～6）、重度疼痛（7～10）。NRS 的分类清晰客观，可进行更准确的评估，但需要评估对象有抽象的刻度理解能力和一定的文字阅读理解能力。因此，NRS 比较适用于 10 岁以上有一定文化程度的评估对象。

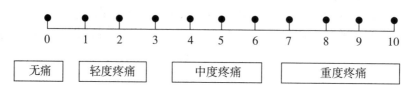

图 6-4　数字评定量表

疼痛评估应灵活应用各种方法，条件允许时可几种方法同时应用互相修正。评估前应给予耐心、恰当的解释，以提高最终评估的准确性。

（三）实验室和其他辅助检查

根据疼痛的原因、部位等选择相应的实验室和影像学检查，如 X 线、CT、MRI。

（四）心理 - 社会状况

评估老年人是否存在焦虑、抑郁等负性情绪。这些负性情绪可进一步加重疼痛，疼痛也可能是由这些不良情绪导致的。

【护理诊断 / 问题】

1. 急性 / 慢性疼痛　与骨骼肌疾病、糖尿病、感染等导致的组织损伤和反射性肌肉痉挛等有关。

2. 焦虑 / 抑郁　与疼痛引起的紧张有关。

4. 舒适度减弱　与疼痛有关。

5. 睡眠型态紊乱　与疼痛有关。

【护理目标】

1. 老年人能够正确表达疼痛的部位及程度。

2. 老年人能正确面对疼痛，缓解或消除焦虑等负性情绪。

3. 老年人主诉身体舒适度增加。

4. 老年人能维持正常的睡眠型态。

【护理措施】

（一）药物镇痛的护理

药物治疗是疼痛最基本、最常用的方法。对于患有疼痛的老年人，应正确给予镇痛药物，把握用药时机，在用药过程中密切观察患者的病情变化、药物疗效和不良反应。

世界卫生组织（WHO）的三阶梯镇痛疗法将镇痛药物分为非阿片类镇痛药、弱阿片类镇痛药、阿片类镇痛药 3 类。其他辅助药物包括抗抑郁药、抗骨质疏松药等。

1. 三阶梯镇痛疗法的基本原则　口服给药、按时给药、按阶梯给药、个体化给药、密切观察药物不良反应及宣教。

2. 三阶梯镇痛疗法的内容　①第一阶梯：选用非阿片类镇痛药物（如水杨酸类药物、苯胺类药物、非甾体类抗炎药），酌情加用辅助药物，主要适用于轻度疼痛的患者；②第二阶梯：选用弱阿片类镇痛药物（如曲马多），酌情加用辅助药物，主要适用于中度疼痛的患者；③第三阶梯：选用强阿片类镇痛药物（如硫酸吗啡缓释片、氨酚羟考酮片），酌情加用辅助药物，主要适用于重度和剧烈癌痛的患者。

（二）非药物镇痛的护理

非药物镇痛可以减少镇痛药物的使用量，并能在一定程度上提高疼痛的缓解效果，是药物治疗的辅助措施。

1. 物理治疗　主要包括光疗、电疗、磁疗、按摩等，通过物理治疗能够使患者的局部血液循环加快、减轻疼痛，也能使老年人的关节活动范围增加。

2. 微创介入治疗　对于药物治疗和物理治疗效果不佳的慢性顽固性疼痛，可使用微创介入治疗的方法。

3. 运动锻炼　运动锻炼可以改善患者的全身状况、缓解不良情绪、振奋精神等，能够有效缓解慢性疼痛。可根据情况协助患者进行主动或被动关节活动度训练。游泳等水上运动也可以缓解肩周炎、类风湿关节炎等疾病所带来的疼痛。

4. 环境与体位　环境应安静、舒适，并根据患者疼痛的部位协助其采取合适的体位。

（三）心理护理和健康指导

认真倾听患者的主诉，可以采取暗示疗法或诱导镇痛疗法，减轻患者的疼痛和焦虑、抑郁等不良情绪。应告知老年人不要忍受疼痛，鼓励老年人主动诉说自己的感受；告知老年人大多数疼痛是可以控制和缓解的，纠正老年人及家属对疼痛的错误认知，如药物治疗疼痛易成瘾。

【护理评价】

1. 患者可正确表达疼痛的部位及程度。

2. 患者接受疼痛的感受，焦虑等负性情绪得到缓解。

3. 患者的疼痛得到改善，身体舒适度增加。

4. 患者睡眠状态良好，没有影响到生活质量。

第十节　谵妄及其护理

谵妄（delirium）是由于多种原因引起的一种一过性意识混乱，主要特征为意识障碍和认知功能改变，常在极短时间内发生，呈日轻夜重现象，俗称日落现象。谵妄症状大多持续数天，也可持续数周甚至几个月，一般可以恢复。随着年龄增长和慢性疾病的影响，老年人多器官功能下降，一旦机体受到外在刺激（如手术、麻醉、感染），容易诱发谵妄。谵妄的发生可增加跌倒、远期认知功能损害甚至死亡的风险。在欧美等发达国家，越来越多的医疗机构将谵妄的发生率纳入医疗护理治疗的重要评价指标。我国也应重视谵妄的评估和预防，加强多学科协作规范化谵妄管理。

【护理评估】

（一）健康史

1. 一般资料　收集患者的年龄、性别、文化程度、自理程度、认知功能情况、视/听力状况，饮酒史等基本情况。

2. 危险因素　谵妄是由多种因素导致的神经精神综合征，谵妄常见的四大危险因素包括躯体疾病、精神因素、医疗因素和药物，通常将其划分为内在易患因素、外在诱发因素和疾病相关因素。

（1）内在易患因素：患者因既往健康状况而存在的因素，通常不能干预或干预后短期内无法减缓其影响，如高龄、多病共存、认知障碍、视/听力受损、酗酒。

（2）疾病相关因素：一般与原发疾病相关，如严重感染、休克、创伤。

（3）外在诱发因素：在原发病的基础上，存在促进谵妄发生的因素，如缺氧、应激、疼痛、感染、脱水或电解质紊乱、药物（如苯二氮䓬类镇静药）。

3. 谵妄的表现

（1）分型及特征：根据不同的精神运动表现类型，谵妄可分为活动增多型、活动减少型和混合型，混合型表现为活动增多型和活动减少型的谵妄特征同时或相继出现（表6-9）。

表6-9　活动增多型谵妄和活动减少型谵妄的临床特征

临床特征	活动增多型谵妄	活动减少型谵妄
认知功能障碍	记忆障碍（不能记忆近期事件，不能记住指令）、定向力障碍（事件定向障碍出现得最早，其次是地点障碍）	记忆障碍、失定向（回答缓慢，无自发语言）
思维紊乱无序	语无伦次，漫无边际；意识不清晰，无逻辑	嗜睡、淡漠
感知错乱	错觉式误解，由于急性刺激后出现的错觉而导致视幻觉最常见，常发生于夜间	混乱印象
睡眠-觉醒周期改变	白天睡眠过度，夜间失眠；碎片样减少的睡眠，或完全性睡眠周期倒错	睡眠常处于碎片状
异常精神运动行为	活动增多	活动减少
其他	高度警觉、不安、易激惹、攻击性、情绪不稳定、破坏性行为	困倦、嗜睡、昏迷、木僵等

（2）临床表现：老年人的谵妄表现为起病急、病程短，常以意识障碍为主要特征。症状多突然发生，在 24 h 内波动性出现或消失，病情严重或较轻，有特征性的清醒时间，常呈昼轻夜重现象。谵妄可表现为各种复杂的精神症状和异常行为，如定向障碍、记忆障碍、思维混乱，甚至出现妄想和幻觉，多可较快缓解，待意识恢复后，多数患者会出现大部分遗忘。

（二）辅助检查

目前诊断谵妄的"金标准"是美国精神病学会提出的《诊断与统计手册：精神障碍》（第 5 版）。意识障碍评估法（confusion assessment method，CAM）是目前评估老年患者谵妄的一种最广泛且有效的工具（表 6-10）。

表 6-10　意识障碍评估法（CAM）

特征	表现	阳性标准
急性发病或病情变化	①与患者基础水平相比，是否有证据表明存在精神状态的急性变化 ②在 1 天中，患者的（异常）行为是否存在波动性（症状时有时无，或时轻时重）	①或②任务问题答案为"是"
注意力不集中	患者的注意力是否难以集中？ 如注意力容易被分散或不能跟上正在谈论的话题	是
思维混乱	患者的思维是否混乱或者不连贯？ 如谈话主题散漫或与谈话内容无关，思维不清晰、不合逻辑，或毫无征兆地从一个话题突然转到另一个话题	是
意识水平的改变	患者当前的意识水平是否存在异常？如过度警觉（对环境刺激过度敏感，易惊吓）、嗜睡（瞌睡，易叫醒）或昏睡（不易叫醒）	存在任一异常

（三）心理 - 社会表现

对有谵妄史的老年人要特别注意评估有无谵妄后恐惧、沮丧、抑郁等心理，以及是否有生活自理能力和社交能力的下降。

【护理诊断 / 问题】

1. 有受伤的危险　与谵妄发作时患者易激惹、定向异常，以及思维和行为紊乱，发生自伤、坠床、跌倒有关。

2. 自理能力缺陷　与谵妄发作的行为紊乱有关。

3. 远期认知功能下降　与谵妄发生对认知功能的后续效应有关。

【护理目标】

1. 患者在住院期间不发生自伤、坠床、跌倒等事件。

2. 患者生活需求能够得到满足。

3. 患者认知功能得到维护或改善。

【护理措施】

（一）谵妄危险因素的护理

在患者入院的 24 h 内，每个护理班次，以及患者发生认知功能和意识变化时，运用合适的谵妄评估量表进行评估。针对谵妄评估的危险因素，积极治疗相关原发病，解除诱发因素，多学科团队协同综合预防。英国国家卫生与临床优化研究所（NICE）指定的谵妄预防指南包括认知疗法和定向沟通、早期下床活动、改善便秘和脱水、纠正低氧血症、控制感染、改善营养不良、促进睡眠质量、视/听力辅助、合理用药管理。

（二）老年谵妄的护理

1. 沟通技术　当患者发生活动增多型谵妄时，医护人员应首先采取合适的语速语调、肢体动作和神情等语言性和非语言性的沟通技术安抚患者，避免进一步对患者造成刺激，取得患者和家属的信任和配合。

2. 药物护理　当患者出现激惹行为威胁到自身或他人安全且沟通无效时，可根据医嘱使用药物，最常使用的药物为氟哌啶醇和奥氮平。

3. 日常生活护理　谵妄患者的饮食宜清淡、易于消化、水分充足，保证营养丰富。禁止饮酒、吸烟、喝浓茶、喝咖啡，以免影响睡眠质量。适当地为老年人增添衣物，注意保暖。应尽早离床活动，对于瘫痪、无法行走的患者，可以帮助其进行被动活动。

4. 增加定向感　①室内应摆放老年人能够看清楚的时钟、日历；②摆放老年人熟悉的物品；③白天拉开窗帘，晚上按时熄灯，帮助老年人区分白天和夜晚；④鼓励家庭成员探视患者，提供心理安慰。

（三）保证患者安全

加强巡视，排除危险物品，降低噪音，调整床高和床栏，防止老年人跌倒和坠床。当干预无效或药物作用未起效时，可遵医嘱使用保护性约束。需要注意的是，约束会诱发甚至加重患者的谵妄症状，应尽量避免使用。

（四）心理护理和健康指导

护理人员在进行护理和治疗时应细心观察，尽可能满足老年人的情感需求，可以通过语言和行为进行安抚。向老年人及家属讲解谵妄常见危险因素，指导如何预防，以及在谵妄发作时的照护重点和注意事项。

【护理评价】

1. 患者在谵妄发作期间未发生自伤、坠床、跌倒等不良事件。

2. 患者在谵妄发作期间的生活需求得到满足。

3. 患者认知功能得到维护或改善。

（王艳艳）

 习题

一、单项选择题

1. 李大爷因便秘向护士小王求助咨询，小王随即建议其服用导泻剂。小王的这种做法违背以下哪项用药原则

    A. 先明确诊断，后用药

    B. 先行非药物疗法，后行药物疗法

    C. 先老药，后新药

    D. 先外用药，后内服药

2. 为大小便失禁的患者进行护理时，下列措施不正确的是

    A. 提供容易消化、吸收、少渣少油的食物

    B. 大小便失禁的患者，应注意保护肛周皮肤的干燥

    C. 用温水清洗会阴部皮肤，保持清洁干燥

    D. 全天都应多饮水，促进排尿反射，预防尿路感染

3. 一位 65 岁的男性患者，患有前列腺增生，因长时间未排尿而出现不自主漏尿，该老年人出现的尿失禁类型为

    A. 压力性尿失禁　　　　　　　　　B. 急迫性尿失禁

    C. 反射性尿失禁　　　　　　　　　D. 充盈性尿失禁

4. 老年人的营养需求中，优质蛋白应占摄取蛋白质总量的比例是

    A. 10%　　　　　　　　　　　　　B. 20%

    C. 30%　　　　　　　　　　　　　D. 50%

5. 有关引起老年人便秘的因素，下述不正确是

    A. 食物中有充足的膳食纤维　　　　B. 饮水不足

    C. 缺乏锻炼　　　　　　　　　　　D. 药物影响

6. 患者，男，72 岁，长期尿失禁，下列护理措施哪项不妥

    A. 加强皮肤护理，预防压力性损伤　B. 视病情留置导尿管

    C. 控制患者饮水，减少尿量　　　　D. 随时更换尿湿的衣裤、大单

7. 预防老年人跌倒的措施不包括

    A. 卫生间安装扶手　　　　　　　　B. 用拐杖行走速度宜慢

    C. 小路过道可有障碍物　　　　　　D. 地面无滑湿

8. 引起老年人跌倒的外在危险因素是

    A. 高龄　　　　　　　　　　　　　B. 老年性耳聋

    C. 眩晕　　　　　　　　　　　　　D. 独居

9. 指导压力性尿失禁老年人进行功能训练时，下列说法正确的是

    A. 定时训练，每日训练 10 次，每次做到收缩训练 1 下

    B. 每次收缩训练的速度不能相同

    C. 增加跳跃活动或高强度的活动

    D. 为老年人选择宽松、易穿脱的松紧裤

10. 老年人吞咽困难是指老年人进食后

    A. 食物吐出　　　　　　　　　　　B. 咀嚼无力

    C. 下咽费力　　　　　　　　　　　D. 不能进食

11. 关于老年人的疼痛，正确的是

    A. 疼痛阈值下降　　　　　　　　　B. 急性疼痛多见

C. 骨关节病引起多见   D. 以急性病多见

12. 发生跌倒的处理正确的是

    A. 立即电话呼叫家属

    B. 发现患者坠床应立即将患者搬到床上

    C. 搬动前判断意识、受伤部位、程度及全身情况

    D. 怀疑骨折或脊柱损伤者，立即扶患者到功能科做检查

13. 老年谵妄是指

    A. 无意识障碍，症状多而阳性体征少

    B. 表情淡漠，回答理性，但迟钝

    C. 意识不清，胡言乱语，躁动不安

    D. 思维异常活跃、好说、好动，但意识清楚

14. 谵妄的主要临床表现是

    A. 意识受损   B. 痴呆

    C. 抑郁   D. 躁狂

15. 患者，男性，74岁。近3天来夜间出现行为紊乱，说房间的地板上有老鼠、蛇，表情恐惧、紧张，言语令人费解，白天则较安静、喜卧床，对夜间行为难以回忆，生活自理需协助。头颅CT示：顶枕叶片状梗死灶。考虑该患者目前处于

    A. 痴呆状态   B. 幻觉妄想状态

    C. 谵妄状态   D. 抑郁状态

16. 为便秘的老年人进行排便习惯训练时，适宜的排便时间为

    A. 清晨起床后   B. 早餐前

    C. 早餐后   D. 晚临睡前

17. 有关老年人的口腔保健，正确的是

    A. 晨起和晚间临睡时均漱口   B. 咀嚼含糖型口香糖

    C. 餐后使用牙签   D. 每年做1~2次牙科检查

二、简答题

1. 简述老年综合征的特点。

2. 简述跌倒的危险因素。

3. 简述洼田饮水试验。

4. 简述尿失禁的膀胱功能锻炼。

5. 简述疼痛的评估工具。

第七章　老年期常见疾病与护理

第一节　概　述

老年期是人生命过程的重要阶段，此阶段人处于衰退与衰老的过程，身体各器官的结构老化、功能下降，出现一系列与衰退、衰老有关的生理及心理改变。老年疾病（elderly disease）又称老年病，是指人在老年期所患的与衰老有关的，具备自身特点的疾病。

一、老年疾病类型

由于老年人脏器的组织结构和生理功能都有一定的退化，加之机体的免疫功能及抗病能力都有所减弱，因而慢性疾病较多。老年疾病通常分为以下两类。

1. 原发性老年疾病　即在老年人衰老过程中，功能衰退和功能障碍发生，如阿尔茨海默病、老年性精神病、老年性耳聋、脑动脉硬化，以及由此引发的脑卒中。这类与衰老退化、变性有关的疾病随着年龄的增长而增多。

2. 继发性老年疾病　与老年人的病理性老化、机体免疫功能下降、长期劳损等有关。如高血压、冠心病、糖尿病、恶性肿瘤、痛风、震颤麻痹、老年性变性骨关节病、老年性慢性支气管炎、肺气肿、肺源性心脏病、老年性白内障、老年骨质疏松症、老年性皮肤瘙痒症、老年肺炎、高脂血症、颈椎病及前列腺增生。

二、临床特点

老年人由于生理功能、代谢及形态结构发生不同程度的变化，对体内外异常刺激的反应性、适应性、防御性及代偿能力等均出现不同程度的减弱，因此老年人即使与中青年人患有同一种疾病，其临床症状和体征也不完全一样，而是具有老年疾病的临床特点。

1. 起病隐匿，发展缓慢　老年疾病以慢性疾病居多，疾病发生时在相当长的时间内无明显症状，难以确定起病时间。有些轻微症状或不适往往被误以为是老年人机体老化或退行性病变引起，而未引起警觉，容易被忽略，只有在症状明显时才引起重视。

2. 病情变化迅速　老年疾病尤其是慢性疾病，虽然病情进展缓慢、病程长，但随着疾病的反复发作，对各器官功能的损害逐渐加重，当疾病发展到一定阶段，器官功能处于衰竭状态，一旦机体受到不同诱因的刺激，病情就很容易恶化。

3. 症状、体征不典型　老年人由于神经系统和全身反应比较迟钝，对痛觉的敏感性减弱，应激能力下降，对疾病的反应也相对降低，常常在疾病已经发展到相当严重时自觉症状尚不明显或者呈现的体征也不典型，或仅表现为生活规律的变化。

4. 多种疾病同时存在　老年人一个系统发生病变时，多个系统间会相互影响，导致多个系统病变而出现多种疾病。当同时存在数种疾病时，某一种疾病出现急性改变，可使其他器官功能急骤改变。各种症状的积累效应会随着年龄的增长而增加。

5. 容易出现并发症和后遗症　老年人由于免疫功能减退，在原有疾病的基础上容易并发呼吸道、胆道及尿路感染，经过广谱抗生素治疗后，又易发生真菌感染。老年人组织器官萎缩，虽然细胞外液无明显减少，但细胞内液不仅绝对量减少，其所占比例也明显减少，同时内环境稳定机制差，代偿能力减退，只要稍有诱因，就可导致水电解质紊乱。当老年人的一个器官功能衰竭后，通过低排血量、低灌注、缺血和毒血症等因素，可引起其他器官也发生功能衰竭。此外，老年人因各种原因致残而导致长期卧床，容易发生运动减少性疾病，如肌肉失用性萎缩、压力性损伤、静脉血栓栓塞。

三、诊断特点

老年疾病的诊断需遵循诊断学的方法和原则，其突出的特点是诊断困难。

1. 病史采集困难　由于老年疾病本身具有起病隐匿、病程长、多病共存及表现不典型等临床特点，加之老年人听力、记忆力和感觉功能减退，思维迟缓，理解能力下降，语言表达能力不清，使老年人难以清晰地陈述起病时间、描述典型的症状，甚至无法提供与病史有关的信息，即使通过家人或照顾者也无法全面或准确地反映状况，这给疾病快速诊断带来了困难。

2. 难以区别生理与病理现象　老年人由组织器官形态、功能等老化引起的生理现象，与由疾病引起的病理变化，难以区别。有时老年人表现出来的症状一部分属于老化现象，一部分属于疾病引起的病理表现，因此在疾病诊断时不能把老年人的症状、体征单纯归咎于老化现象。

3. 缺乏老年人检验参考值　目前，临床对于老年人的检验参考值大多采用成年人标准，对于老年疾病诊断可能会出现标准过严或过松，即使部分检查项目已建立了老年人参考值，但因老年人的衰老速率和病损程度不同，个体间差异大，同样容易出现误诊或漏诊。

四、治疗特点

由于在认知、记忆和智力等方面功能减退，加之多病共存等临床特点，老年患者在治疗上与中青年患者相比具有其自身的特点。

1. 治疗依从性差　老年人因记忆力差、行动不便、视力及听力减退、药物取用不便、经济收入减少或家庭社会的支持不够等多种原因，易引起不遵医嘱用药、不按时复查等治疗依从性差的行为。

2. 用药种类多且不良反应多　随着年龄的增长，老年人各脏器的组织结构和生理功能逐渐出现退行性改变，影响机体对药物的吸收、分布、代谢和排泄。此外，老年人具有多病共存的临床特点，治疗中应用药物的种类较多，由于机体效应器官对药物的反应随老化发生了改变，使老年人对药物的耐受性降低，药物间易产生相互作用，使药效加强或减弱，药物不良反应增加。

3. 手术风险大 老年人因老化和疾病使器官系统功能减退，对手术和麻醉的承受能力明显降低，术后并发症及发生意外的风险增加，手术危险性增大。

五、预后特点

老年人机体的各项功能均有不同程度的衰减，免疫力下降、防御能力减低、创伤修复能力和反应能力低下等一系列变化，均不利于疾病的恢复。即使同一种疾病，经过详尽的治疗，其恢复和治愈时间也不同，因此老年疾病具有病程长、康复慢、迁延不愈等预后特点，其预后不良主要表现为以下几个方面。

1. 治愈率低 由于老年人大多患有慢性终身性疾病，其病情进展随着年龄的增长而加重，即使采取治疗措施，也只能控制病情、延缓疾病的进展而不能完全治愈。

2. 复发率高 老年人在患有慢性疾病的基础上出现病情加重或合并另一种疾病的现象常反复发生。

3. 致残率高 老年人患有多种疾病后，虽然经过治疗病情得到控制，避免了病情恶化，但有些疾病所致的功能障碍或功能丧失等无法完全恢复而使老年人遗留残疾。

4. 死亡率高 老年人由于免疫功能减退并有多种疾病同时存在，在任何诱因的刺激下容易发生感染、水电解质紊乱、多器官功能衰竭等严重并发症，导致病情恶化，增加治疗难度，死亡率高。

六、护理特点

老年疾病的特殊性要求护理人员在护理时应从认知、营养、生活经历、环境、活动及压力等方面做到全面、细致的评估，从多途径满足其所需的照顾，加强个体的自我照顾能力，使老年人保持尊严和舒适，提高生活质量。

1. 基础护理 做好病室环境管理，保持光线适宜、舒适、安静、安全。做好皮肤护理，保持皮肤清洁、衣着卫生。保证充足的睡眠，做好饮食指导、排泄护理，满足身心需求。

2. 病情观察 老年疾病的症状、体征不典型，病情变化迅速，易出现并发症。需严密监测患者的意识、生命体征和病情变化，出现异常时及时通知医生。

3. 安全护理 通过全面评估了解患者现存或潜在的各项护理风险及其程度，给予针对性、个性化的干预措施，提高患者及照顾者的安全风险防范意识。

4. 用药护理 遵循老年患者安全用药原则，使药物治疗取得最佳疗效。密切观察和预防药物的不良反应，做到早发现、早处理。

5. 康复护理 遵循循序渐进的原则，给予康复指导，保护老年患者现存功能，最大限度维持老年患者的自理能力。

6. 心理护理 根据老年患者的心理特点，耐心与老年人沟通，做好解释和疏导，理解共情，尽量满足合理需求，使其积极配合治疗和护理。

（熊莉娟）

第二节　老年常见呼吸系统疾病患者的护理

◎ 案例 7-1

　　王某，女性，72 岁。1 周前因受凉出现低热、胸闷、咳嗽、痰液黏稠难以咳出，呼吸困难进行性加重入院。患者发病以来情绪低落，失眠，精神不振，食欲减退。患者自诉其反复咳嗽、喘息 20 余年，常于天气转凉或者受凉后出现上述症状。

　　体格检查：体温 37.2℃，脉搏 105 次 / 分，血压 164/97 mmHg，呼吸 30 次 / 分，SO_2 84%，末梢血糖为 12.9 mmol/L。患者呼吸浅快，口唇发绀，双肺呼吸音弱，可闻及散在的湿啰音。

　　辅助检查：肺功能检查结果 FEV_1/FVC 为 55%，存在中度持续气流受限；血气分析检查结果显示：PaO_2 为 50 mmHg，$PaCO_2$ 为 68 mmHg。

　　本次入院诊断为慢性阻塞性肺疾病急性发作、呼吸衰竭、高血压、2 型糖尿病。

　　遵医嘱给予无创呼吸机辅助通气，使用支气管舒张药、糖皮质激素、抗降高血压药、降血糖药和祛痰药。

　　请问：

　　1. 老年慢性阻塞性肺疾病患者的患病特点是什么？

　　2. 请列出至少 3 条该老年患者的主要护理诊断。

　　3. 请根据该患者的护理诊断，制定相应的护理措施。

一、老年慢性阻塞性肺疾病及其护理

　　慢性阻塞性肺疾病（chronic obstructive pulmonary disease，COPD）简称慢阻肺，是一种以持续存在的呼吸系统症状和气流受限为主要特征的肺部疾病，通常与显著暴露于有害颗粒或气体引起的气道和（或）肺泡异常有关。肺功能检查对确定气流受限有重要意义，当慢性支气管炎和肺气肿患者肺功能检查出现气流受限时，则可诊断为 COPD。

　　COPD 是老年人常见的呼吸系统疾病之一，患病率和死亡率均居高不下。因肺功能进行性减退，严重影响患者的生活质量，可造成严重的社会和经济负担。

　　【护理评估】

　　（一）健康史

　　1. 一般情况　评估老年人日常生活自理能力、营养状况、皮肤情况、睡眠情况等。

　　2. 既往史　询问老年人既往是否有吸烟史，是否有药物过敏史，是否有高血压、糖尿病、心脏病等病史，既往工作环境是否有有害气体或粉尘，是否有呼吸系统疾病史等。

3. **病因和危险因素** 目前 COPD 的确切病因并不十分清楚，年龄、有害气体和颗粒、职业粉尘和化学物质、空气污染、呼吸道感染、先天性的 α_1- 抗胰蛋白酶缺乏等都是 COPD 发病的危险因素。吸烟为公认的导致 COPD 最重要的环境因素，COPD 患者中有 80% ~ 90% 为吸烟者，被动吸烟者由于吸入的颗粒物增加了肺的负担，也会导致 COPD 的发生。

（二）身体状况

1. **临床症状** COPD 的主要症状有慢性咳嗽、咳痰、气短、呼吸困难、喘息和胸闷，晚期患者会出现体重下降、食欲减退和营养不良等。气短和呼吸困难是 COPD 的标志性症状。对比成年人，老年 COPD 患者的特点有：①因为衰老导致咳嗽反射减弱，对外来刺激的反应减退，机体反应差，在急性感染时可能会出现体温不升、白细胞不高、咳嗽不明显，可表现为精神萎靡、胸闷、呼吸音低、厌食、少尿等症状；②老年人由于气道阻力的增加，呼吸功能发展为失代偿时，静息状态下会出现气短、呼吸困难等症状；③老年人气道屏障功能和全身免疫功能减退，体质下降，容易出现反复感染。

2. **体征** 早期可无异常体征。视诊有桶状胸，部分患者有呼吸变浅、频率增快等。双侧触觉语颤减弱，剑突下心尖冲动，伴右心衰竭可有双下肢水肿。叩诊呈过清音。听诊呼吸音减弱、呼气延长，部分患者可闻及干、湿啰音。

3. **并发症** 慢性肺源性心脏病、呼吸性酸中毒、休克、电解质紊乱、心力衰竭、败血症、肺性脑病等。

（三）辅助检查

1. **肺功能检查** 是判断持续气流受限的主要客观指标，是诊断 COPD 的金标准。表现为用力肺活量（FVC）和第一秒用力呼气量（FEV_1）均下降。吸入支气管舒张药后 FEV_1/FVC < 70% 可确定为持续气流受限。

2. **影像学检查** 胸片早期可无异常变化，以后可出现肺纹理增粗、紊乱和肺气肿等改变。对于感染较重的老年 COPD 患者，胸部高分辨率 CT 检查对肺气肿，以及确定肺大疱的大小和数量有较高的敏感性和特异性。

3. **动脉血气分析** 老年 COPD 患者因机体反应差，出现呼吸衰竭时可无明显典型症状，对于老年患者应行血气分析检查。该检查对判断 COPD 患者是否发生低氧血症、高碳酸血症、呼吸衰竭、酸碱平衡失调有重要价值，可以判断患者呼吸衰竭的类型和严重程度。

4. **其他检查** 通过痰液培养可检测病原菌；外周血检查可检测是否合并细菌感染，有无白细胞增高，C 反应蛋白浓度升高。

（四）心理 – 社会评估

老年人因胸闷、气短导致生活自理能力下降，与外界隔绝，会出现焦虑、孤独等不良情绪，特别是病情容易反复发作，给患者造成巨大的经济压力和心理压力，出现睡眠障碍、对治疗失去信心。因此应评估疾病是否影响患者的生活和社交活动、家属对老年人的关心程度和对治疗的支持情况等。

【常见护理诊断 / 问题】

1. **气体交换受损** 与气道阻塞、通气不足、呼吸肌疲劳、分泌物增多和肺泡呼吸面积减少有关。

2. 清理呼吸道无效　与老年人咳嗽反射减弱、分泌物多而黏稠有关。

3. 活动无耐力　与疲劳、呼吸困难、缺氧有关。

4. 焦虑　与病情反复、病情危重、生活自理能力下降有关。

【护理目标】

1. 患者掌握呼吸肌功能锻炼的方法，呼吸顺畅，缺氧状况得到缓解。

2. 患者掌握有效咳嗽的方法，痰液能够及时咳出。

3. 患者主诉活动耐力增强，活动后无不适反应。

4. 患者情绪稳定，知晓疾病的相关知识，配合治疗和护理。

【护理措施】

（一）一般护理

1. 休息与活动　保持居住环境空气新鲜，维持合适的室温和相对湿度，充分发挥呼吸道的自然防御功能。轻度患者根据病情适当安排活动，以不感到疲劳、不加重症状为宜；中度以上的患者需要卧床休息，协助采取舒适体位；极重度患者协助抬高床头，使呼吸顺畅。

2. 氧疗护理　伴有低氧血症者，遵医嘱给予氧疗。一般采用鼻导管持续低流量给氧，氧流量为 1~2 L/min，指导患者不要自行调节氧流量，保证用氧安全。

3. 饮食护理　指导患者多摄入新鲜蔬菜、水果、瘦肉、鱼肉等富含纤维、维生素、蛋白质的食物，避免摄入辛辣、刺激性食物。指导每天饮水 1.5~2 L，足够的水分摄入可以湿润呼吸道黏膜，有利于痰液的稀释和排出。

（二）病情观察

观察患者咳嗽、咳痰的情况，有无痰液黏稠难以排出的情况；观察缺氧的情况，有无气短、胸闷、口唇发绀、呼吸困难等表现；观察呼吸频率、节律有无异常；监测血气分析结果、体温的变化情况等。

（三）治疗配合

1. 用药护理

（1）支气管舒张药：是 COPD 患者最主要的治疗药物，它可以舒张支气管平滑肌、扩张支气管，从而达到缓解气流受限的目的，包括 β_2 受体激动剂、抗胆碱能药和茶碱类药。β_2 受体激动剂定量吸入装置常作为 COPD 首选用药，但大剂量使用会引起心动过速、心律失常等，长期使用可发生肌肉震颤。抗胆碱能药可扩张支气管，但是要注意观察有无出现口干、口苦等不良反应。茶碱类药物使用过程中要注意观察有无恶心、呕吐等不良反应。

（2）糖皮质激素：研究显示对于高风险患者，长期吸入糖皮质激素与长效 β_2 受体激动剂的联合制剂可以增加患者的运动耐量、减少急性加重发作的频率。但糖皮质激素长期使用可以引起老年人高血压、糖尿病、骨质疏松及继发感染等，需密切监测并及时处理。

（3）祛痰药：老年 COPD 患者气道内可产生大量黏液分泌物，痰液难以排出，可以应用盐酸氨溴索、盐酸溴己新，盐酸氨溴索为润滑性祛痰药，不良反应轻；服用盐酸溴己新者偶见恶心、转氨酶升高，老年胃溃疡患者慎用。

◎ 知识链接

吸入装置选择的基本原则

吸入药物是 COPD 患者重要的治疗手段，慢性阻塞性肺疾病全球倡议组织（GOLD）发布的《慢性阻塞性肺病诊断、治疗和预防全球策略（2023）》（GOLD 2023）提出吸入装置选择的原则：①装置中药物的可及性；②需要评估和考量患者的理念、对当前和以往使用装置的满意度和偏好；③尽量减少每个患者使用不同装置的数量，理想的情况是只需要一种装置；④在没有临床判断或没有适当的信息、宣教和随访的情况下，不应更换装置类型；⑤共享决策是吸入装置选择的最适合的策略；⑥必须评估患者对该装置进行正确吸入操作的能力；⑦医生及照护团队的其他成员应该知道如何使用吸入装置。

2. **呼吸肌功能锻炼** 老年人的呼吸肌肌力变弱，肺泡通气量减少，气道阻力增加，而 COPD 患者需要增加呼吸频率来代偿呼吸困难，这种代偿多数依赖于辅助呼吸肌参与呼吸。护士可指导患者进行缩唇呼吸、膈式或腹式呼吸等呼吸训练，从而加强患者的呼吸肌的肌力和耐力，改善患者的呼吸功能。

（1）缩唇呼吸：通过缩唇形成的微弱阻力来延长呼气时间，增加气道压力，延缓气道塌陷。指导患者经鼻吸气，然后通过缩唇（吹口哨样）缓慢呼气，同时收缩腹部。吸气和呼气时间比为 1∶2 或 1∶3。

（2）膈式或腹式呼吸：患者可取立位、平卧位或半卧位，两手分别放于前胸部和上腹部。用鼻缓慢吸气时，膈肌最大限度地下降、腹部凸出，手感到腹部向上抬起；呼气时经口呼出，腹肌收缩、膈肌随着胸腔内压的增加而上抬，推动肺部气体排出，手感到腹部下降。

（四）心理护理

老年人因为年龄因素，反复患病，经济压力大，生活自理能力下降，会产生无力感，容易导致焦虑、抑郁等情绪问题，对医生、护士不信任，不配合治疗。护士应该帮助患者了解疾病的发生、发展过程，疾病的治疗效果和促进康复的方法，引导患者适应慢性疾病，并以积极的心态对待疾病，帮助患者重新树立信心。指导患者掌握缓解焦虑的方法，组织其与治疗效果好的患者开展聊天、听音乐、下棋等娱乐活动，分散患者的注意力，减轻焦虑的情绪。

（五）健康指导

1. **健康教育** 劝导吸烟患者戒烟，让患者知晓这是减慢肺功能损害的有效的措施之一，在疾病的任何阶段戒烟都有助于防止 COPD 的发生及进展。指导患者脱离职业和环境污染，减少有害气体和粉尘的吸入，特别是家庭烹饪烟雾的吸入。讲解疾病的诱发因素、临床表现、防治措施和预后的基本知识，教会患者吸入装置的正确使用方法、长期家庭氧疗的方法和注意事项。指导有需要的患者遵医嘱使用免疫调节剂，从而降低 COPD 急性加重的严重程度。

2. **生活指导** COPD 是一种高消耗性疾病，应指导患者制订能摄入足够热量和蛋白质的饮食计划，避免进食产气食物，如汽水、啤酒、马铃薯；指导患者多饮水，促进气道的湿化和痰液的排出；指导患者在大风、严寒气候避免外出，根据气候变化增减衣物，在呼吸道传染病流行期间尽量避免到人群密集的公共场所。积极预防呼吸道感染，可推荐患者接种疫苗以减少肺部感染的发生。

【护理评价】

1. 患者呼吸功能正常。

2. 患者自行咳出痰液，咳嗽、咳痰症状缓解。

3. 患者主诉活动耐力增强，活动后无不适反应。

4. 患者无焦虑，积极配合治疗和护理。

二、老年肺炎及其护理

老年肺炎（elderly pneumonia）是指各种病原体引起的老年肺实质性炎症，其中以细菌感染最为常见。肺炎是老年人群中最常见的疾病，发病率约是青年人的 10 倍。老年肺炎发病率高、死亡率高、危害性大，且常为 80 岁以上老年人死亡的第一病因。

【护理评估】

（一）健康史

1. **一般情况**　评估老年人呼吸情况、营养状况、皮肤情况、日常生活活动能力、睡眠情况等。

2. **既往史**　询问老年人既往有无呼吸系统症状，持续的时间，有无吸烟史，有无药物过敏史，有无高血压、糖尿病、心脏病等病史，有无长期用药史等。

3. **病因及危险因素**

（1）免疫力减弱：老年人的胸腺随着年龄的增长日益退化，胸腺激素减少，中性粒细胞吞噬和杀灭病原微生物的能力逐渐下降，免疫力逐渐下降。

（2）病原体：引起老年人社区获得性肺炎（community acquired pneumonia，CAP）最常见的致病微生物是肺炎链球菌，非典型病原体如肺炎病原体和衣原体所占比例增加。引起老年人医院获得性肺炎（hospital acquired pneumonia，HAP）以细菌感染最为常见，如铜绿假单胞菌、鲍曼不动杆菌、肺炎克雷伯菌。对于高龄、衰弱、意识障碍或吞咽困难的患者，厌氧菌是 CAP 和 HAP 的常见病原菌，且误吸是厌氧菌肺炎的主要原因。此外，老年人也是真菌、病毒的易感者，老年肺炎经常由多种病原体混合感染所致。

（3）合并基础疾病：80% 的老年肺炎患者至少合并一种基础疾病，患者常伴有多种慢性疾病，如慢性阻塞性肺疾病、高血压、糖尿病、肿瘤，易导致老年人的肺部感染率和病死率增加。

（4）呼吸道组织结构退行性改变：老年人鼻黏膜的加温、加湿和防御功能下降；老年人的防御反射变得迟钝，易发生呛咳和误吸；老年人的咳嗽反射减弱，容易导致黏液潴留，小气道管腔变窄，气道阻力增加；老年人肺活量逐渐降低，残气量上升，肺泡与血液的气体交换能力减弱。

（5）药物作用：免疫抑制剂、镇静催眠药和预防性制酸剂的应用，以及抗生素、激素的不合理应用增加了老年人肺部感染的发病率。

（6）其他因素：寒冷、营养不良、长期吸烟、疲劳、酗酒和行动障碍等使老年人机体抵抗力减弱，易引发肺炎。

（二）身体状况

1. **临床症状** 老年肺炎临床表现不典型，大多无典型的高热、胸痛、咳嗽和咳痰症状。多表现为肺外症状，最常见的表现为患者健康状况逐渐恶化，包括食欲减退、厌食、乏力、体重减轻、精神萎靡、意识模糊等，如果出现原有基础疾病不明原因的恶化，如心力衰竭在治疗的过程中突然再次加重，需要考虑肺炎的发生。

2. **体征** 可出现呼吸快、肺底湿啰音及呼吸音减弱，极少出现触觉语颤增强、支气管呼吸音等肺实变体征；并发胸膜炎时，可听到胸膜摩擦音；并发感染中毒性休克可有血压下降及其他脏器衰竭的相应体征。

3. **并发症** 老年患者因为重要器官储备功能变差，容易并发呼吸衰竭、心力衰竭、严重脓毒血症、休克、电解质紊乱和酸碱失衡等严重并发症。其中呼吸衰竭、心力衰竭是老年肺炎死亡的重要原因。约 1/3 的老年肺炎患者容易并发急性意识障碍和精神障碍等。

（三）辅助检查

1. **血常规检查** 细菌性肺炎可见血白细胞计数和中性粒细胞升高，并有核左移。免疫力低下的老年人白细胞计数可无明显变化，但中性粒细胞比例仍高。病毒性肺炎和其他类型肺炎，白细胞计数可无明显变化。C 反应蛋白一般会有不同程度的升高。

2. **影像学检查** 胸部 X 线检查异常是肺炎诊断和疗效判定的重要标志。老年肺炎的表现有其自身特点，80% 以上表现为支气管肺炎，少数呈节段性肺炎，而典型的大叶性肺炎较少见。如为金黄色葡萄球菌与厌氧菌肺炎，则病菌易侵犯胸膜形成脓胸和脓气胸。老年肺炎病灶消散得较慢，容易吸收不全而形成机化性肺炎。胸部 CT 在诊断和评估老年肺炎的严重程度方面优于胸部 X 线检查，有条件时尽可能行胸部 CT 检查。

3. **病原学检查** 最常用的病原学检查方法是痰涂片镜检和痰培养。患者经口留取痰标本具有简便、无创等优点，但是容易受到污染，标本的采集工作需要规范操作。

（四）心理 - 社会评估

评估老年患者有无因病程长、并发症多且重引起恐惧、抑郁等不良情绪；有无因不了解病情和预后产生焦虑、失眠等情况的发生；评估老年患者的家庭成员对疾病相关知识的了解程度、对老年人的关心程度和对治疗的支持程度等。

【护理诊断 / 问题】

1. 气体交换受损 与肺部感染有关。

2. 清理呼吸道无效 与老年人的咳嗽反射减弱、痰液增多而黏稠有关。

3. 潜在并发症 呼吸衰竭、心力衰竭、感染性休克等。

【护理目标】

1. 患者呼吸恢复正常，能够有效呼吸。

2. 患者掌握有效咳嗽的方法，痰液能够及时咳出。

3. 患者未出现并发症，或者即使出现并发症也能够得到及时的处理。

【护理措施】

（一）一般护理

1. 环境与休息　保持室内阳光充足、空气新鲜，每日通风两次，一次15～30 min。住院早期应卧床休息，减少组织对氧的消耗，帮助机体组织修复。协助患者取半坐卧位，以增强肺通气量，减轻呼吸困难。指导危重患者头偏向一侧，预防吸入性肺炎的发生。

2. 保持呼吸道通畅　老年肺炎患者由于长期卧床，咳嗽反射减弱，无力咳嗽，护士应协助患者定期翻身，改变体位，鼓励深呼吸。指导患者及家属掌握有效咳嗽的方法，首先请患者取舒适和放松的体位，取坐位身体前倾是最佳的咳嗽体位，先示范并指导患者进行深而慢的腹式呼吸5～6次，可将手放在腹部连续呼气3次，感觉腹肌收缩；然后深吸气，屏气3～5 s后发出急剧的2～3次短促有力的咳嗽，帮助痰液的排出。对于痰量较多又无力咳嗽或昏迷的患者，可采用吸痰法将痰液排出，吸痰动作要轻柔，负压不宜过大，以免过度刺激迷走神经而发生心律失常或心搏骤停等意外，每次吸痰时间不宜超过15 s，以免加重缺氧。

3. 口腔护理　指导患者每日早晚行口腔护理，保持口腔湿润、舒适，预防口腔感染。对于有口腔黏膜糜烂、口腔溃疡和感染者应及时给予对症治疗，防止口腔细菌进入肺部加重感染。

4. 饮食护理　老年肺炎患者由于感染、发热、呼吸衰竭，机体处于高分解代谢的状态，能量和蛋白质的需求增加，应鼓励患者少食多餐，补充高热量、高蛋白、高维生素的食物，增加机体对感染的抵抗能力。老年人进食的时候要防止误吸，进食时抬高床头30°～60°，进食时间以30～40 min为宜；进餐后保持坐位或半坐位20～30 min。无心、肾功能异常的患者应给予充足的水分，使每天饮水量达到1.5～2 L，有利于呼吸道黏膜的湿润，使痰液稀释容易排出。

（二）病情观察

密切观察生命体征和病情变化，警惕呼吸衰竭、心力衰竭、休克等并发症的发生。如患者出现烦躁不安、面色苍白、四肢厥冷、呼吸浅快、血压下降、尿量减少等早期休克征象时应立即与医生联系，及时抢救处理。

（三）治疗配合

老年人肾的排泄功能降低，导致药物半衰期延长，因此在治疗时要注意用药剂量个体化。应用头孢菌素类药物时可出现发热、皮疹、胃肠道不适等不良反应；应用氨基糖苷类抗生素时，药物有耳毒性和肾毒性，老年人要特别注意有无耳鸣、头晕、唇舌发麻等不良反应。患者在使用药物的过程中出现不良反应，要及时与医生沟通处理并做好相关的护理记录。老年人进行抗感染的治疗需要足够疗程以防感染反复，应向患者强调坚持治疗的重要性，说明疗程及可能出现的不良反应，使患者坚持治疗。

（四）心理护理

多数老年肺炎患者合并多种慢性疾病，长期疾病的折磨会导致患者心情焦虑抑郁，往往不配合治疗，护士应该主动关心、安慰患者，耐心倾听患者的倾诉，消除紧张、焦虑的不良情绪，积极配合医护人员的治疗护理工作。积极与患者家属沟通，了解患者家属的想法和困难，指导家属掌握护理技巧，促进家属对患者患病状态的接受和对治疗的支持。

（五）健康指导

1. 健康教育　为患者讲解肺炎的基本知识，早期治疗的重要性，以及通过接种疫苗预防肺炎。在呼吸道传染病流行期间，老年人应尽量少去公共场所，避免发生呼吸道感染。对于合并慢性疾病的老年人尤其要注意根据天气变化增减衣物，避免受寒、过劳、酗酒等诱发因素。指导患者出院后定期回访，出现高热、心率增快、咳嗽、咳痰、咯血、呼吸困难等症状应及时就医。

2. 生活指导　健康的生活习惯可以减少和避免危险因素，向患者讲解吸烟的危害，并帮助患者制订戒烟计划，在戒烟第一周采用以水果、蔬菜为主的低热量饮食，多饮汤水以排出体内蓄积的尼古丁；戒烟开始时患者可出现坐立不安、烦躁、头痛、腹泻和失眠等戒断症状，随着时间的推移会逐渐消失；如有必要可以贴戒烟膏以减轻戒烟的痛苦。

3. 康复训练　老年肺炎患者如出现吞咽障碍，需要进行吞咽康复训练。每天进餐前进行空吞咽动作，每次 10 下；进餐时向左右转头，并同时进行吞咽，每餐 3 次；进餐后交替后仰和前屈颈部，并在颈部前屈的过程中完成空吞咽，以清理残留于咽部的食物。老年人随着年龄的增加，呼吸肌的肌力逐渐变弱，胸廓和肺的顺应性显著降低，老年人的肺活量减少。在不感到疲劳的前提下，鼓励老年患者进行打太极、踏车、老年体操等全身运动，提高老年人的通气储备。

【护理评价】

1. 患者呼吸功能得到改善。
2. 患者掌握有效咳嗽、咳痰的方法，痰液能够排出。
3. 患者未出现并发症，或已发生的并发症得到及时处理。

三、阻塞型睡眠呼吸暂停低通气综合征及其护理

睡眠呼吸暂停低通气综合征（sleep apnea hypopnea syndrome，SAHS）是指睡眠过程中出现呼吸节律和呼吸功能异常为主的疾病，SAHS 包括阻塞型睡眠呼吸暂停低通气综合征（obstructive sleep apnea hypopnea syndrome，OSAHS）、中枢型睡眠呼吸暂停综合征（central sleep apnea syndrome，CSAS），以 OSAHS 最为多见，本节重点介绍 OSAHS。

OSAHS 是由于呼吸暂停引起反复发作的夜间低氧和高碳酸血症，可导致高血压、冠心病、糖尿病和脑血管疾病等并发症及易发生交通事故，甚至出现夜间猝死，因此 OSAHS 是一种有潜在致死性的睡眠呼吸疾病。OSAHS 的发病率随年龄增长增高，且由此诱发的脏器疾病达 84 种，严重影响老年人的生活质量。老年 OSAHS 的临床症状不典型，准确采集病史的难度高，并发症易与老龄相关的功能退化相混淆，临床上常易被忽略。

【护理评估】

（一）健康史

1. 一般情况　评估老年人身高、体重、颈围，是否有口咽部狭窄、睡眠时呼吸不畅，询问夜间睡眠打鼾的程度、憋醒的次数和时间、夜尿频率、脾气有无改变、记忆力是否下降等。

2. 既往史　评估老年人有无大量饮酒、长期吸烟、服用镇静催眠类或肌肉松弛类药物，是否有高血压、糖尿病、心脏病、高脂血症等病史。

（二）身体状况

1. **临床症状** ①嗜睡：是最常见的症状，嗜睡以白天为主，轻者表现为困倦、打瞌睡，严重时吃饭、与人谈话时即可入睡，甚至发生严重的后果；②头晕乏力：由于睡眠连续性中断、醒觉次数增多、睡眠质量下降，常有不同程度的头晕、疲倦、乏力等；③神经行为异常：常表现为注意力不集中、精细操作能力下降、记忆力和判断力下降，症状严重时可能过早地出现老年痴呆症状；④晨起头痛：由于血压升高、颅内压及脑血流变化等原因，常有清晨头痛，隐痛多见，不剧烈，可持续 1～2 h，有时需服止痛药才能缓解；⑤个性变化：易出现烦躁、易激动、焦虑等个性变化，家庭和社会生活均受一定影响，与家庭成员和朋友的情感逐渐疏远，可能出现抑郁症；⑥性功能减退：约 30% 的患者可出现性功能障碍，甚至阳痿；⑦打鼾：是老年 OSAHS 的主要症状，鼾声不规则，高低不等，往往是鼾声－气流停止－喘气－鼾声交替出现，一般气流中断的时间为 20～30 s，个别长达 2 min 以上，可观察到患者有明显的发绀；⑧呼吸暂停：75% 的同室或同床睡眠者发现患者有呼吸暂停，常常担心呼吸不能恢复而推醒患者。老年 OSAHS 患者有明显的胸腹矛盾运动，呼吸暂停多随着喘气、憋醒或响亮的鼾声而终止；⑨憋醒：老年患者常因呼吸暂停后突然憋醒，常有四肢不自主运动，甚至抽搐，或突然坐起，感觉心慌、胸闷或心前区不适；⑩多动不安：因低氧血症，夜间翻身转动较频繁，并可出现睡眠行为异常，表现为惊叫、呓语、夜游等；⑪多汗：常以颈部、上胸部明显，与气道阻塞后呼吸用力增加和呼吸暂停后高碳酸血症有关。

2. **体征** ①一般征象：较肥胖或明显肥胖，颈围较大，重症患者有明显嗜睡，在问诊过程中出现反复瞌睡。部分患者有明显的上、下颌骨发育不全；②上呼吸道征象：口咽腔狭窄、扁桃体肥大、软腭组织肥厚、悬雍垂过长肥厚等。有些患者还可发现其他可引起上呼吸道狭窄的因素，如鼻中隔偏曲、鼻息肉、腺样体肥大、舌扁桃体肥大、舌根肥厚。

（三）辅助检查

1. **多导睡眠监测（polysomnography，PSG）** 同步连续记录患者整夜睡眠时的脑电图、肌动图、眼动电图、口鼻气流，以及呼吸动度、心电、血氧等生理指标。可通过监测口鼻气流、血氧饱和度及鼾声，记录睡眠呼吸事件的次数和类型，计算出呼吸暂停低通气指数（apnea hypopnea index，AHI），该指标是评价 OSAHS 病情严重程度的主要指标。当 AHI ≥ 5 次 / 小时，且临床有典型的睡眠打鼾、呼吸暂停，以及日间嗜睡症状时即可明确 OSAHS 的诊断。根据 AHI 可将 OSAHS 分为轻、中、重度，其中：① 5 次 / 小时 ≤ AHI < 15 次 / 小时为轻度；② 15 次 / 小时 ≤ AHI < 30 次 / 小时为中度；③ AHI ≥ 30 次 / 小时为重度。

2. **嗜睡程度的评价** ①嗜睡的主观评价：老年患者主要采用艾普沃斯嗜睡量表（Epworth sleepiness scale，ESS）（表 7-1）；②嗜睡的客观评价：有条件可进行多次睡眠潜伏期试验（multiple sleep latency test，MSLT），通过让患者白天进行一系列的小睡来客观判断其白天嗜睡程度的检查方法。每 2 h 测试 1 次，每次小睡持续 30 min，计算患者入睡的平均潜伏时间及异常快速动眼睡眠出现的次数，睡眠潜伏时间 < 5 min 者为嗜睡，5～10 min 为可疑嗜睡，> 10 min 者为正常。

表7-1　艾普沃斯嗜睡量表

情况	打瞌睡的可能			
坐着阅读书刊	0	1	2	3
看电视	0	1	2	3
在公共场所坐着不动（例如在剧场或开会）	0	1	2	3
作为乘客在汽车中坐1h，中间不休息	0	1	2	3
环境许可时，下午躺下休息	0	1	2	3
坐下与人谈话	0	1	2	3
午餐不喝酒，餐后安静地坐着	0	1	2	3
遇到堵车时停车数分钟	0	1	2	3

（四）心理 - 社会状况

评估老年患者焦虑、紧张的程度，以及对疾病的认识；评估老年患者家庭和社会的支持状况。

【护理诊断／问题】

1. 气体交换受损　与睡眠时呼吸暂停或低通气有关；与肺血管阻力增高引起肺淤血、肺血管收缩导致肺血流量减少有关。

2. 睡眠型态紊乱　与睡眠中出现打鼾、呼吸暂停和憋醒有关。

3. 焦虑　与患者担心疾病预后有关。

【护理目标】

1. 患者呼吸困难有所改善。

2. 患者夜间睡眠质量有所提高。

3. 患者主诉焦虑情绪减轻，积极配合治疗与护理。

【护理措施】

（一）一般护理

保证病室安静、空气清新。协助患者取安全舒适体位，保持侧卧位或使用安眠枕以利于卧位时头偏向一侧。减少危险因素，如避免服用安眠药、适当减肥、预防上呼吸道感染。

（二）病情观察

1. 呼吸情况　由于OSAHS患者长期缺氧，对低氧刺激反应不明显，要注意观察患者呼吸是否通畅，有无胸闷、咽喉部阻塞感、呼吸困难、氧饱和度下降等症状；观察有无口唇及面色发绀、喉鸣音等症状。

2. 出血情况　对于采取手术治疗的患者，指导其轻轻吐出口腔内分泌物，切勿咽下，以便观察有无出血；全麻者应观察有无频繁的吞咽动作。

3. 睡眠情况　观察患者夜间打鼾症状是否减轻，睡眠质量是否提高，询问患者的主观感受，观察患者的精神状态。

（三）治疗配合

1. 口腔矫正器的护理　为老年患者详细介绍矫正器的有关性能、治疗方法、疗效及注意事项；根据病情合理设计矫正器的大小、延伸度、卡环和配件，根据老年患者的耐受程度和开口度，选择下颌前伸呼吸通畅的最佳位置。落实口腔护理，保持老年患者的口腔清洁。

2. 经口鼻罩持续正压通气治疗的护理　睡眠时佩戴口鼻面罩进行机械通气会使老年患者产生不安全感、急躁、焦虑、孤独、生气等心理不适，护士在上机前应详细讲解治疗的目的、方法、步骤，教会老年患者用手势表达自己的需求。口鼻面罩应根据老年患者颜面形状的大小、胖瘦选择相应型号，并可根据老年患者平躺时的位置进行调整。治疗过程中密切观察老年患者的呼吸、面色、睡眠状态、鼾声及血氧饱和度等变化，观察通气导管是否通畅、仪器是否故障。

3. 手术治疗的护理　外科手术是临床中 OSAHS 治疗最常用的手段之一。采取手术治疗时，术前需监测老年患者的生命体征、血氧饱和度、睡眠情况等，做好记录便于术后对照。术后密切观察老年患者的精神状态、注意力、面色、呼吸、心率、局部水肿程度，发现异常及时报告医生处理。术后切口局部水肿可导致上呼吸道肌肉功能抑制而引发上呼吸道塌陷、分泌物滞留等，使本病已存在上呼吸道狭窄的重症患者突然窒息，故术后监测呼吸情况尤为重要。

（四）心理护理

向患者或家属讲解手术治疗和非手术治疗的各种注意事项及应对措施、康复过程，取得患者配合。指导患者采用听音乐、深呼吸等方法放松自己，消除疼痛与焦虑情绪。

（五）健康指导

1. 健康教育　对于老年 OSAHS 目前尚无确切有效的药物，除纠正引起 OSAHS 或使之加重的基础疾病外，指导老年患者适当减肥、慎用镇静催眠药及其他引起或加重 OSAHS 的药物，夜间取侧卧位休息，防止舌根后坠，堵塞气道。

2. 生活指导　戒除烟酒，控制饮食，参加体育活动，减轻体重，避免咽腔脂肪组织堆积，鼾声再起。预防感冒，增强抵抗力。

3. 康复指导　术后 1 周内避免剧烈运动及重体力劳动。切忌摄入坚硬、辛辣刺激性食物，以免引起伤口出血。半年后复查 PSG。出现高热、伤口出血等及时就诊。

【护理评价】

1. 患者呼吸困难有所改善。

2. 患者夜间睡眠质量有所提高。

3. 患者主诉焦虑体验减轻，积极配合治疗与护理。

（熊莉娟）

第三节 老年常见循环系统疾病患者的护理

一、老年冠状动脉粥样硬化性心脏病及其护理

冠状动脉粥样硬化性心脏病（coronary atherosclerotic heart disease），简称冠心病，是指由于冠状动脉血管发生动脉粥样硬化和（或）冠状动脉功能性改变（痉挛、炎症、栓塞、风湿性疾病、创伤和先天性畸形）引起血管管腔狭窄或阻塞，从而导致心肌缺血、缺氧或坏死而引起的心脏病，是影响老年人身体健康的一种常见病。我国人群冠心病的发病率及死亡率呈逐年上升趋势，并且随年龄增加，冠心病的患病率及死亡风险也大幅增加。

老年冠心病患者的临床特点表现为：①病史长、病变累及多支血管，常有陈旧性心肌梗死，且可伴有不同程度的心功能不全，心绞痛的发作与冠状动脉的狭窄程度不完全一致，它主要取决于侧支循环的形成是否完善；②痛觉敏感性低，多无典型症状，可表现为慢性稳定型心绞痛，也可以急性冠脉综合征为首发症状；③常合并有高血压、糖尿病、慢性阻塞性肺疾病等慢性疾病；④多存在器官功能退行性病变，如心脏瓣膜退行性病变、心功能减退。

根据发病特点和治疗原则，冠心病可分为慢性冠状动脉病（chronic coronary artery disease，CAD）或称慢性缺血综合征（chronic ischemic syndrome，CIS）和急性冠状动脉综合征（acute coronary syndrome，ACS）两大类。前者包括稳定型心绞痛、无症状性心肌缺血和缺血性心力衰竭、冠状动脉正常的心绞痛；后者主要包括不稳定型心绞痛、非 ST 段抬高型心肌梗死、ST 段抬高型心肌梗死和冠心病猝死。本节重点介绍心绞痛和急性心肌梗死的护理。

（一）老年心绞痛

老年心绞痛（elderly angina pectoris）是冠状动脉供血不足引起的急剧而又暂时的心肌缺血与缺氧的临床综合征。老年人发生心绞痛多因冠状动脉粥样硬化引起，也可由冠状动脉狭窄或两者并存引起。

【护理评估】

1. 健康史

（1）一般情况：询问老年患者首次发生心绞痛的时间和症状，了解心绞痛出现的部位、性质、严重程度、持续时间、发作频率、缓解因素及诱因，确认有无伴随症状，是否呈进行性加重，有无并发症等。

（2）既往史：了解老年患者既往病史、检查结果、治疗经过及效果，以及老年人遵医嘱的情况等。

（3）病因及危险因素：多项流行病学研究已证实冠心病的危险因素包括年龄、性别、冠心病家族史、高血压、糖尿病、血脂异常和吸烟史。其中吸烟史、高血压、糖尿病、血脂异常等和动脉硬化、冠心病的发生和发展密切相关，并且有协同的致病作用。其他的冠心病相关危险因素还包括缺少体力活动、肥胖、精神因素等。对于老年人，往往合并有多

项危险因素和（或）合并有多种疾病、多脏器功能受损。

2. 身体状况

（1）临床症状 老年心绞痛的临床症状多不典型，有以下特点。①疼痛部位不典型：可发生在下颌到上腹部的任何非典型部位，但每次发作多固定在某一部位，由相同原因反复诱发，非典型的疼痛表现包括牙痛、颈部咽喉部疼痛或紧缩感、上肢酸胀疼痛、腹痛和背部绞痛等，容易误诊；②疼痛性质不典型：疼痛程度较轻，老年人的痛阈降低，发作性疼痛出现得频率较低，即使出现胸痛也不如成年人那么严重；③非疼痛症状多：由于老年人心脏贮备功能下降，且多合并糖尿病、自主神经病变等，当发生心肌缺血时，非胸痛的症状表现得更为突出，如全身乏力、胸闷、气急、胸部梗阻感、颈部紧缩感、左臂酸胀、出汗。当心肌缺血累及左心室舒缩功能时，也可表现为呼吸困难和全身疲惫等。

（2）体征：大多数老年心绞痛患者可无阳性体征。少数可见心率增快、血压升高、皮肤冷或出汗，可有一过性奔马律、心尖收缩期杂音和肺底啰音等，也有少数患者可出现心率减慢、血压下降，在症状缓解后消失。

（3）并发症：不稳定型心绞痛有进展为急性心肌梗死或死亡的风险。

3. 实验室和其他辅助检查

（1）心电图：是发现心肌缺血、诊断心绞痛最常用的检查方法。心电图检查包括静息态检查、负荷态检查、24 h 或 48 h 动态检查，以及心电监护等。因老年人体力或活动能力受多方面影响，负荷态检查实际应用较少。

（2）超声心动图：可以观察心脏各腔室的大小、室壁厚度、室壁运动，以及左心室收缩和舒张功能等。老年患者心绞痛发作时可发现缺血区心室壁的运动异常。

（3）多核素显像：心肌灌注显像检查是一种无创性的诊断冠心病的方法。通过对负荷态和静息态的心肌灌注断层显像进行比较，能准确诊断冠心病，这是一项非常敏感的检查方法。

（4）多层螺旋 CT 冠状动脉成像（CTA）：通过无创的方法观察冠状动脉的解剖形态、分布走形、直径大小、内径改变，以及冠状动脉壁的斑块，为临床冠心病形态学诊断提供大量信息。

（5）冠状动脉造影检查：为一种有创性检查，是冠心病临床诊断的"金指标"。该检查可显示冠状动脉各主干及分支狭窄性病变的部位及严重程度，为明确诊断、指导治疗和预后判断提供最可靠的依据。

（6）其他：通过血糖、血脂检查可了解患者目前存在的冠心病危险因素；胸痛明显者需检查血清心肌损伤标志物；胸部 X 线有助于了解其他心肺疾病的情况。

4. 心理 - 社会状况 评估老年患者焦虑、紧张的程度，以及对疾病的认识；评估老年患者家庭和社会的支持状况。

【护理诊断 / 问题】

1. 疼痛 与心肌缺血、缺氧有关。

2. 活动无耐力 与心肌氧的供需失调有关。

3. 知识缺乏 缺乏疾病及配合治疗的知识。

4. 潜在并发症 如心肌梗死。

【护理目标】

1. 患者主诉疼痛程度减轻或消失。

2. 患者主诉活动耐力增强，活动后无不适反应。

3. 患者知晓控制诱发因素及预防心绞痛发作的知识。

4. 患者未出现并发症，或出现并发症时能得到及时处理。

【护理措施】

1. 一般护理　心绞痛发作时，应立即停止活动，卧床休息，并给予间断或持续的氧气吸入。心绞痛呈昼夜节律性，较多老年患者在起床后短时间内较易发作，所以不宜起床后立即活动。疼痛缓解期，与老年人一起制订活动计划，鼓励老年人参加适当的体力劳动和体育锻炼，以提高活动的耐力。

2. 病情观察　严密观察胸痛的特点及伴随症状，监测生命体征、心电图的变化，注意有无发生急性心肌梗死的可能。

3. 治疗配合　老年心绞痛治疗所使用的药物种类与一般成人相同，但在使用时要注意结合老年人的特点。①硝酸酯类药：硝酸甘油舌下含化片剂或口腔喷雾剂是老年心绞痛患者发作时的首选药物，使用时注意观察患者有无头痛、面色潮红、反射性心率加快等不良反应；②β受体阻滞剂：应遵循剂量的个体化原则，从小剂量开始，并注意观察心率的变化；③钙通道阻滞药：此类药物扩张周围血管，降低动脉压，可引起老年人低血压，应从小剂量开始使用；④抗血小板药物：易增加出血风险，用药期间应密切观察患者有无出血倾向，定期监测凝血功能；⑤他汀类药物：伴有高脂血症的老年患者应坚持使用此类药物，但应注意可能引起的肝损害，定期监测生化指标。

4. 心理护理　老年患者多有对疾病的不合理认知或对生活质量的担心，可通过对疾病本质和预后的讲解纠正其错误的理解和认识，指导患者保持乐观、平和的心态，减轻紧张不安的情绪和精神负担。

5. 健康指导

（1）疾病知识指导　生活方式的改变是冠心病治疗的基础。指导患者遵循以下原则。①合理膳食：指导患者养成少食多餐的习惯，提倡清淡饮食，做到四少三多，即少摄入糖、盐、脂肪、淀粉，多摄入蔬菜、水果、蛋白质；②戒烟限酒；③适量运动：运动方式应以有氧运动为主，注意运动的强度和时间因病情和个体差异而不同，必要时在监测下进行；④避免诱因：告知患者及家属尽量避免心绞痛发作的诱因，如过劳、用力排便、寒冷刺激、情绪激动。

（2）病情监测指导：教会患者及家属缓解方法，心绞痛发作时立即停止活动或舌下含服硝酸酯类药。如服用药物不缓解应立即到医院就诊，警惕心肌梗死的发生。告知患者应定期复查心电图、血压、血糖、血脂、肝功能等。

（3）用药指导：指导患者出院后遵医嘱服药，勿擅自增减药量，自我监测药物的不良反应。外出时随身携带硝酸酯类药物以备应急。

【护理评价】

1. 患者掌握减轻疼痛的方法，主诉疼痛程度减轻或消失。

2. 患者活动耐力逐渐提高。

3. 患者掌握控制诱发因素及药物应用的知识。

4. 患者无心肌梗死等并发症的发生，或发生并发症时能得到及时处理。

（二）老年急性心肌梗死

老年急性心肌梗死（elderly acute myocardial infarction）是在冠状动脉粥样硬化的基础上，冠状动脉内斑块破裂出血、血栓形成，或冠状动脉严重持久地痉挛，发生急性阻塞，冠状动脉血液供应急剧减少或中断，相应心肌严重而持久地缺血，引起部分心肌缺血性坏死。老年人急性心肌梗死的发生率明显高于中青年人，且年龄是影响其预后的重要因素。

【护理评估】

1. 健康史

（1）一般情况：了解患者本次发病有无明显诱因、胸痛发作的特征，尤其是起病的时间，疼痛的剧烈程度、是否进行性加重，有无恶心、呕吐、头晕、乏力等伴随症状。

（2）既往史：了解患者有无心绞痛发作史，既往首次发病的时间、诊治过程及转归情况，是否遵医嘱治疗。

（3）病因及危险因素：了解患者的年龄、性别、职业；有无家族史；了解患者有无肥胖、高血压、糖尿病、血脂异常等危险因素；有无吸烟饮酒、高盐高脂等不良生活习惯；有无锻炼身体的习惯；了解工作与生活的压力情况及性格特征等。

2. 身体状况

（1）临床症状　心肌梗死症状与梗死的大小、部位、侧支循环情况密切相关，典型的症状是出现严重而持久的胸痛，半数以上的患者在发病前数日有乏力、胸部不适、活动时心悸、气短、烦躁、心绞痛等先兆症状。老年 AMI 患者发病表现差异较大，通常有以下特点。①症状不典型：有典型临床症状的老年 AMI 患者不到 1/3，高龄老年人更少。胸痛轻微，伴有糖尿病的高龄老年人可无胸痛，有的老年人表现为牙、肩、腹等部位的疼痛或出现胸闷、恶心、休克、意识障碍等。随着年龄的增加，胸痛的发生率逐渐降低，严重程度也随之减轻，而气促、意识障碍随年龄的增长而增多；②并发症多：老年 AMI 患者各种并发症的发生率明显高于中青年，最常见的并发症有心律失常、心力衰竭、心源性休克，老年 AMI 患者常以并发症为首发症状出现；③全身症状：老年 AMI 患者可出现发热、心动过速、白细胞增高和红细胞沉降率增快等，程度与梗死范围呈正相关。体温一般在 38℃左右，很少超过 39℃，持续约 1 周。疼痛剧烈时常伴有频繁的恶心、呕吐和上腹胀痛等胃肠道症状；④其他：老年 AMI 病程长，长期慢性缺血有助于侧支循环的建立，因此老年 AMI 患者非 Q 波性心肌梗死较多，且再梗死及梗死后心绞痛发生率高，易发生心肌梗死扩展。

（2）体征：心浊音界可轻度至中度增大；心率增快或减慢；心尖区第一心音减弱，可出现第四心音或第三心音奔马律；可出现心包摩擦音，提示透壁性心肌梗死达心外膜后引起纤维素性心包炎，多在第 2～3 肋间出现；也有部分患者在心尖区可闻及粗糙的收缩期杂音，为二尖瓣乳头肌功能失调或断裂所致；除 AMI 早期血压可增高外，几乎所有患者都有血压下降。

（3）并发症：可引起心律失常、心力衰竭、心源性休克、乳头肌功能失调或断裂、心脏破裂、栓塞等并发症。

3. 实验室和其他辅助检查

（1）心电图：是诊断 AMI 最有价值的检查方法。在发生 AMI 的过程中，心电图常呈特殊性演变过程，对其诊断、定位、梗死范围的估计、病情的演变和预后均有帮助。除特征性、动态心电图的改变外，老年 AMI 患者的心电图可仅有 ST–T 改变，且无病理性 Q 波。

（2）实验室检查 ①血常规、红细胞沉降率、C 反应蛋白检查：老年 AMI 患者起病 $24 \sim 48 \, h$ 后白细胞可增至 $(10 \sim 20) \times 10^9/L$，中性粒细胞增多，红细胞沉降率增快，C 反应蛋白增高可持续 $1 \sim 3$ 周；②血清心肌坏死标志物检查：临床常用血清心肌坏死标志物动态演变来判断病情，老年 AMI 患者心肌梗死的特异性生物标志物为肌钙蛋白（cTn），cTn 的出现和升高表明心肌出现坏死。

（3）其他检查：超声心动图有助于了解心室壁的运动和左心室的功能，可诊断室壁瘤和乳头肌功能失调等。冠状动脉造影对判断冠状动脉病变的准确位置、病变的严重程度、侧支循环建立情况及治疗方法的选择具有重要意义。

4. 心理 – 社会状况 评估老年患者焦虑、紧张的程度，以及对疾病的认识；评估老年患者家庭和社会的支持状况。

【护理诊断 / 问题】

1. 疼痛 与心肌缺血、坏死有关。

2. 活动无耐力 与心肌氧的供需失调有关。

3. 恐惧 与起病急、病情危重、环境陌生等因素有关。

4. 潜在并发症 心律失常、心力衰竭、心源性休克等。

【护理目标】

1. 患者主诉疼痛程度减轻或消失。

2. 患者主诉活动耐力增强，活动后无不适反应。

3. 患者情绪较为稳定，能积极配合治疗与护理。

4. 患者未出现并发症，或出现并发症时能得到及时的处理。

【护理措施】

1. 一般护理 保持安静、舒适的环境，减少探视。急性期 $12 \, h$ 内应绝对卧床休息，对发生心肌梗死时无剧烈疼痛的老年患者更应该强调卧床休息的重要性。老年 AMI 患者的饮食、给氧等一般护理与中青年相似，但对有严重并发症，以及高龄、体弱者应适当延长卧床时间，下床活动需有人照顾。

2. 病情观察 动态监测患者的心电图、血压、呼吸变化；监测心肌坏死标志物、血清电解质情况。定期检查除颤仪、气管插管、起搏器等急救设备及急救药物，急救设备应放在固定位置，急救药物配备齐全。

3. 治疗配合

（1）药物治疗的护理：①对于有典型胸痛症状的老年 AMI 患者应选择药物尽快解除疼痛，遵医嘱给予吗啡或哌替啶止痛，老年患者对吗啡的耐受性降低，使用时应密切观察有无呼吸抑制等不良反应的发生，对伴有阻塞性肺气肿等肺疾病患者禁用；②β受体阻滞剂、抗凝制剂、他汀类药物的使用注意事项参考本节"老年心绞痛"；③血管紧张素转换酶抑制药（angiotensin converting enzyme inhibitor，ACEI）可有头晕、乏力、肾功能损害等不良反应，老年 AMI 患者应使用短作用制剂，从小剂量开始逐渐加至耐受剂量，且用药过程中要严密监测血压、血清钾浓度和肾功能；④钙拮抗剂和洋地黄制剂一般不作为心肌梗死的一线用药。

（2）溶栓治疗的护理：对有适应证的老年 AMI 患者应积极、谨慎地开展溶栓治疗，在 12 h 内溶栓，起病 3~6 h 溶栓效果最好。溶栓前检查血常规、出凝血时间和血型，评估是否有溶栓禁忌证。溶栓药物应用过程中注意观察有无不良反应，如过敏反应、低血压、出血。溶栓后询问患者不适症状的缓解情况，观察溶栓疗效，定时记录心电图，采集血标本，检查心肌坏死标志物等。

（3）经皮冠状动脉介入治疗的护理：具备条件的医院对有适应证的患者应尽快实施经皮冠状动脉介入治疗，可获得更好的疗效。术前应向患者介绍治疗的方法、注意事项，做好术前准备。术中观察患者意识状态、生命体征的变化，配合医生做应急处理。术后重点预防和观察各种并发症，密切监测生命体征、心电图变化，严密观察穿刺伤口的出血情况，警惕发生新的缺血性事件。

4. 心理护理 老年 AMI 因发病急骤和病情危重会造成患者及家属的恐惧。患者可表现为不敢活动，担心死亡；家属常常紧张、焦虑。护理时要注意患者及家属的情绪，及时给予疏导和沟通。若老年患者病情危重入住监护室，应及时给予心理安慰，告知患者医护人员会随时监测其病情变化并及时治疗处理的。

5. 健康指导 除参见本节"老年心绞痛"患者的健康指导外，还应注意以下几个方面。

（1）心脏康复指导：心脏康复已被国内外多个权威学会纳入临床指南，推荐应用于冠心病、心力衰竭、心脏搭桥术后等多种心血管疾病二级预防和康复。目前，国内外公认的心脏康复为 3~6 个月完成 36 次心脏康复项目，包括渐进式运动训练、生活方式指导和心理咨询等。心脏康复的护理工作内容主要包括接待患者、建立患者档案和进行档案管理，协助康复评估，协助执行运动处方，对患者进行健康教育，对患者进行心理状况评估和心理支持，患者随访管理与家庭心脏康复延续护理 6 个方面。其中，接待患者、建立患者档案需在院内康复期完成，患者随访管理与家庭心脏康复延续护理为院外长期康复期的重要工作内容，其余各项工作贯穿院内、门诊及院外长期康复期始终。

（2）照顾者指导：AMI 是心脏性猝死的高危因素，应教会家属心肺复苏的基本技术以备应急用。

◎ **知识链接** ....➤

心脏康复运动

心脏康复可分为三期：Ⅰ期康复（院内康复期）、Ⅱ期康复（院外早期康复或门诊康复期）和Ⅲ期康复（院外长期康复期）。康复运动前患者应进行医学评估与运动评估，确定康复运动的指征，在康复师或心脏康复护士的指导下执行。各期心脏康复中，高危患者运动训练应全程进行医学监护，内容包括观察患者症状、进行博格（Borg）评分及生命体征监护。

Ⅰ期康复：早期离床活动和病房内外活动。从床上被动运动开始，逐步过渡到床上坐位、坐位双脚悬在床边、床旁站立、床旁行走、病室内及走廊步行、上楼梯或踏车训练。运动量控制在心率增加 20 次 / 分左右，且博格评分＜12 分。

Ⅱ期康复：以体力活动锻炼为基础的运动方案，运动形式包括有氧、抗阻、柔韧性运动及平衡功能训练。运动强度可根据无氧域法、靶心律法或自觉用力程度分级表等确定。

Ⅲ期康复：Ⅱ期康复的延续，定期随访调整运动计划。

【护理评价】

1. 患者主诉疼痛程度减轻或消失。

2. 患者活动耐力逐渐提高。

3. 患者情绪较为稳定，能积极配合治疗与护理。

4. 患者未出现并发症，或出现并发症时得到及时的处理。

二、老年心力衰竭及其护理

心力衰竭（heart failure，HF）是一种复杂的临床症候群，是多种心脏病发展的结局，也是老年人多发病。按病理生理学改变可分为收缩性心力衰竭（systolic heart failure，SHF）和舒张性心力衰竭（diastolic heart failure，DHF）。由于人口老龄化，老年人心力衰竭的发生率呈上升趋势，心力衰竭也是造成老年人死亡的常见原因。

【护理评估】

（一）健康史

1. 一般情况　询问老年人此次发病情况，病情是否有加重趋势；询问患者食欲、饮水量、摄盐量；睡眠状况；尿量是否减少，有无便秘；日常生活是否能自理，活动受限的程度。

2. 既往史　询问老年人有无冠心病、高血压、心肌病等基础心脏疾病病史；有无呼吸道感染、心律失常、过度劳累等诱发因素；询问病程经过，如首次发病的时间；呼吸困难的特点和严重程度；有无咳嗽、咳痰或痰中带血；有无乏力、头晕、失眠等。

3. 病因及危险因素　呼吸道感染是最常见、最重要的诱因，心房颤动是诱发心力衰竭最重要的因素之一。血容量增加，如摄入钠盐过多；静脉输入液体过多、过快；过度的体力劳动或情绪激动，如用力排便、暴怒；治疗不当，如不恰当地停用利尿药或降血压药；并发其他疾病，如甲状腺功能亢进、贫血、肿瘤；麻醉与手术等均是引起心力衰竭的非疾病因素。压力负荷过重，如高血压、主动脉瓣狭窄、肺动脉高压、肺动脉狭窄；容量负荷过重，如心脏瓣膜关闭不全、主动脉关闭不全、二尖瓣关闭不全；先天性心血管疾病，如间隔缺损、动脉导管未闭均是引起心力衰竭的疾病因素。

（二）身体状况

1. 临床症状　老年心力衰竭患者的临床症状缺乏特异性，常见症状包括躯体不适、乏力、易疲劳、活动后轻度胸闷或慢性咳嗽等，主要分为以下两种分型。

（1）左侧心力衰竭症状　表现为①疲劳和乏力：可出现在心力衰竭的早期，平时即感四肢乏力，活动后进一步加剧；②呼吸困难：劳力性呼吸困难、夜间阵发性呼吸困难、端坐呼吸；③咳嗽、咳痰及声音嘶哑：是心力衰竭发作前的主要症状，咳嗽多在劳累或夜间平卧时加重，急性肺水肿时咳出大量粉红色泡沫痰，在平卧位时更为明显；二尖瓣狭窄时出现咳嗽、咳痰及声音嘶哑，肺梗死、肺淤血时容易合并支气管炎或支气管肺炎，均可引起咳嗽、咳痰；④咯血：呈鲜红色，量不定。二尖瓣狭窄可有大咯血（支气管小静脉破裂或肺静脉出血）。肺水肿或肺梗死患者可有咯血或咳粉红色泡沫样痰；⑤发绀：严重心力衰竭患者的面部如口唇、耳垂及四肢末端可出现暗黑色泽，即发绀；⑥夜尿增多：是心力衰竭的一种常见和早期的症状；⑦胸痛：可产生类似心绞痛样胸痛；⑧中枢神经系统症状：表现有失眠、焦虑、噩梦，重者有幻觉、谵妄；⑨动脉栓塞症状：未经抗凝血治疗的心力衰竭可发生体循环栓塞，临床表现为心源性体循环栓塞，85% 的栓塞部位为脑或视网膜。

（2）右侧心力衰竭症状　表现为①胃肠道症状：胃肠道淤血可导致食欲缺乏、厌油、恶心、呕吐、腹胀、便秘及上腹胀痛等；②肝区痛：肝淤血肿大及肝包膜发胀刺激内脏神经引起疼痛；③夜尿增多：夜尿与白昼尿的比例倒置，为 2∶1～3∶1；④呼吸困难：当右侧心力衰竭继发于左侧心力衰竭时，因右侧心力衰竭使心室排血量减少，肺淤血减轻，所以左侧心力衰竭的呼吸困难反而减轻；⑤其他：少数较严重的右侧心力衰竭患者，因脑循环淤血、缺氧或利尿药的应用诱发水电解质平衡失调等，也可出现中枢神经系统症状，如头痛、头晕、乏力、烦躁不安、嗜睡、谵妄；可出现低热，体温一般在 38.5℃左右。

2. 体征　老年心力衰竭患者体征少，缺乏特异性。常见体征为肺部干湿啰音、踝部有轻微凹陷性水肿、心动过速等。长期卧床或衰弱的老年人出现心力衰竭时水肿部位多见于骶尾部。典型的体征包括交替脉、颈静脉怒张、心脏杂音、心界扩大、肝大、腹水等。

（三）辅助检查

1. 血液检查　心力衰竭患者无并发症时，血常规和红细胞沉降率正常；血尿素氮、血浆脑钠肽（BNP）和氨基末端 B 型利尿钠肽前体增高；一般在使用利尿药前，血清 Na^+、K^+、Cl^- 和 HCO_3^- 的浓度基本正常。

2. 尿液检查　由于心力衰竭患者的肾功能受损，检查尿常规时，可发现蛋白质和颗粒管型。若患者无原发性肾病，则尿比重增高。

3. X 线检查　可见心影的大小及外形，从而可以根据心脏扩大的程度和动态改变，间接推断出心脏的功能状态。同时，X 线检查结果可提示有无肺淤血，主要是看有无克利 B 线（Kerley B-line）出现，即肺小叶间隔内积液导致肺野外侧出现清晰可见的水平线状影。

4. 超声心动图　查看左室射血分数（left ventricular ejection fraction，LVEF），正常 LVEF > 50%，如患者 LVEF ≤ 40%，则提示其发生收缩期心力衰竭。查看 E/A（心动周期中舒张早期心室充盈速度最大值为 E 值，舒张晚期心室充盈最大值为 A 值），正常 E/A 不应小于 1.2，如 E 值下降，A 值增高，E/A 降低，则提示患者出现舒张功能不全。

（四）心理－社会评估

评估老年患者是否体力受限，在生活上是否需要依赖他人的照顾，了解患者有无焦虑不安、内疚、绝望等情绪。评估家属对疾病的认识及对患者的照顾程度。

【护理诊断／问题】

1. 活动无耐力　与心肌收缩力下降、心排血量减少有关。

2. 气体交换受损　与肺静脉压力升高和肺循环淤血有关。

3. 营养摄入量低于机体需要量　与食欲减退，胃肠道、肝淤血有关。

4. 焦虑、抑郁　与心力衰竭反复发作，病情进行性加重有关。

【护理目标】

1. 患者轻微活动后不感到疲劳。

2. 患者的呼吸功能得到恢复，或呼吸困难的症状减轻。

3. 患者的营养状况得到改善。

4. 患者焦虑、抑郁等消极情绪减轻。

【护理措施】

（一）一般护理

1. 控制诱发因素　积极防治感染、心律失常、钠盐摄入过多、情绪激动等诱发心力衰竭的因素。

2. 休息与活动　根据患者心功能分级决定活动量，心功能Ⅰ级需避免剧烈运动和重体力劳动；心功能Ⅱ级应适当限制日常活动量，延长午休时间，可短距离散步、练气功等；心功能Ⅲ级应严格限制一般的体力活动，但日常活动可以自理或在他人协助下自理；心功能Ⅳ级应绝对卧床休息。老年心力衰竭患者卧床休息的时间一般较长，但要避免过度长时间的休息，以免引起血栓栓塞性疾病，应指导患者坚持动静结合，循序渐进地增加活动量。

（二）用药护理

老年人心力衰竭通常不是单一的病因，再加上老年人肾功能随着年龄增长而减退，药物代谢、排泄缓慢，易出现严重不良反应甚至中毒，因此用药的剂量、方法等均有别于成年人。

1. 利尿剂　老年心力衰竭患者服用利尿剂要从小剂量开始，逐渐增量，一旦体液潴留症状消失，可以最小剂量长期维持。应以体重和尿量作为监测疗效和调整剂量的依据，避免利尿剂不足和利尿剂过量。用药过程中每天定时测量体重、出入量、血压，尤其注意观察每天排出的尿量，因在使用大量利尿剂时，老年患者易发生尿潴留。同时观察颈静脉充盈状态、呼吸状态、下肢水肿及神志的改变情况，定期复查血清电解质。

2. 血管紧张素转换酶抑制药（ACEI）　老年心力衰竭患者使用 ACEI 最常见的不良反应是低血压，多见于初次用药或成倍增量时；其他不良反应还包括不能耐受的咳嗽、肾功能恶化、高钾血症等。用药期间，尤其是增加 ACEI 和利尿剂剂量后，应密切观察血压、肾功能等指标。

3. β 肾上腺素受体阻滞药　在心力衰竭治疗中，β 肾上腺素受体阻滞药的用药原则是低起点、慢增量及在无体液过多的情况下使用。用药过程中，密切观察尿量、体重、血压、心率等指标，清醒静息状态下心率＞ 50 次 / 分即可继续用药。

4. 洋地黄的应用　地高辛是在老年慢性心力衰竭治疗中有重要价值的洋地黄类药物。老年患者肾代谢功能减退，体重下降，多联合用药，血浆代谢半衰期较年轻人可延长 1 倍，因此用药剂量宜小。用药过程中，注意不良反应的发生，及时监测血压、心率、心律、电解质、心功能、肾功能等。同时，密切观察药物不良反应：①食欲减退（最早出现）、恶心、呕吐、腹痛、腹泻等；②新出现的心律失常，最常见的是多源性室性期前收缩、房性心动过速伴房室传导阻滞等；③精神神经系统症状，如视觉障碍、定向力障碍及意识障碍。

（三）心理护理

老年患者体力受限时，家属应主动关心照顾患者，给予心理支持；老年人可因心力衰竭导致脑灌注不足而致认知功能障碍，焦虑、抑郁等不良情绪可诱发和加重心力衰竭，因此护理人员应以同情、耐心的态度安慰、鼓励患者，帮助患者正确地对待疾病，增强生活的信心，积极配合治疗。

（四）健康指导

1. 健康教育　向患者及家属介绍心力衰竭的病因，指导患者继续针对基本病因和诱因进行治疗。教育家属给予患者积极的支持，帮助患者树立战胜疾病的信心，保持情绪稳定。

2. 生活指导　指导患者避免可增加心力衰竭危险的行为，如吸烟、饮酒。避免各种诱发因素，如感染，尤其是呼吸道感染，以及过度劳累、情绪激动、输液过快过多。

3. 康复训练　指导患者根据心功能状态进行体力活动锻炼。制订活动或锻炼计划，参加适当的体育活动，避免长期卧床。

【护理评价】

1. 患者轻微活动后不感到疲劳。
2. 患者的呼吸功能得到恢复，或呼吸困难的症状减轻。
3. 患者的营养状况得到改善。
4. 患者焦虑、抑郁等消极情绪减轻。

三、老年高血压及其护理

老年高血压（elderly hypertension）是指老年人在未使用抗高血压药物的情况下，血压持续或非同日 3 次以上收缩压（SBP）≥ 140 mmHg（18.7 kPa）和（或）舒张压（DBP）≥ 90 mmHg（12.0 kPa）。其中收缩压 ≥ 140 mmHg，舒张压 < 90 mmHg 为单纯收缩期高血压（isolated systolic hypertension，ISH），老年高血压患者中单纯收缩期高血压者超过半数。老年高血压常伴随有心、脑、肾等脏器的损害，是一种排除假性或继发性高血压的全身性疾病，也是导致老年人心血管疾病、脑卒中、肾衰竭、主动脉瘤等疾病的重要发病原因和诱发因素。

【护理评估】

（一）健康史

1. 一般情况　评估老年人目前的血压水平、有无伴随症状及其程度如何；评估有无跌倒等导致受伤的危险因素；有无心血管危险因素、靶器官损害程度如何及是否伴随其他疾病；评估其出现心血管疾病的风险程度。

2. 既往史　了解老年人确诊为高血压的时间、既往血压情况及血压最高水平，是否有伴随症状及其程度如何，是否接受过降压治疗，以及其疗效与不良反应如何，是否遵从医嘱治疗。有无提示继发性高血压的线索，询问老年人有无冠心病、心力衰竭、脑血管病、周围血管病、糖尿病、痛风、血脂异常、支气管痉挛、睡眠呼吸暂停综合征、肾病等病史。

3. 病因及危险因素　高血压具有一定的遗传因素，研究显示父母均有高血压，子女的发病概率可高达 46%，高血压患者中有 60% 有高血压家族史。同时还与各种老化因素有关，如动脉粥样硬化、纤维性硬化、激素反应性减低，以及压力感受器敏感性的变化。环境因素是影响高血压的主要外在因素，包括各种不良的生活方式，如长期高盐饮食、大量饮酒、缺乏体育锻炼和活动、超重、吸烟、寒冷的气候、嘈杂的环境，以及从事紧张度高的职业。

（二）身体状况

1. 临床症状　老年高血压的表现与中青年有所不同，主要表现在为以下几个方面。①单纯收缩期高血压：多见于 65 岁以上的高血压患者，且多以单纯收缩压升高为主。老年人的收缩压随年龄增长而上升，舒张压降低或不变，从而导致脉压增大。单纯收缩期高血压是动脉损害程度的重要标志，可以更早地反应心血管事件的发生；②血压波动性大：老年人血压波动程度较大，特别是收缩压，一天内波动可达 40 mmHg。80 岁以上老年人血压的昼夜节律常消失，导致心、脑、肾等器官损害的危险性增加；③并发症多且症状不明显：老年人高血压并发症多且严重，例如脑卒中、肾衰竭、心力衰竭。但多数老年高血压患者在靶器官受到明显损害之前，一般无症状，所以缺乏足够重视；④多种疾病并存：老年高血压常合并多种疾病，如脑卒中、冠心病、糖尿病、高脂血症、肾功能不全，增加了治疗的复杂性，预后不佳，死亡率高；⑤直立性低血压：在老年高血压中较多见，尤其常见于降血压治疗的过程中。

2. 体征　①动脉硬化改变：主动脉瓣第二心音亢进、主动脉瓣区收缩期杂音或收缩早期喀喇音。持续高血压可有左心室肥厚并可闻及第四心音；②眼底视网膜改变：视网膜小动脉早期发生痉挛，随着病程进展出现硬化改变。血压急剧升高可引起视网膜渗出和出血。

（三）辅助检查

1. 24 h 动态血压检测　老年患者血压波动性较大，有些高龄老年人血压的昼夜节律消失。

2. 血脂、血糖检测　老年高血压患者常合并高血脂、高血糖。

3. 内分泌检测　老年高血压多为低肾素型高血压，表现为血浆肾素活性、醛固酮水平、β 受体数目及反应性均降低。

（四）心理－社会评估

老年高血压患者情绪激动会进一步加重病情，因此应评估老年人有无对疾病发展、治疗方面的焦虑，有无对终身用药的担心，靶器官受损的程度是否影响到老年人的生活和社交活动，以及老年人家庭和社区的支持程度。

【护理诊断／问题】

1. 头痛　与血压升高导致的脑供血不足有关。

2. 活动无耐力　与血压升高导致的心、脑、肾循环障碍有关。

3. 有受伤的危险　与视物模糊、意识障碍、低血压反应有关。

4. 知识缺乏　缺乏高血压的相关知识。

【护理目标】

1. 患者疼痛有效缓解。

2. 患者能够进行日常活动。

3. 患者无受伤事件发生，或发生受伤后能得到及时处理。

4. 患者了解高血压的相关知识。

【护理措施】

（一）一般护理

1. 保持环境　流行病学调查表明，高血压发病受环境因素影响占60%，不良的环境刺激可加重老年高血压患者的病情，所以应保持良好的生活环境，如干净整洁、温湿度适宜、光线柔和。护理操作相对集中，动作轻巧，利于老年人充分休息。

2. 适当运动　定期的体育锻炼可增加能量消耗、降低血压、改善糖代谢等。指导老年患者根据血压水平及个人兴趣选择适宜的运动方式，合理安排运动量。建议每周进行3~5次、每次30 min的有氧运动，如步行、慢跑、游泳和跳舞，中等运动强度更有效、更安全。

可采用以下方法评价中等运动强度。①主观感觉：运动中心跳加快、微微出汗、自我感觉有点累；②客观表现：运动中呼吸频率加快、微微喘，可以与人交谈，但是不能唱歌；③步行速度：每分钟120步左右；④运动中的心率 = 170 - 年龄；⑤在休息后约10 min内，锻炼所引起的呼吸频率增加应明显缓解，心率也恢复到正常或接近正常，否则应考虑运动强度过大。

（二）病情观察

老年人的血压波动较大，所以每日需定时、多次测量，让患者24 h血压得到有效控制，特别是清晨血压应控制在135/85 mmHg以下；在必要的情况下，进行双上肢、四肢及卧立位血压测量，注意观察有无靶器官损害的征象。如发现患者意识发生改变，要绝对卧床休息，床头抬高15°~30°，做好患者口腔和皮肤的护理，避免口腔溃疡和压力性损伤的发生。

（三）治疗配合

服用合适的降压药物有利于血压控制，更重要的是可以降低患者心血管疾病的发病率与病死率，减少靶器官损害及心血管事件的发生。

1. 遵循老年高血压治疗指南　①治疗前检查有无直立性低血压；②选择对合并症有益的药，具体选择原则是无并发症者选用噻嗪类利尿药和保钾利尿药，如需第二种药则使用钙通道阻滞药（CCB），除非有强适应证，否则不宜使用β受体阻滞药；③从小剂量开始，逐渐递增；④使用长效剂型，每日1次；⑤避免药物间的相互作用，尤其是诸如非甾体抗炎药等非处方药；⑥观察药物的副作用，如虚弱、眩晕、抑郁；⑦防止血压过低，定时监测患者血压。此外，老年高血压合并其他疾病时的降压目标及药物选择见表7-2。

表7-2 老年高血压合并其他疾病时的降压目标及药物选择

合并疾病种类	推荐用药
冠心病	血压控制目标为 < 140/90 mmHg；如无禁忌证，首选 β 受体阻滞药；伴有心绞痛症状者也可首选长效 CCB
慢性心力衰竭	血压控制目标为 < 130/80 mmHg；如无禁忌证，首选 ACEI、β 受体阻滞药及利尿药治疗；不能耐受 ACEI 时可用 ARB 替代
糖尿病	血压控制目标为 < 140/90 mmHg，若能耐受，可进一步降低；首选 ARB 或 ACEI，不能耐受或血压不能达标时，可选用长效 CCB
肾功能不全	血压控制目标为 < 130/80 mmHg；如无禁忌证，首选 ARB 或 ACEI，必要时选髓袢利尿药

注：CCB，钙通道阻滞药；ACEI，血管紧张素转换酶抑制剂；ARB，血管紧张素受体拮抗剂。

2. 观察选用药物的副作用　老年高血压患者选药受多种因素影响，如危险分层、合并症，考虑药物的疗效及老年患者的自身情况，观察老年患者对不同药物的适应性，以及可能出现的不良反应。

3. 联合两种药物的治疗原则　①从小剂量开始，如血压不能达标，可将其中一种药物增至足量，如仍不能达标，可将两种药物增至足量或加用小剂量的第三种降压药；②避免使用降压机制相近的药物，如 β 受体阻滞药与 ACEI 或血管紧张素受体拮抗剂（ARB）联合使用；③选用增加降压疗效、减少不良反应的降压方案，如 β 受体阻滞药与 CCB 联合。

（四）心理护理

老年高血压患者情绪波动会加重病情，应鼓励老年人用正向的调适方法，通过与家人、朋友间建立良好的关系得到情感支持，从而获得愉悦的感受。

（五）健康指导

1. 健康教育　对老年人进行面对面培训，提高其关于高血压的认知水平、应对技能，以及增强老年人的自信心，使老年人明确定期检测血压、坚持长期治疗的重要性，养成定时定量服药、定时定体位定部位测量血压的好习惯。告知患者及家属选用降压药的名称、剂量、用法和副作用，并提供知识宣传手册。

2. 生活指导　①控制体重：通过减少总热量摄入及增加体力锻炼的方法控制体重，老年人超重十分普遍，因此减重对预防及缓解高血压进展有很大作用；②膳食调节：减少膳食脂肪，补充优质蛋白，增加含钾多、含钙高的食物，减少烹饪用盐和含盐量高的调料，少食各种腌制食品，多食蔬菜和水果，提倡戒烟酒，少喝咖啡；③心理调适：保持乐观心态，提高应对突发事件的能力，避免情绪激动；④劳逸结合：生活规律，保证充足睡眠，避免过度劳累。

3. 定期检测　家庭最好自备血压计，每天由家人定时测量血压并记录，尤其是在有自觉症状或情绪波动时，应及时测量，发现血压高于正常值时应及时就诊。另外，还需定期做尿常规、心电图、血生化及眼底检查等。

【护理评价】

1. 患者疼痛得到有效缓解。
2. 患者能够进行日常活动。
3. 患者无受伤事件发生，发生受伤事件后能得到及时处理。
4. 患者了解高血压的相关知识。

（熊莉娟）

第四节　老年常见消化系统疾病患者的护理

一、老年胃食管反流病及其护理

胃食管反流病（gastroesophageal reflux disease，GERD）是由于胃、十二指肠内容物，如胃酸、胆汁，通过松弛的食管下括约肌反流进入食管，引起的反酸、烧心等症状，可导致食管炎，以及咽喉、气道等食管以外的组织损害。老年人食管下括约肌压力下降，食管裂孔疝的发生率较高，胃排空延缓及消化功能紊乱等，导致老年人 GERD 的发病率较高，我国老年人 GERD 的发病率为 8.6%。

【护理评估】

（一）健康史

1. 一般情况　询问老年人起病情况与患病时间，以及出现症状的频率和症状的严重程度等。

2. 既往史　询问老年人有无糖尿病、高血压、脂肪肝、慢性肾病及家族史等，有无手术史、外伤史、过敏史及既往就诊过程。

3. 病因及危险因素　①吸烟、饮酒史：吸烟和饮酒会刺激胃黏膜分泌更多胃酸，同时影响括约肌功能，使胃酸容易反流；②饮食习惯：进食过多、过快，摄入过于油腻、辛辣的刺激性食物均可导致胃酸分泌增多，引起 GERD；而高脂肪饮食，可延缓胃的排空，对引发 GERD 和糜烂性食管炎有较高风险；碳酸饮料是 GERD 患者发生胃灼热和出血的风险因素；③用药史：使用易引起胃食管反流的药物，如钙通道阻滞药、抗胆碱能药物和非甾体抗炎药（NSAID）可能给 GERD 及其治疗带来负面影响。抗生素、钾补充剂等可能引起上消化道损伤并加重反流样症状或反流诱导的损伤。

（二）身体状况

1. 临床症状　老年胃食管反流患者的临床特点主要表现在以下几方面。①临床表现复杂：可出现声嘶、吞咽困难、慢性咳嗽、厌食、贫血、体重减轻、贲门失弛缓症、吞咽疼痛、胸闷等不同临床表现，反酸、烧心等典型症状相对减少；②临床表现相对不明显：老年人随着年龄增长，对酸性刺激的感受能力退化，症状相对不明显；③容易出现并发症：合并有食管狭窄和出血、巴雷特食管，以及食管外症状；④容易合并抑郁和焦虑情绪：不良情绪的程度与胃食管反流症状的严重程度呈正相关。

2. 临床分型 临床根据内镜下食管黏膜检查可分为三大类型。

（1）非糜烂性反流病（non-erosive reflux disease，NERD）：是指患者存在反流相关症状，如胸口烧灼感或疼痛、反酸、嗳气，但未表现出食管黏膜破损或糜烂现象，是临床上最常见的类型，此类型患者往往对质子泵抑制剂（proton pump inhibitor，PPI）反应较弱。

（2）反流性食管炎（reflux esophagitis，RE）：是指胃和（或）十二指肠内容物反流入食管，引起食管黏膜的炎症、糜烂、溃疡和纤维化等病变，主要症状包括胸口烧灼感、反酸、疼痛等。

（3）巴雷特食管（Barrett esophagus，BE）：是指因长期胃食管反流造成食管黏膜上皮细胞转化为上皮类癌状态的临床病变。巴雷特食管的主要症状和 RE 相似，长期存在时可导致食管鳞状上皮的细胞异型性加重甚至癌变，预后较差。

（三）辅助检查

1. 质子泵抑制剂（proton pump inhibitor，PPI）试验 因其简单、有效，可作为 GERD 的初步诊断方法。标准剂量的 PPI 每日分 2 次口服，疗程 1～2 周。若服药后症状明显改善，则为 PPI 试验阳性，支持酸相关 GERD 的诊断。

2. 胃镜检查 是一种直接观察胃部和食管内部的检查方法，可以用来检查食管壁的病变情况及胃的病变情况。可以直视并活检进行病理学诊断及鉴别诊断，对于确定有无食管炎症及炎症程度、有无巴雷特食管和食管狭窄有重要价值。

3. 上消化道钡剂造影 对不能耐受胃镜或有相对禁忌证的患者可以考虑上消化道钡剂造影。该方法可以判断有无食管狭窄反流及食管裂孔疝。

4. 24 h 食管 pH 值监测及 pH- 阻抗监测 测量食管内酸碱度，主要用来评估胃酸反流的程度和持续时间。可用于识别缺乏典型反流症状、内镜检查阴性的老年患者。

（四）心理 - 社会状况

老年 GERD 患者因长期进餐后不适，易产生进餐恐惧，也会因为进食选择相关的问题而减少社交活动，且由于疾病的病程长、反复发作而备受折磨，容易合并抑郁和焦虑情绪。

【护理诊断 / 问题】

1. 疼痛 与胃食管反流引起的烧灼及刺激有关。

2. 营养摄入量低于机体需要量 与进食恐惧和吞咽障碍导致进食减少有关。

3. 焦虑 与病程长、反复发作带来的心理压力及进餐不适引起的精神负担有关。

4. 知识缺乏 与缺乏疾病相关知识及老年人认知能力下降有关。

5. 潜在并发症 如食管出血、穿孔。

【护理目标】

1. 患者主诉疼痛等不适症状减轻或消失。

2. 患者主诉无进食障碍，食欲改善，营养充足。

3. 患者的主观情绪稳定，心理状况改善。

4. 患者知晓疾病相关及药物应用的知识。

5. 患者未出现并发症，或出现并发症时能得到及时处理。

【护理措施】

（一）一般护理

1. 体位护理 睡眠时应抬高床头 20°~30°，维持半卧位，这有助于减轻胃食管反流症状；避免俯卧位，可加重症状。餐后不宜立即平卧。

2. 运动护理 适当的运动有助于改善老年人胃肠功能，但需避免太过剧烈和过于频繁，以免妨碍消化功能，造成胃食管反流。

3. 生活护理 指导患者避免穿着过紧或束缚呼吸的服装，避免经常弯腰和举重物，保持大便通畅，便秘时不要用力排便，以免增加胃内压或腹腔内压加重胃食管反流。

4. 饮食护理 注意饮食习惯的调整，指导患者应采取营养丰富的清淡饮食，细嚼慢咽，专心用餐。避免过度摄入油腻、刺激性食品，避免饮用浓茶、咖啡及碳酸饮料，适量进食，多餐少食，不宜过饱或空腹。选择消化性较好、脂肪含量较低、均匀细碎的食物，如面条、小米粥、馄饨、鸡蛋、饼干。睡前 3~4 h 不再进食，避免晚餐过饱或饮水过多。

（二）病情观察

密切观察患者的体温、心率、血压等生命体征及意识状态。密切观察用药情况及消化道症状，观察症状发生与时间、饮食、体位的关系。

（三）治疗配合

老年人 GERD 的药物治疗主要是通过抑制胃酸的分泌、增加胃肠道运动、促进消化等方式来缓解症状。常用的药物包括质子泵抑制剂、H_2 受体拮抗剂、胃动力药等。

1. 坚持用药 GERD 严重时，药物治疗是缓解症状的关键。应指导患者遵医嘱服药，不要过早停药或随意更改药物剂量。

2. 注意用药时机和禁忌证 老年患者应该注意用药时机，如口服药应在餐后直立吞服，利于充分吸收；胃肠动力药和黏膜保护剂应在餐前服用；抑酸药在睡前服用效果更好；凝胶服后不宜立即喝水等。护理人员需要了解药物的禁忌证和注意事项，特别是肝、肾功能不全或有心血管疾病的老年患者，药物使用需要更加谨慎，并认真观察用药效果及副作用。若病情需要必须使用其他对消化道有刺激的药物时，应餐后服药，避免刺激黏膜，加重副作用。

（四）心理护理

定期询问患者感受，积极对患者进行关注和沟通，指导患者尝试一些放松的方法，如深呼吸、瑜伽、冥想，保持良好的心理状态，帮助患者缓解紧张、焦虑、抑郁等不适感受，促进患者心理健康。提倡患者积极参与有益的社交活动，减少进食恐惧，减轻因进食选择引起的孤独感。

（五）健康指导

1. 健康教育 向患者解释胃食管反流的原因和机制，帮助了解疾病的性质和可能造成的影响。同时依据医生给出的药物治疗方案，向患者详细解释药物的作用、用法和可能存在的副作用。指导患者按时服药，定期体检及复诊，密切关注用药效果和不良反应，内镜治疗后的老年患者，需要观察大便的颜色。

2. 生活指导 制订健康计划，指导肥胖患者科学减重，维持合理的身体质量指数。

告知患者有益的生活习惯，如尽量保持正常的作息时间和睡眠时间，不要熬夜或过度劳累，以免影响胃肠蠕动和增加体内酸度。

3. 康复指导　指导患者进行腹部肌肉训练、呼吸训练和体位训练等，有助于增强肌肉收缩力和促进胃肠蠕动，改善症状。

【护理评价】

1. 患者主诉疼痛等不适症状减轻或消失。

2. 患者主诉无进食障碍，食欲改善，营养充足。

3. 患者主观情绪稳定，心理状况改善。

4. 患者知晓疾病相关知识及药物应用的知识。

5. 患者未出现并发症，出现并发症时得到及时处理。

二、老年消化性溃疡及其护理

消化性溃疡（peptic ulcer）指胃肠道黏膜被自身消化而形成的溃疡，可发生于食管、胃、十二指肠、胃–空肠吻合口附近，以及含有胃黏膜的梅克尔（Meckel）憩室。其中胃溃疡（gastric ulcer，GU）和十二指肠溃疡（duodenal ulcer，DU）最为常见。老年消化性溃疡是指由于幽门螺杆菌感染、服用非甾体抗炎药（NSAID）、抽烟、饮酒等引起的老年人患有的胃溃疡和（或）十二指肠溃疡，属于一种特殊类型的消化性溃疡。

【护理评估】

（一）健康史

1. 一般情况　询问老年人有无消瘦、恶心、呕吐、嗳气、反酸等消化系统症状，日常休息与活动如何等。

2. 既往史　询问老年人既往手术史、外伤史、食物及药物过敏史，询问老年人有无消化系统相关疾病和病程经过，如疼痛发作的时间，疼痛是餐后还是空腹出现，有无规律，部位、性质如何，应用何种方法可以缓解，做过哪些相关检查。

3. 病因及危险因素　①感染幽门螺杆菌病史：幽门螺杆菌感染是消化性溃疡的重要病因；②用药史：非甾体抗炎药是导致胃黏膜损伤最常用的药物，有10%~25%的患者可发生溃疡；③吸烟史：吸烟者消化性溃疡的发生率比不吸烟者高，其机制尚不明确，可能与吸烟增加胃酸分泌、减少十二指肠碳酸氢盐分泌、降低幽门括约肌张力和增加黏膜损害性氧自由基等因素有关；④应激反应：急性应激可引起应激性溃疡，长期精神紧张、焦虑或情绪容易波动的人，可能通过神经内分泌途径影响胃和十二指肠的分泌、运动和黏膜血流调节，使溃疡发作或加重；⑤家族史：消化性溃疡的家族史可能是幽门螺杆菌感染的"家庭聚集"现象，遗传因素的作用尚有待进一步研究。

（二）身体状况

1. 临床症状　老年消化性溃疡以胃溃疡多见，但较少发生于幽门，而多发生于胃角至贲门区，且有随年龄增长而上移的特点。其临床症状不典型，有节律性上腹痛者仅占30%左右，疼痛多与饮食无关，而常表现为消瘦、食欲减退、呕吐和贫血等，易被误诊为胃癌。老年消化性溃疡常合并慢性萎缩性胃炎甚至胃癌。出血、穿孔和幽门梗阻等发生率也高，出血量也明显大于青年人，并由此大大增加了病死率。

2. 体征 发作时，剑突下有一固定而局限的压痛点，缓解时无明显体征。

3. 并发症 有无呕血、黑便、频繁呕吐等症状。

（三）实验室和其他辅助检查

1. 胃镜和胃黏膜活组织检查 是确诊消化性溃疡的首选检查方法。胃镜检查可直接观察溃疡部位、病变大小和性质，并可在直视下取活组织做病理检查和幽门螺杆菌检测。

2. X 线钡餐检查 适用于对胃镜检查有禁忌或不愿接受胃镜检查者。溃疡的 X 线直接征象是龛影，对溃疡有确诊价值，老年溃疡在 X 线或内镜下常显示巨大溃疡而被疑为恶变。

3. 幽门螺杆菌检测 是消化性溃疡的常规检测项目。可通过侵入性（如快速尿素酶测定、组织学检查和幽门螺杆菌培养）和非侵入性（如 ^{13}C 或 ^{14}C 尿素呼气试验、粪便幽门螺杆菌抗原检测）方法检测出幽门螺杆菌。其中 ^{13}C 或 ^{14}C 尿素呼气试验检测幽门螺杆菌感染的敏感性及特异性均较高而无须再进行胃镜检查，因此常作为根除治疗后复查的首选方法。

4. 粪便隐血试验 该试验阳性，提示有活动性溃疡，如 GU 患者持续阳性，应怀疑有癌变的可能。

（四）心理－社会状况

本病病程长，可反复发作，从而影响患者的工作和生活，使患者产生焦虑、急躁情绪。应注意评估患者及家属对疾病的认识程度，评估患者有无焦虑或恐惧等心理，评估患者的家庭经济状况和社会支持情况，以及患者所能得到的社区保健资源和服务。

【护理诊断／问题】

1. 腹痛 与胃酸刺激溃疡面，引起化学性炎症反应有关。

2. 营养摄入量低于机体需要量 与疼痛导致摄入量减少及消化吸收障碍有关。

3. 焦虑 与疾病反复发作、病程迁延有关。

4. 潜在并发症 如上消化道大量出血、穿孔、幽门梗阻、癌变。

【护理目标】

1. 患者能应用缓解疼痛的方法和技巧，疼痛减轻或消失。

2. 患者能建立合理的饮食习惯和结构。

3. 患者焦虑程度减轻或消失。

4. 患者未出现并发症，或发生并发症时可得到及时处理。

【护理措施】

（一）一般护理

1. 运动护理 指导患者注意休息，避免剧烈运动，溃疡活动期且症状较重者，嘱其卧床休息，症状控制后可适当活动，以不感到劳累和诱发疼痛为原则。

2. 营养护理 指导患者选择营养丰富、易消化的食物。除并发出血或症状较重外，一般无需规定特殊食谱。在溃疡活动期，以少食多餐为宜，避免餐间零食和睡前进食，使胃酸分泌有规律。进餐时注意细嚼慢咽，避免急食，因咀嚼可增加唾液分泌，后者具有稀释和中和胃酸的作用。

（二）病情观察

密切观察患者疼痛的部位、性质及持续时间，并按其疼痛特点指导缓解疼痛的方法。如 DU 表现为空腹痛或夜间痛，指导患者在疼痛前或疼痛时进食碱性食物（如苏打饼干），或服用制酸剂，或针灸止痛。密切观察患者是否有呕血、黑便等消化道出血情况。

（三）治疗配合

消化性溃疡常用的药物有质子泵抑制剂、H_2 受体拮抗剂、弱酸性抗酸剂。根据医嘱给予药物治疗，并注意观察药效及不良反应。

1. 注意用药时机及不良反应　质子泵抑制剂如奥美拉唑可引起头晕，嘱患者用药期间避免从事必须高度集中注意力的工作；H_2 受体拮抗剂应在餐中或饭后即刻服用；氢氧化铝等抗酸剂应在饭后 1 h 和睡前服用，若需同时服用 H_2 受体拮抗剂，则两药应间隔 1 h 以上。

2. 避免引起疾病的高危药物　对服用非甾体抗炎药者，若病情允许应停药。若必须用药，可遵医嘱换用对胃黏膜损伤少的药物，如塞来昔布或罗非昔布。

（四）心理护理

积极与患者进行沟通，详细解释采用的检查、治疗和护理措施，以消除顾虑，减少老年人的情绪波动，帮助患者保持乐观情绪，缓解紧张、焦虑等不适感受，促进患者心理健康。

（五）健康指导

1. 健康教育　向患者及家属讲解引起和加重溃疡病的相关因素，向患者解释疼痛的原因和机制，指导其减少或去除加重和诱发疼痛的因素。指导患者保持乐观情绪，规律生活，避免过度紧张与劳累，选择合适的锻炼方式，提高机体抵抗力。

2. 生活指导　指导患者建立合理的饮食习惯和结构，避免摄入刺激性食物。对嗜烟酒者，劝其戒除，但应注意突然戒断烟酒可引起焦虑、烦躁，反过来也会刺激胃酸分泌，故应与患者共同制订切实可行的戒烟酒计划，并督促其执行。

【护理评价】

1. 患者能说出引起疼痛的原因，能正确服药，上腹部疼痛减轻并逐渐消失。
2. 患者建立了合理的饮食方式和结构。
3. 患者焦虑程度减轻或消失。
4. 患者未出现并发症，或出现并发症时得到及时处理。

（熊莉娟）

第五节　老年常见泌尿生殖系统疾病患者的护理

一、老年尿路感染及其护理

尿路感染（urinary tract infection，UTI）是指由于各种病原体在肾、输尿管、膀胱和尿道等脏器异常繁殖所致的尿路急、慢性炎症，是老年人群的常见病。UTI 的感染率仅次于呼吸道感染，且随年龄增长而增加。老年 UTI 可引起泌尿系统并发症，严重影响老年人的生活质量，延长平均住院时间，增加额外的医疗费用和死亡风险。

【护理评估】

（一）健康史

1. 一般情况　评估老年患者体重、睡眠情况、每日饮水量、有无尿频、尿急及尿痛等。

2. 既往史　是否患有糖尿病、慢性肾脏病、慢性腹泻、长期卧床、长期使用糖皮质激素、尿道外伤史及留置导尿管史等。

3. 病因　主要为细菌感染所致，以革兰氏阴性杆菌为主，其中大肠埃希菌最常见，占全部 UTI 的 85%；其次为克雷伯菌、变形杆菌。5%～10% 的 UTI 由革兰氏阳性菌引起，以肠球菌和葡萄球菌为主。此外，真菌、结核分枝杆菌、衣原体等也可导致 UTI 发生。随着人口老龄化及抗生素和免疫抑制剂的广泛应用，UTI 病原体谱已发生变化，革兰氏阳性菌与真菌引起的 UTI 逐年增高，耐药的病原体也呈明显增加的趋势。

4. 易感因素

（1）女性尿路解剖生理特点：女性尿道短而直，仅 3～5 cm，尿道口离肛门近而易被细菌污染，尿道括约肌作用薄弱，故细菌易沿尿道口上行至膀胱、输尿管，甚至到达肾；其次，老年女性患者的雌激素水平下降导致尿道局部抵抗力减退也是重要原因。

（2）尿路梗阻：如尿路结石、膀胱癌、前列腺增生，导致的尿路梗阻是尿路感染最重要的易感因素。尿路梗阻致尿潴留时，上行的细菌不能被及时地冲洗出尿道，易在局部大量繁殖引起感染。

（3）尿道黏膜损伤：当进行留置导尿管、膀胱镜检查、尿道扩张术等操作时，可引起尿道黏膜损伤，将前尿道或尿道口的细菌带入膀胱或上尿路而致感染。

（4）机体抵抗力下降：全身心疾病或长期使用抗生素、糖皮质激素等可使机体抵抗力下降，从而导致尿路感染。

（5）泌尿系统畸形或功能异常：肾发育不全或功能异常、双输尿管畸形，如多囊肾，输尿管狭窄可降低局部组织对病原体的抵抗力。神经源性膀胱的排尿功能异常可导致尿潴留进而引起尿路感染。

（二）身体状况

1. 临床症状

（1）膀胱炎：多数老年患者尿频、尿急、尿痛及腰骶部疼痛等尿路感染的临床症状不典型，甚至无症状，需经实验室检查才可发现。一般无全身毒血症症状。

（2）急性肾盂肾炎　临床表现与炎症程度有关，多数起病急骤。①全身表现：常有寒战、高热，伴头痛、全身酸痛、无力、食欲减退。轻者全身表现较少，甚至缺如；②泌尿系统表现：尿频、尿急、尿痛等膀胱刺激症状。部分患者可无明显的膀胱刺激症状。

2. 体征

（1）膀胱炎：可有耻骨上区压痛，但缺乏特异性。常有白细胞尿，30% 有血尿，偶有肉眼血尿。

（2）急性肾盂肾炎：多伴腰痛、肾区不适、肋脊角压痛和叩击痛，可有脓尿和血尿。

当患者存在不明原因的发热、严重低血压、感染中毒性休克时，要考虑存在肾盂肾炎的可能。

3. 并发症　较少发生。当伴有糖尿病和（或）存在复杂因素且未及时、合理治疗时，可发生肾乳头坏死和肾周脓肿。前者主要表现为高热、剧烈腰痛和血尿，可有坏死组织脱落随尿排出，发生肾绞痛；后者除原有肾盂肾炎症状加重外，常出现明显单侧腰痛，向健侧弯腰时疼痛加剧。

（三）辅助检查

1. 尿常规检查　尿液浑浊，有异味。尿沉渣镜检白细胞＞5个/HP（白细胞尿），对尿路感染诊断意义较大。部分患者尿中可见白细胞管型，提示肾盂肾炎。应注意，尿检无白细胞不能排除上尿路感染，同时尿白细胞也可见于非感染性肾疾病。40%～60%的急性尿路感染患者会出现镜下血尿，少数可见肉眼血尿，尿蛋白常为阴性或微量。

2. 尿细菌学检查　新鲜清洁中段尿细菌定量培养菌落计数≥10^5CFU/ml，如能排除假阳性，则称为真性菌尿。此外，膀胱穿刺尿细菌定性培养有细菌生长也提示真性菌尿。

3. 影像学检查　反复发作的尿路感染、复发性肾盂肾炎，合并无痛血尿或怀疑合并有泌尿系结石或梗阻时，推荐影像学检查，如B超、腹部X线片、静脉肾盂造影。当B超有阳性发现时，可采用螺旋CT进一步明确病变情况。尿路X线腹部平片和静脉尿路造影可发现上尿路结石和畸形。但尿路感染急性期不宜做静脉尿路造影检查。

4. 其他　急性肾盂肾炎的血常规可有白细胞计数增多，中性粒细胞核左移。必要时可考虑行膀胱镜检查。

（四）心理－社会评估

老年患者深受尿频、尿急、尿痛、排尿不畅、排尿费力的困扰，又常伴多种慢性疾病，需服用多种抗菌药物，易出现耐药性。且随着年龄增长，机体抵抗力不断下降，治愈率低，容易复发，从而导致老年患者产生焦虑，甚至抑郁。

【护理诊断/问题】

1. 排尿障碍　尿频、尿急、尿痛等，与泌尿系统感染有关。

2. 体温过高　与急性肾盂肾炎有关。

3. 知识缺乏　缺乏尿路感染预防的知识。

4. 焦虑　与反复发作的尿路感染有关。

【护理目标】

1. 尿频、尿急、尿痛等症状减轻或消失。

2. 体温降至正常范围。

3. 知晓尿路感染的预防知识。

4. 情绪稳定，正确面对疾病。

【护理措施】

1. 一般护理

（1）饮食护理　合理膳食、均衡营养，保证足够热量、维生素的摄入，多饮水、勤排尿。①缓解期：多进食瘦肉、鱼虾等高蛋白食物，提高机体的免疫力；②急性发作期：以清淡、易消化且营养丰富的食物为主，如新鲜蔬菜、水果，禁食辣椒、生姜等辛辣刺激的食物及油腻食物，忌烟和酒。

（2）休息与活动　提供安静、舒适的休息环境。①缓解期：指导患者积极参加锻炼，有利于增强体质，改善机体的防御功能；②尿路感染急性发作时，应注意卧床休息，宜取屈曲位，勿站立。体温恢复正常、症状明显减轻后可下床活动。

2. 维持正常体温　①体温＜38.5℃时，应采取降低室温、温水擦浴、头部冰敷、使用冰毯等物理降温方法；②体温≥38.5℃时，遵医嘱给予降温药物，同时补充充足的水分，必要时遵医嘱静脉补液，以保持水电解质平衡。做好口腔护理，预防口腔感染。

3. 缓解疼痛　进行膀胱区热敷或按摩，以缓解局部肌肉痉挛，减轻疼痛。必要时遵医嘱使用解痉镇痛药。

4. 病情观察　严密观察肾区和输尿管走向的压痛、肾区叩击痛有无加重；观察患者体温，尿液性状、气味，尿沉渣镜检及尿细菌培养的结果变化，如高热持续不退，且腰痛加剧，应考虑可能出现肾周脓肿、肾乳头坏死等并发症，并及时通知医生。

5. 用药护理　老年患者抗生素的选用应根据尿细菌培养和药敏实验结果，选用敏感、肾毒性低、杀菌作用强的药物。如无用药禁忌，可首选青霉素类、头孢菌素类、喹诺酮类等抗菌药物，氨基糖苷类具有肾、耳毒性，应慎用。同时服用碳酸氢钠或枸橼酸钾碱化尿液，减轻尿路刺激征。

6. 心理护理　老年患者尿路感染的病因较为复杂，容易出现紧张、焦虑等负性情绪。医护人员需帮助患者了解尿路感染的相关知识，使其正视疾病。给予患者充分的理解、尊重、关心，并建立互相信任的护患关系，提高治疗依从性。

7. 健康指导

（1）健康教育：结合老年患者尿路感染的特点进行个体化健康宣教，告知尿路感染的病因、疾病特点和治愈标准，使其理解多饮水、勤排尿，注意会阴部、肛周皮肤清洁及药物治疗的重要性。教会患者及家属早期识别尿路感染的临床表现及处理方法，必要时尽快诊治。

（2）日常生活指导：培养良好的生活方式，规律生活，避免劳累，坚持锻炼，增强机体免疫力。加强个人卫生，保持会阴部清洁，勤换内衣裤，增加会阴清洗次数。教会其正确清洁外阴的方法，便后擦拭由前向后，以减少肠道细菌侵入泌尿系统而引发尿路感染。膀胱输尿管反流者，需要"二次排尿"，即每次排尿后数分钟再排尿一次。

（3）用药指导：向老年患者和家属讲解抗菌药物的种类、剂量、时间、方法和注意事项。指导其按时、按量、按疗程服药，勿随意停药，并定期随访。

【护理评价】

1. 尿频、尿急、尿痛等症状减轻或消失。

2. 体温降至正常范围。

3. 知晓尿路感染预防的相关知识。

4. 心理状态正常，无焦虑抑郁发生。

二、老年良性前列腺增生及其护理

良性前列腺增生（benign prostatic hyperplasia，BPH）是引起中老年男性排尿障碍最常见的良性疾病，表现以下尿路症状及其相关并发症为主，严重影响老年男性的生活质量。男性45岁后前列腺可有不同程度的增生，BPH的发病率随着年龄的增长而增加，尤其是高龄人群。

【护理评估】

（一）健康史

1. 一般情况　评估患者的年龄、职业、烟酒嗜好、日常生活习惯、夜间睡眠质量。

2. 既往史　了解有无心、脑、肝、肺、肾等慢性疾病病史，既往治疗情况，以及有无前列腺手术史。

3. 病因及危险因素　前列腺增生发病的两个重要病因是高龄和有功能的睾丸，二者缺一不可。相关病因还包括雄激素与雌激素相互作用、前列腺间质－腺上皮细胞相互作用、性激素水平失调、生长因子、炎症细胞、神经递质和遗传因素等。

（二）身体状况

1. 临床症状　多表现为下尿路症状，包括储尿期、排尿期和排尿后症状。

（1）尿频：是最常见的早期症状，夜尿更为明显。随着梗阻加重，残余尿量增多，膀胱容量减少，尿频更加明显，可出现急迫性尿失禁。

（2）排尿困难：是最主要的症状，轻度梗阻可出现排尿迟缓、断续、尿后滴沥；严重梗阻可出现排尿费力、射程缩短、尿线细而无力，终成滴沥。严重者需用力并增加腹压帮助排尿，常有尿不尽感。

（3）尿失禁、尿潴留：膀胱过度充盈，尿液从尿道口溢出，称充盈性尿失禁。梗阻加重到一定程度，膀胱逼尿肌受损，收缩力减弱，残余尿量增加，继发慢性尿潴留。在前列腺增生的任何阶段，可因气候、劳累、饮酒、便秘、久坐等，使前列腺充血水肿导致急性尿潴留，需急诊导尿。

（4）并发症：①合并感染或结石可出现尿频、尿急、尿痛；②增生的腺体表面黏膜血管破裂可出现无痛性肉眼血尿；③梗阻引起肾积水或肾功能损害，可出现慢性肾功能不全表现，如食欲减退、恶心呕吐、贫血、乏力；④腹股沟疝、内痔或直肠脱垂等。

2. 体征　直肠指检触及增大的前列腺，表面光滑、质韧、有弹性、边缘清楚，中间沟消失或隆起。

（三）实验室和其他辅助检查

1. 直肠指检　初步判断前列腺大小、形态、质地，有无结节及压痛，中央沟是否变浅或消失，以及肛门括约肌张力如何等。

2. 超声检查　了解前列腺形态、体积、有无异常回声、突入膀胱程度、有无膀胱内病变和残余尿量。

3. 尿流率测定　初步判断梗阻程度，最大尿流率（Q_{max}）< 15 ml/s提示排尿不畅，Q_{max} < 10 ml/s提示梗阻严重。评估Q_{max}时尿量> 150 ml才有诊断意义，如不符合上述标准，建议重复检查。应用尿动力测定压力－流率可鉴别神经源性膀胱功能障碍、逼尿肌和尿道括约肌功能失调，以及不稳定膀胱逼尿肌引起的排尿困难。

4. 尿流动力学检查　对引起膀胱出口梗阻的原因有疑问或需对膀胱功能进行评估时，建议行尿流动力学检查。

5. 膀胱镜检查　判断尿道内的狭窄或堵塞情况。

6. 前列腺特异抗原（prostate-specific antigen，PSA）前列腺有结节或质地较硬时，PSA 测定有助于排除前列腺癌。

（四）心理 – 社会评估

前列腺增生是一种进行性加重的疾病，应重视心理评估，评估患者有无因疾病引起恐惧、抑郁，有无因对病情及预后不了解导致的焦虑，家庭成员能否支持并配合医护方案的实施。

【护理诊断 / 问题】

1. 排尿障碍　与前列腺增生引起尿路梗阻有关。

2. 睡眠型态紊乱　与尿频、夜尿多有关。

3. 焦虑　与患病时间长、影响睡眠与活动有关。

4. 疼痛　与逼尿肌功能不稳定、导尿管刺激、膀胱痉挛等有关。

5. 潜在并发症　膀胱痉挛、经尿道电切综合征、尿失禁、出血、尿道狭窄、附睾炎等。

【护理目标】

1. 排尿正常。

2. 保证足够的睡眠。

3. 焦虑情绪缓解。

4. 主诉疼痛减轻或消失。

5. 未发生出血、感染等并发症，或并发症发生时得到及时处理。

【护理措施】

（一）非手术治疗护理

1. 行为调整　①戒烟、锻炼，减轻体重；②避免过量饮水，膀胱功能训练，鼓励尿频患者适当憋尿，增加膀胱容量和排尿间歇时间；③优化排尿习惯，指导尿不尽患者放松排尿、二次排尿和尿后尿道挤压等；④精神放松训练，指导尿急患者分散尿意感觉；⑤盆底肌功能训练；⑥建立排尿日记。

2. 饮食调整　饮食清淡，避免或减少咖啡、酒精、辛辣食物摄入。合理的液体摄入，夜间或出席社交场合前适当限制饮水可缓解尿频。

3. 药物治疗

（1）α受体阻滞剂：如多沙唑嗪、特拉唑嗪、坦索罗辛，服用后数小时至数天即可改善症状，常见的不良反应有头晕、头痛、乏力、困倦、体位性低血压、异常射精等。嘱患者睡前服药，用药后卧床休息 10~20 min，改变体位时动作缓慢，注意与其他降压药分开服用。

（2）5α还原酶抑制剂：如非那雄胺、度他雄胺、爱普列特，起效慢，停药易复发，服药 3 个月可使前列腺缩小，改善排尿功能，研究显示 6~12 个月后获得最大疗效，可减少急性尿潴留、肾积水等远期并发症，使 PSA 水平降低 50% 左右，治疗 6 年疗效持续稳定，有抑制 BPH 进展的作用。常见的不良反应有勃起功能障碍、射精异常、性欲低下、男性乳房女性化、乳腺痛等。

（二）手术治疗护理

1. 术前护理 老年人常合并慢性疾病，做好心、脑、肝、肺、肾等重要器官的功能检查，评估手术耐受力。术前多食粗纤维易消化食物，指导有效咳嗽、咳痰。术前 1 天口服缓泻剂或灌肠，防止术后便秘。鼓励多饮水，每日 1500～2000 ml，稀释尿液、冲洗尿路，预防感染，有感染者应用抗生素治疗。残余尿量多或尿潴留致肾功能不全者，应留置导尿管。

2. 术后护理

（1）一般护理：观察患者神志、生命体征、呼吸、泌尿系统感染征象及引流管情况等。术后 6 h 无恶心、呕吐可摄入流质，1～2 天后无腹胀可摄入易消化、高纤维素食物，预防便秘。

（2）膀胱冲洗护理：冲洗温度建议与体温接近，避免过冷或过热，预防膀胱痉挛。冲洗速度以色深则快、色浅则慢为原则。保持通畅，若血块堵塞管道，可挤捏导尿管、加快冲洗速度、高压冲洗、调整导尿管位置，如无效可用注射器抽取无菌生理盐水反复抽吸，直至通畅。准确记录尿量、冲洗量、引流量，观察引流液性状，若尿色逐渐加深，则警惕活动性出血，需及时通知医生。

（3）导尿管护理：妥善固定导尿管于患者大腿内侧，松紧适宜，必要时牵引。保持通畅，避免导尿管扭曲、折叠、受压、堵塞，保持集尿袋低于膀胱水平。每日使用清水或生理盐水清洁尿道口周围区域和导尿管表面。鼓励患者多饮水以达到内冲洗的目的，发现尿液混浊、沉淀、有结晶时查找原因，对症处理。

（三）心理护理

关心患者，维护患者自尊，鼓励社交，缓解不良情绪，告知药物和手术治疗的重要性，帮助其树立战胜疾病的信心。

（四）健康指导

1. 防止受寒 寒冷往往使病情加重，指导患者预防感冒和上呼吸道感染。

2. 不可憋尿 憋尿造成膀胱充盈，逼尿肌张力减弱，排尿困难，易诱发急性尿潴留，应做到有尿即排，伴有尿不尽者可放松排尿、二次排尿和尿后尿道挤压。

3. 活动指导 前列腺切除术后 1～2 个月内避免久坐、提重物，避免剧烈活动，如跑步、骑自行车，防止继发性出血。

4. 康复指导 进行肛提肌训练，若有溢尿现象，指导患者继续做肛提肌训练，以尽快恢复尿道括约肌功能。加强自我观察，术后若尿线逐渐变细，甚至出现排尿困难者，应警惕尿道狭窄，及时到医院复查。

5. 性生活指导 前列腺经尿道切除术后 1 个月、经膀胱切除术后 2 个月，原则上可恢复性生活。前列腺切除术后可出现逆行射精、不射精、性欲低下等改变，可先进行心理治疗，同时查明原因，再进行针对性治疗。

6. 定期随访 首次随访为术后 1 个月或拔除导尿管后 4～6 周。术后 3 个月复查，项目包括国际前列腺症状评分、直肠指检、尿流率、超声和血清 PSA。

【护理评价】

1. 排尿正常。

2. 保证足够的睡眠。

3. 焦虑情绪缓解。

4. 主诉疼痛减轻。

5. 未发生出血、感染等并发症。

三、老年性阴道炎及其护理

老年性阴道炎（senile vaginitis）又称萎缩性阴道炎，是因卵巢功能衰退，雌激素水平降低，阴道壁萎缩，黏膜变薄，上皮细胞内糖原减少，阴道内 pH 值增高（多为 5.0 ~ 7.0），嗜酸的乳杆菌不再为优势菌，局部抵抗力下降，导致病菌入侵并繁殖引起的炎症。患病女性可出现外阴瘙痒和灼热感、阴道分泌物增加等不适，因此应采取措施积极预防和治疗。

【护理评估】

（一）健康史

1. 一般情况　评估患者饮食、睡眠、排便、排尿、月经及性生活等情况。

2. 既往史　了解既往有无慢性疾病病史、手术史，以及用药情况。

3. 病因及发生机制　多见于自然绝经及去势后妇女，主要为老年妇女卵巢功能衰退，雌激素水平降低，阴道黏膜失去雌激素的支持作用而逐渐萎缩、变薄，皱襞消失，弹性减退，上皮细胞内糖原含量减少，乳酸形成也随之降低，阴道内的酸性环境遭到破坏，局部抵抗力降低，致病菌易入侵并繁殖而引起炎症。

（二）身体状况

1. 临床症状　阴道分泌物增多及外阴瘙痒、灼热感。阴道分泌物稀薄，呈淡黄色，严重者呈脓血性白带。可伴有性交痛或肛门憋坠感，甚至出现尿频、尿急、尿痛等泌尿系统症状。

2. 体征　妇科检查可见阴道黏膜呈老年萎缩性改变，上皮萎缩变薄，皱襞消失，黏膜充血，有散在小出血点或点状出血斑。有时可见浅表溃疡，溃疡面可与对侧粘连，严重时造成狭窄甚至闭锁，炎症分泌物引流不畅形成阴道积脓或管腔积脓。白带为黄色水样、脓性，如有出血可为脓血性。

（三）辅助检查

1. 阴道分泌物涂片检查　是诊断老年性阴道炎最直观且简单易行的方法，涂片中可见大量白细胞及少量基底层细胞，背景杂乱，无滴虫及假丝酵母菌。

2. 阴道细胞学检查　对阴道有血性分泌物或少量不规则出血者，取阴道分泌物进行检查，或行宫颈刮片以排除宫颈或子宫的恶性肿瘤，必要时行病理检查。

3. 阴道细菌培养　结合药物敏感试验，有利于针对致病菌选用最敏感的抗生素治疗。

4. B 超检查　可排除输卵管及卵巢恶性肿瘤。

（四）心理 - 社会评估

老年性阴道炎患者因病症具有隐私性而不愿谈及病情，或贻误诊断和治疗。评估重点为老年人有无因疾病所引起的羞耻感和抑郁情绪，有无因对病情及预后不了解而产生焦躁反应，老年人的家庭成员能否支持和配合医护方案的实施等。

【护理诊断／问题】

1. 舒适的改变　瘙痒与阴道内致病菌感染有关。

2. 睡眠型态紊乱　与阴部瘙痒有关。

3. 知识缺乏　缺乏老年性阴道炎预防及治疗的相关知识。

4. 焦虑　与病症隐私性引起的羞耻感有关。

【护理目标】

1. 积极治疗应对疾病，减轻不适症状。

2. 保证足够的睡眠。

3. 知晓老年性阴道炎预防和治疗的相关知识。

4. 患者能主动表达焦虑心理，及时就诊。

【护理措施】

1. 一般护理

（1）个人卫生指导：①保持会阴部清洁与卫生，每天1～2次用温水清洗外阴；②指导患者养成多饮水的习惯，起到冲洗尿路、减少细菌繁殖的作用；③大便后应自前向后擦拭清洁，以免粪便污染阴道口；④洗澡尽量采用淋浴的方式。有炎症时，可用1∶5000的高锰酸钾溶液温水坐浴，坐浴时间以15～20 min为宜。坐浴过程中若出现眩晕、心悸、乏力等症状应随时停止，坐浴完成后应慢慢站立，防止头晕跌倒；⑤穿着宽松、透气、棉质内裤，每日更换内裤，如有感染，内裤可用水煮沸消毒5～10 min以消灭病原体，避免交叉和重复感染。

（2）外阴瘙痒的处理：在医生的指导下正确使用药物治疗，正确补充雌激素，改善症状。告知患者洗浴水不宜过热，不宜用碱性香皂，以免体脂去除后皮肤更干燥，引起瘙痒。指导患者剪短指甲，不要因过度抓挠而造成外阴皮肤破溃，引起继发感染。

2. 用药护理　严格遵医嘱按照疗程用药。老年性阴道炎患者常需阴道内局部用药，护士应告知患者每晚睡觉前洗净双手，将药物置于阴道深部以保证疗效。自己用药有困难者，指导其家属协助用药或由医护人员帮助使用。雌激素药物口服后偶见胃肠道反应，如食欲减退、恶心、呕吐，偶见头痛、皮疹、白细胞减少等，一旦出现上述情况应及时告知医师。

3. 心理护理　部分患者由于病症隐私性不愿就诊，贻误了诊断和治疗时机。应告知患者发生阴道炎是由于体内雌激素水平降低造成的，不必害羞或惊慌，应及时就诊治疗。鼓励患者表达自己的不适，耐心倾听患者的主诉，减轻患者焦虑等不良情绪。

4. 健康指导

（1）用药指导：告知患者各种剂型阴道用药的使用方法，局部用药前注意洗净双手和会阴，以减少感染。治疗期间禁止性生活。

（2）就诊指导：建议每年体检1次，做到早发现、早治疗。告知患者取分泌物前24～48 h避免性交、阴道灌洗或局部用药。分泌物取出后应及时送检。

【护理评价】

1. 瘙痒感缓解，不适症状减轻。

2. 能保证足够的睡眠。

3. 知晓老年性阴道炎相关的疾病预防及治疗知识。

4. 焦虑缓解。

（王海芳）

第六节　老年常见内分泌代谢性疾病患者的护理

◎ 案例 7-2

患者男性，67 岁，个体户，口干、多饮多尿 12 年，加重 1 周。5 年前开始胰岛素治疗，几乎不监测血糖。饮食不规律，运动量少。偶有心慌、乏力发作，进食后缓解，未予重视。近期排便正常，体重无明显变化，感视物模糊。有糖尿病家族史，既往有高血压病史，少量饮酒，吸烟 10 支 / 天，20 余年。

体格检查：T 36.8℃，P 76 次 / 分，血压 150/90 mmHg，身高 169 cm，体重 69 kg，体重指数（BMI）24.2 kg/m²，腰围 104 cm，臀围 110 cm。双下肢无水肿，足背动脉搏动正常。

辅助检查：实验室检查示胰岛素自身抗体为阴性，糖化血红蛋白（HbA1c）8.9%，眼底照相示双眼底可见血管瘤，未见出血，未见棉絮性渗出。

入院诊断：2 型糖尿病，糖尿病视网膜病变。住院后调整胰岛素注射剂量，加强血糖监测，请眼科会诊。

请问：

1. 如何运用护理程序护理该案例？

2. 结合该案例，说一说名言"一次严重的低血糖可能抵消一生维持血糖正常的益处"的含义。血糖调整过程中应重点关注什么问题？

一、老年糖尿病及其护理

老年糖尿病是指老年人由于体内胰岛素分泌不足或胰岛素作用障碍，因此引起内分泌失调，从而导致物质代谢紊乱，出现高血糖、高血脂、蛋白质代谢紊乱、水电解质紊乱等代谢病。老年糖尿病的高发病率严重影响老年人的生活质量和寿命。

【护理评估】

（一）健康史

1. 一般情况　评估患者生命体征、精神和意识状态，以及身高、体重、腰围、营养状态，了解其生活方式、饮食习惯、摄食量。

2. 既往史　了解患者患病后的检查和治疗经过，目前用药和病情控制情况。有无高血压、心脏病、高脂血症等慢性疾病病史。

3. 病因及危险因素　①遗传因素：是一组异质性疾病，目前发病机制尚不明确；②生活方式：老年人因为衰老，基础代谢率下降，所以进食过多或运动不足容易导致肥胖，进而加重胰岛素抵抗。

（二）身体状况

1. 临床症状　糖尿病的典型症状，包括多尿、多饮、多食和体重减轻。多数老年患者起病隐匿，临床症状不典型，甚至部分老年糖尿病患者以并发症和（或）伴发病为首发表现。恶性肿瘤相关的血糖升高在老年人群中也很常见。

2. 并发症　①在感染、胰岛素不适当减量、外伤和手术等应激状态下，可出现糖尿病急性并发症，如糖尿病酮症酸中毒、高渗高血糖综合征，可表现为乏力、食欲减退、恶心、呕吐，皮肤温湿度改变，而低血糖症可出现饥饿、心慌、手抖、视物模糊、意识障碍等；②在年龄、性别、病程、血糖波动等因素的影响下，可出现糖尿病慢性并发症，如糖尿病大血管病变、糖尿病微血管病变、糖尿病神经病变、糖尿病足，可表现为下肢疼痛、间歇性跛行、视力减退、触温觉异常、足背动脉搏动减弱、皮肤溃疡或其他感染灶等。

（三）实验室和其他辅助检查

1. 尿糖测定　尿糖阳性只提示血糖值超过肾糖阈。老年人因肾动脉硬化、肾小球滤过率降低，或经肾排泄尿糖药物的影响，会出现血糖与尿糖阳性程度不相符的现象。

2. 糖化血红蛋白（HbA1c）　是评估长期血糖控制状况的金标准，反映取血前 8 ~ 12 周血糖平均水平。正常值为 4% ~ 6%。

3. 血糖测定　方法包括静脉血浆葡萄糖测定、毛细血管血葡萄糖测定和 24 h 动态血糖测定。前者用于诊断糖尿病，后两种仅用于糖尿病的监测。

4. 口服葡萄糖耐量试验　用于糖尿病可疑者明确诊断。试验当天早晨，将 75 g 无水葡萄糖溶于 300 ml 水中，患者于 5 min 内服下，从第一口开始计时，于服糖后 2 h 抽取静脉血测血糖水平。

5. 胰岛 β 细胞功能检查　主要包括血浆胰岛素和 C 肽测定，用于评价基础和葡萄糖介导的胰岛素释放功能。

（四）心理 – 社会评估

在诊断初期，患者会出现精神紧张，甚至产生恐惧及自暴自弃等负面心理。在治疗阶段，会因症状较轻而对诊断持怀疑态度，拒绝配合治疗和护理。随着各种严重并发症的出现，有些老年人甚至会悲观厌世。应详细评估患者对疾病知识的了解程度，患病后有无焦虑、恐惧等心理变化，家庭成员对本病的认识程度和态度，以及患者所在社区的医疗保健服务情况等。

【护理诊断 / 问题】

1. 营养摄入低于（或高于）机体需要量　与胰岛素抵抗或作用缺陷有关。

2. 有感染的危险　与血糖高、脂代谢紊乱、循环障碍及营养不良等因素有关。

3. 潜在并发症　低血糖、酮症酸中毒、高渗高血糖综合征、大血管或微血管病变、糖尿病足等。

4. 知识缺乏　缺乏糖尿病的预防和自我管理知识。

【护理目标】

1. 患者能够维持足够的营养摄入，身体营养状况有所改善。

2. 未发生感染或发生感染时得到及时处理。

3. 能采取有效措施预防糖尿病并发症的发生或发展。

4. 掌握糖尿病防治知识。

【护理措施】

1. 饮食护理　饮食是治疗老年糖尿病的基石。合理膳食、均衡营养，避免过度限制能量的摄入。供能营养素以碳水化合物为主（占 50% ~ 55%），多进食能量密度高且富含膳食纤维、升血糖指数低的全谷物食品。老年糖尿病患者肌肉含量较低，应适度增加蛋白质的摄入，健康老年人蛋白质的摄入量为 1.0 ~ 1.3 g/（kg·d），合并急慢性疾病老年患者的摄入量为 1.2 ~ 1.5 g/（kg·d），而合并肌少症或严重营养不良的老年患者可能需要 2.0 g/（kg·d）。有吞咽障碍者采用"菜肉饭混合匀浆膳"有助于保证营养均衡，必要时可辅用糖尿病特殊配方肠内营养制剂。

2. 运动护理　体能和智能水平正常的老年患者，选择易坚持的全身或肢体运动方式，运动前需进行运动安全性评估，运动前后应常规对鞋袜及足部进行检查。①有氧运动，如快走、游泳、乒乓球、广播操、运动器械，最佳运动时间为餐后 1 ~ 1.5 h，每周 3 ~ 5 次，每次 30 ~ 45 min 的体能和素质锻炼，能增强体质并保持人体灵活性；②抗阻运动，如对掌、举重物、抬腿保持等可帮助老年患者延缓肌肉的减少。

3. 用药护理

（1）口服降糖药物：①双胍类降糖药：为老年 2 型糖尿病患者的一线降糖药，餐中或餐后服药，常见的不良反应有腹部不适、口中金属味、恶心、腹泻、皮肤过敏等。肾功能是减量或停用的决定因素；②α- 糖苷酶抑制剂：包括阿卡波糖、伏格列波糖和米格列醇。应在进食第一口食物后立即服用，常见胃肠道不良反应；③胰岛素促泌剂：分为磺脲类和格列奈类药物。常见的磺脲类药物有格列喹酮、格列齐特缓释片、格列吡嗪控制释片、格列美脲等。格列奈类有瑞格列奈、那格列奈等。宜餐前服用。此类药物发生低血糖的风险较高，老年人慎用；④噻唑烷二酮类降糖药：包括罗格列酮和吡格列酮。空腹或进餐时服用，常见的不良反应为水肿、体重增加等；⑤二肽基肽酶Ⅳ抑制剂：服药时间不受进餐时间影响，常见的不良反应为头痛、上呼吸道感染等；⑥钠 - 葡萄糖共转运蛋白 2 抑制剂：常用药物包括达格列净、恩格列净等。服药时间不受进餐时间影响，常见的不良反应为泌尿生殖系统感染、血容量减少等，使用时注意避免直立性低血压和脱水。强调每日饮水至少 2000 ~ 2500 ml，预防尿路感染。

（2）胰岛素：在生活方式和非胰岛素治疗的基础上，血糖控制仍未达标的老年 2 型糖尿病患者，可加用胰岛素治疗，一般为皮下注射。老年患者宜简化胰岛素注射方案，首选基础胰岛素。未开封的胰岛素放置于冰箱 2 ~ 8℃冷藏保存，正在使用的胰岛素在常温下（不超过 25 ~ 30℃）可使用 28 ~ 30 天，避免过冷、过热、太阳直晒、剧烈晃动等。皮下注射时，宜选择皮下脂肪丰富的部位，注射部位要经常轮换。另外，关注胰岛素的副作用如低血糖、过敏反应、水肿和视物模糊，以及注射不当引发的局部皮下脂肪萎缩或增生、局部硬结。

（3）胰高糖素样肽 -1 受体激动剂：药物有艾塞那肽、利拉鲁肽等，均为皮下注射制剂。以葡萄糖浓度依赖的方式促进胰岛素分泌和抑制胰高糖素分泌降低血糖，并能延缓胃排空，抑制食欲、减少进食量。不良反应有恶心、呕吐、腹泻等胃肠道反应。

4. 感染的护理 泌尿系统感染最常见，如肾盂肾炎和膀胱炎，常反复发作。其次是呼吸道和皮肤感染。老年糖尿病患者是肺炎链球菌感染的高风险人群，常见的皮肤感染类型有疖、痈，牙周感染也较常见，控制血糖达标、增强机体抵抗力、注意保暖、做好个人卫生是预防各项感染的重要措施。

5. 心理调适 在疾病诊断的初期，医护人员及家庭成员需要帮助患者正视疾病，接受糖尿病教育、了解糖尿病的相关知识，减轻其恐惧、自暴自弃等负性情绪。治疗过程中，及时肯定和鼓励患者有利于糖尿病自我管理的行为，引导患者从正面评价自我，接受并积极参与糖尿病的全程管理，提高治疗依从性。此外，家庭、社区和社会支持也十分重要。

6. 健康指导

（1）疾病指导：疾病知识如合理饮食、安全有效的运动、规范用药、血糖监测、足部护理及低血糖的防治方法等应贯穿老年糖尿病治疗的全程。结合老年糖尿病患者的特点，可采用集体教育或针对性强的社区小组教育、同伴教育及个体化教育的形式。条件允许也可采用远程教育模式，如微信公众号、手机应用程序、网络培训班，更好地传递疾病相关的信息资讯。

（2）血糖和并发症的监测：①血糖监测包括空腹血糖、餐后血糖和 HbA1c，日常生活中以自我血糖监测为主。HbA1c 用于评价长期血糖的控制情况，也是临床指导调整治疗方案的重要依据，血糖达标后每年至少监测两次；②定期测量体重、血压，每年至少检查一次血脂、心、肾、神经、眼底和足部等，及早防治慢性并发症。

（3）康复指导 老年糖尿病患者容易出现神经病变。周围神经病变可引起感觉和运动功能障碍，应进行康复锻炼。①感觉功能康复：可通过经皮神经电刺激疗法、磁疗、红外线治疗等物理方法缓解疼痛和促进保护性感觉的恢复；②运动功能康复：包括平衡训练和耐力训练，平衡训练通过刺激足底触觉和本体感觉达到改善平衡障碍的目的，中等强度的耐力训练可改善周围神经病变。鼓励患者在可耐受的范围，采用相对固定的体位（卧位、坐位或立位）进行四肢关节活动，有助于预防肌肉衰减及促进疾病康复。

【护理评价】

1. 摄入均衡营养。
2. 无感染发生，或感染发生时得到及时处理。
3. 急性、慢性并发症得到及时发现和处理。
4. 掌握血糖控制方法，代谢紊乱症状得到控制，血糖水平控制得较理想。

二、老年高尿酸血症及其护理

尿酸为嘌呤代谢的终产物，主要由细胞代谢分解的核酸和其他嘌呤类化合物，以及食物中的嘌呤经酶的分解而产生。高尿酸血症是嘌呤代谢紊乱引起的代谢异常综合征。我国老年人群高尿酸血症患病率为 13.1%。少数患者可发展为痛风，表现为急性关节炎、痛风肾病和痛风石等临床症状与阳性体征。

【护理评估】

（一）健康史

1. 一般情况　评估患者年龄、身高、体重、营养状况、饮食和生活方式等。

2. 既往史　评估有无糖尿病、高血压、高血脂等慢性疾病病史、家族遗传史及相关用药史。

3. 病因及发病机制　老年人随着年龄的增长，机体的正常功能下降，影响尿酸的正常排出；长期进食嘌呤含量较高的食物，如浓汤、海鲜、豆类；长期服用降压药物，会导致尿酸排泄异常；高血脂容易出现代谢功能障碍、内分泌紊乱等情况，也可能会导致尿酸代谢异常。

（二）身体状况

1. 临床症状　老年高尿酸血症患者无症状期仅有血尿酸波动性或持续性增高，从血尿酸增高至症状出现的时间可长达数年至数十年，有些患者可终身不出现症状。急性关节炎期常首发于第一跖趾关节，或踝、膝等关节突发的单个、偶尔双侧或多个关节出现红、肿、热、痛，功能障碍，可有关节腔积液，伴发热、白细胞增多等全身反应。老年患者往往以亚急性或慢性多关节炎等关节不适症状发病。

2. 体征　部分患者出现第一跖趾关节、指关节、肘关节等部位痛风石，可小如芝麻，大如鸡蛋或更大，受挤压后可破溃或形成瘘管，有白色豆腐渣样排出物。老年痛风患者在疾病的早期即可出现痛风石沉积，而无急性痛风性关节炎发作的病史。

3. 并发症

（1）肾病变　约 1/3 的老年高尿酸血症患者有肾损害。①痛风性肾病：起病隐匿，早期仅有间歇性蛋白尿，随着病情的发展而呈持续性，伴有浓缩功能受损时夜尿增多，晚期可发生肾功能不全，少数患者表现为急性肾衰竭；②尿酸性肾石病：10%～25% 的痛风患者患有尿酸性肾结石，结石较大者可发生肾绞痛、血尿，结石引起梗阻时导致肾积水、肾盂肾炎、肾积脓或肾周围炎，严重者可致急性肾衰竭。感染可加速结石的增长和肾实质的损害。

（2）眼部病变：肥胖痛风患者常反复发生睑缘炎，在眼睑皮下组织中发生痛风石，可长大破溃形成溃疡而使白色尿酸盐向外排出。部分患者可出现反复发作性结膜炎、角膜炎与巩膜炎。急性关节炎发作时，常伴发虹膜睫状体炎。

（三）辅助检查

1. 血尿酸测定　正常男性血尿酸浓度为 208～416 μmol/L；正常女性浓度为 149～358 μmol/L，绝经后接近男性。血尿酸浓度易波动，应反复监测。当血尿酸浓度超过 420 μmol/L 时定义为高尿酸血症。

2. 尿尿酸测定　为了查明是尿酸生成增多还是尿酸排泄减少，可以测定尿酸排泄。正常限制嘌呤饮食 5 天后，每日尿酸排出量超过 3.57 mmol（600 mg），为尿酸生成增多。

3. 滑囊液或痛风石内容物检查　在偏振光显微镜下可见针形尿酸盐结晶。

4. X 线检查　高尿酸血症急性期表现为软组织肿胀，慢性期表现为软骨缘呈穿凿样、虫蚀样破坏。

5. 双能 CT 与 MRI　可见斑点状高密度痛风石；加权图像呈斑点状低信号。

（四）心理－社会评估

大多数患者不能感受到高尿酸血症引起的不适或痛苦，对高尿酸血症的知识仅停留在了解的层面，饮食习惯难以改变，如喝浓汤、吃海鲜，但出现不适症状后，患者焦虑情绪发生率明显高于正常群体。

【护理诊断／问题】

1. 关节痛　与尿酸盐结晶、沉积在关节引起炎症反应有关。

2. 躯体活动障碍　与关节受累、关节畸形有关。

3. 知识缺乏　缺乏与高尿酸血症有关的知识。

4. 潜在并发症　如心血管、慢性肾脏病。

5. 焦虑　与疾病发作和担心预后有关。

【护理目标】

1. 患者疼痛能得到有效缓解。

2. 日常生活得到保障，无跌倒等意外发生。

3. 掌握高尿酸血症的防治知识。

4. 有效预防和应对心、肾等并发症的发生。

5. 规律生活，心态平稳。

【护理措施】

1. 饮食方面　采用清淡易消化饮食，忌辛辣、刺激食物，严禁饮酒。每日总热量控制在 $1200 \sim 1500\,kcal$，蛋白质摄入量控制在 $1\,g/(kg \cdot d)$。避免进食高嘌呤食物，如动物内脏、海鲜、肉类、菠菜、蘑菇、豆类、浓茶。多进食碱性食物，如牛奶、各类蔬菜、柑橘类水果。

2. 运动方面　手、腕或肘关节受累时，可用夹板固定制动。急性关节炎期，卧床休息，床上可安放支架、支托、盖被，抬高患肢，避免受累关节负重，待关节肿痛缓解 $72\,h$ 后，方可下床活动。适当运动，保持理想体重，防止超重和肥胖。

3. 用药护理　指导正确用药，观察药物疗效，及时处理不良反应。①秋水仙碱常有胃肠道反应，若一开始口服即出现恶心、呕吐、水样腹泻等严重胃肠道反应，应立即停药；②使用丙磺舒、磺吡酮、苯溴马隆者，可有皮疹、发热、胃肠道反应等不良反应，需多饮水，口服碳酸氢钠等碱性药物；③应用非甾体抗炎药时，注意观察有无活动性消化性溃疡或消化道出血的发生；④使用别嘌呤醇者，有皮疹、发热、胃肠道反应、肝损害、骨髓抑制等不良反应，肾功能不全者宜减半量应用；⑤使用糖皮质激素时，应观察其疗效，密切注意有无症状的"反跳"现象。

4. 并发症护理　发生肾病变时除配合常规治疗外，还需注意个人卫生，防治泌尿系统感染，尤其是女性，并定期监测尿尿酸、尿 pH 值、血尿酸及肾功能等。发生眼部病变时，应注意休息，避免强光线和风沙对眼部的刺激，保持眼部清洁卫生，避免直接用手触碰眼睛。

5. 心理调适　前期护士应详细讲解高尿酸血症的有关知识，以及饮食与疾病的关系，引起患者及其家属的重视。动态观察患者情绪变化，当其表现出情绪低落、忧虑时，给予精神上的安慰和鼓励。

6. 健康指导　告知患者高尿酸血症是终身性疾病，但经积极有效的治疗，可正常生活和工作，应保持心情愉快，避免情绪紧张。生活要有规律，肥胖者应减轻体重，防止受凉、劳累、感染、外伤等痛风性关节炎的诱发因素。控制饮食，注意关节保护，定期复查血尿酸，门诊随访。

【护理评价】

1. 舒适度良好，疼痛缓解。

2. 掌握高尿酸血症的防治知识。

3. 未发生与躯体活动度受限相关的意外事件。

4. 有效预防急、慢性并发症的发生和发展，或并发症得到及时的发现和处理。

5. 积极应对疾病，无焦虑等不良情绪。

三、老年高脂血症及其护理

血脂异常通常指血浆中胆固醇、甘油三酯、低密度脂蛋白胆固醇升高，高密度脂蛋白胆固醇降低。由于在血浆中脂质以脂蛋白的形式存在，血脂异常实为脂蛋白异常血症。中国老年人血脂异常患病率为47.0%。血脂异常是冠状动脉粥样硬化性心脏病、缺血性脑卒中等心脑血管疾病的重要危险因素，严重影响老年人的生活质量和寿命。

【护理评估】

（一）健康史

1. 一般情况　评估患者的身高、体重、营养状况、饮食习惯、生活方式及吸烟史等。

2. 既往史　评估有无高血压、甲状腺功能减退、糖尿病、肝肾疾病、骨髓瘤病史、家族史及相关用药史。

3. 病因及危险因素

（1）遗传因素：家族性脂蛋白脂酶缺乏症和家族性低密度脂蛋白受体基因功能缺失、突变，可导致脂质合成和代谢过程中的关键酶和受体介导的信号传导途径等障碍，导致血脂异常，出现高脂血症。

（2）个体因素：老年人的基础代谢率减低，肥胖、长期高脂饮食、过度饮酒和缺乏运动会导致从胃肠道吸收的脂蛋白增加，肝胆固醇的合成增加，促使高脂血症的发生。

（3）疾病因素：甲状腺功能减退、糖尿病、肝肾疾病、骨髓瘤和库欣综合征等会通过不同的机制影响脂质的合成、代谢和运输，导致高脂血症。

（4）药物因素：长期使用可增加血脂的药物，如甲泼尼龙、氢氯噻嗪，可导致高脂血症。

（二）身体状况

1. 临床症状　大部分老年人发生高脂血症后都没有明显的症状，多以间接的临床表现为主。

2. 体征　脂质在真皮和肌腱内沉积，常见于眼睑周围，形成各种扁平、疹性、结节性黄色瘤。

3. 并发症

（1）动脉粥样硬化：脂质在血管内皮沉积引起，发生早发性和进展迅速的心脑血管和周围血管病变，可能会出现胸闷、胸痛、头晕、跛行等症状。

（2）肝脾大：过多脂质沉积于肝和脾，出现肝、脾体积增大。

（三）辅助检查

1. 血脂测定项目　包括总胆固醇、甘油三酯、高密度脂蛋白胆固醇及低密度脂蛋白胆固醇等 4 项。采血前 1 天晚餐不要摄入高脂肪食物，不饮酒，20：00 后开始禁食，次日 8：00 ~ 10：00 采血。如血脂异常应在 2 个月内再次复查（间隔需超过 1 周）。

2. 血糖、肝肾功能　血清甘油三酯升高伴肥胖者多有胰岛素抵抗和高胰岛素血症，应做葡萄糖耐量试验，排除糖尿病。此外，应常规测定血清尿酸含量，以排除高尿酸血症。

（四）心理 - 社会评估

血脂异常表现隐蔽，老年人缺乏对高脂血症的认知，是影响疾病控制的主要因素。首先，应重点评估患者对疾病的了解程度及对疾病治疗的心理反应。其次，考虑到服药的依从性，家庭人员的支持及重视程度也影响了患者的治疗效果。

【护理诊断 / 问题】

1. 营养摄入量高于机体需要量　与遗传、摄入过多、活动量少、内分泌紊乱有关。

2. 知识缺乏　缺乏高脂血症的防治知识。

3. 潜在并发症　如冠心病、脑血管疾病、胰腺炎。

【护理目标】

1. 患者能均衡营养摄入。

2. 掌握高脂血症防治知识。

3. 有效预防和应对心脑血管事件、胰腺炎的发生。

【护理措施】

1. 生活方式指导　保持健康的生活方式是治疗老年人血脂异常的基本措施，主要包括①戒烟（戒烟有助于降低动脉粥样硬化性心脑血管疾病发生的风险），限酒（酒精摄入量：男性 < 25 g/d，女性 < 15 g/d）；②均衡饮食（脂肪摄入量 < 总热量的 30%），减少饱和脂肪酸和胆固醇的摄入，增加蔬菜、水果、鱼类、豆类、粗粮、全谷类、坚果及富含植物甾醇、纤维的食物摄入，不提倡老年人过度严格地控制饮食和减轻体重；③建议老年人坚持规律的有氧运动，每周运动 5 ~ 7 次，每次运动 30 min，可采取慢跑或快走的运动方式，运动时应注意避免运动导致的损伤和跌倒，有条件者可在运动康复专业医师的评估及指导下选择运动方案。

2. 用药护理　指导正确用药，观察药物疗效，及时处理不良反应。①他汀类药物常见的不良反应包括胃肠道反应、皮疹、肌病等，除阿托伐他汀和瑞舒伐他汀可在任何时间服药外，其余制剂均为晚上服用；②贝特类药物的主要不良反应为胃肠道反应，还可见皮疹、血白细胞减少，少数出现一过性血清转氨酶升高，如有明显异常应及时停药；③应用烟酸类药物时可出现面部潮红、瘙痒、高血糖、高尿酸及胃肠道症状，严重不良反应使消化性溃疡恶化，应在饭后服用；④其他：如依折麦布的常见不良反应包括头痛和恶心，可出现肌酶、肝酶水平升高；普罗布考的常见不良反应为恶心，室性心律失常或 QT 间期延长者禁用；ω-3 脂肪酸制剂的常见不良反应是恶心、腹部不适，有出血倾向者禁用。

3. 并发症护理　定期监测血压、血脂、血糖水平，如果在控制饮食和运动后仍不达标，需在医生的指导下进行药物干预，避免并发症的发生及加重。若出现胸闷、胸痛、头晕等不适应及时就医。

4. 心理调适　经常失眠、剧烈情绪波动等对血脂水平产生影响，会影响人体脂质的代谢。有研究表明，抑郁症患者会使体内的高密度胆固醇降低。对于老年人群，医护人员及家庭成员应积极引导患者，正确认识疾病，培养健康的生活习惯及兴趣爱好，鼓励参与团体活动。

5. 健康指导　①向老年患者和家属讲解降脂药的种类、剂量、服药时间、方法和注意事项。遵医嘱坚持用药，不要随意自行停药，积极治疗可减少心脑血管疾病的发生；②随年龄增长，老年人生理性改变导致肌肉萎缩、肌力减弱，调脂药物可导致或加重肌肉症状，影响生活质量并增加跌倒风险，家属需加强居家安全护理，指导患者上下床，活动时动作慢，穿防滑鞋，保证活动时有充足的光线与亮度，物品合理摆放方便拿取，防止意外发生。

【护理评价】

1. 能按照要求摄入均衡的营养。

2. 掌握高脂血症的防治知识，遵医嘱用药。

3. 有效预防并发症的发生，或并发症得到及时发现和处理。

四、老年骨质疏松症及其护理

骨质疏松症是一种以低骨量和骨组织微结构破坏为特征，导致骨质脆性增加和易于骨折的代谢性疾病。可发生于任何年龄，但多见于老年人群。患骨质疏松症的老年人极易发生骨折，主要累及的部位是脊柱和髋骨，因此骨质疏松症是引起老年人卧床率和伤残率增高的主要因素。

【护理评估】

（一）健康史

1. 一般情况　评估患者年龄、性别、生活环境等。

2. 既往史　评估有无肌无力、腰背酸痛等症状，有无脊柱畸形或骨折史，以及相关用药或手术史。

3. 病因

（1）遗传因素：对年轻时骨量的峰值高低、随后的骨质丢失速度及骨质疏松症的形成有重要影响。多种基因的表达水平和基因多态性可影响骨代谢，另外，基质胶原和其他结构成分的遗传差异与骨质疏松性骨折的发生有关。

（2）性激素：在骨生成和维持骨量方面起着重要的作用。老年人随着年龄的增长，性激素功能减退，激素水平下降，骨的形成减慢，吸收加快，导致骨量下降。

（3）甲状旁腺素和细胞因子：甲状旁腺素作用于成骨细胞，通过其分泌的细胞因子促进破骨细胞的作用。随着年龄的增加，血甲状旁腺素逐年增高，骨髓细胞的护骨因子表达能力下降，导致骨质丢失加速。

（4）营养成分：钙是骨矿物中最主要的成分，青少年时钙的摄入与成年时的骨量峰值直接相关。钙的缺乏导致甲状旁腺素分泌和骨吸收增加，低钙饮食者易发生骨质疏松，维生素 D 可促进骨细胞的活性，磷、蛋白质及微量元素可维持钙、磷比例，有利于钙的吸收。这些物质的缺乏都可使骨的形成减少。

4. 危险因素

（1）生活方式：吸烟、酗酒、营养不良、大量饮用咖啡、体力活动过少、光照减少等不良生活方式是老年人骨质疏松的易发因素。

（2）废用因素：由于老年人活动减少、肌肉强度减弱、协调障碍使老年人较易跌倒和发生骨折而卧床，长期卧床不活动，会导致骨量丢失，易出现骨质疏松。此外，各种原因的废用，如石膏固定、瘫痪或严重关节炎也会引起骨质疏松的发生。

（二）身体状况

1. 临床症状　骨痛和肌无力是骨质疏松症出现较早的症状，表现为腰背疼痛或全身骨痛，疼痛为弥漫性，无固定部位，劳累或活动后加重，导致负重能力下降或不能负重。

2. 体征　骨质疏松非常严重时可表现为身长缩短，因椎体骨密度减少导致脊椎椎体压缩变形，每个椎体缩短 2 mm，身长平均缩短 3 ~ 6 cm，严重者伴驼背。

3. 并发症　骨折是导致老年骨质疏松症患者活动受限、寿命缩短最常见和最严重的并发症，常由轻微活动或创伤诱发，如打喷嚏、弯腰、负重、挤压或摔倒。老年前期以桡骨远端最为多见，老年期以后以腰椎和股骨上端多见。此外，脊柱压缩性骨折可导致胸廓畸形，使肺活量、肺最大通气量下降，心血管功能障碍引起胸闷、气短、呼吸困难，甚至发绀等表现。

（三）辅助检查

1. 生化检查　老年人发生改变的主要指标有 3 项：①骨钙素，是骨更新的敏感指标，可有轻度升高；②尿羟赖氨酸糖苷，是骨吸收的敏感指标，可升高；③血清镁、尿镁，均有所下降。

2. X 线检查　当骨量丢失超过 30% 时才能在 X 线片上显示出骨质疏松，表现为皮质变薄、骨小梁减少变细、骨密度减低、透明度加大，晚期出现骨变形及骨折。其中锁骨皮质厚度下降至 3.5 ~ 4.0 mm 时易伴有椎体压缩性骨折。

3. 骨密度检查　可采用单光子骨密度吸收仪、双能 X 线吸收仪、定量 CT 检查等测定骨密度，若骨密度低于同性别峰值骨量的 2.5 个标准差以上可诊断骨质疏松。

（四）心理 - 社会评估

老年人因机体疼痛不适，身体外形改变导致心理负担加重，身体活动不便或担心骨折而拒绝锻炼，从而影响机体功能的改善。应评估患者的性格特征、心理反应、家庭人员对患者的支持情况。

【护理诊断 / 问题】

1. 慢性疼痛　与骨质疏松、骨折及肌肉疲劳、痉挛有关。

2. 躯体移动障碍　与骨痛、骨折引起的活动受限有关。

3. 情境性低自尊　与椎体压缩引起的身长缩短或驼背有关。

4. 潜在并发症　骨折。

【护理目标】

1. 使用药物或非药物的方法减轻或解除疼痛，舒适感增加。

2. 能够根据个人情况适当运动，进行有效的关节训练。

3. 情绪较为稳定，逐步适应形象的改变，无社交障碍。

4. 未出现并发症，或出现并发症时得到及时处理。

【护理措施】

1. 一般护理

（1）休息与活动：老年人根据个体的年龄、性别、健康状况、体能等特点及运动史选择有针对性的运动项目。①对能运动的老年人，每天进行适当的体育活动以保持和增加骨量；②对由疼痛导致活动受限的老年人，指导其维持关节的功能位，每天进行关节的活动训练，同时进行肌肉的等长等张收缩训练，以保持肌肉的张力；③对因为骨折而做固定或牵引的老年人，要求每小时尽可能活动身体数分钟，如上下甩动臂膀、扭动足趾，做足背屈和跖屈等。

（2）骨骼营养支持：良好的营养对于预防骨质疏松症具有重要意义，包括足量的钙、维生素 D 和蛋白质。指南推荐 50 岁及以上中老年人群每日元素钙摄入量为 1000～1200 mg，由于我国居民日常饮食中的钙含量通常偏低，因此鼓励老年人每日饮用牛奶及补充钙剂来增加钙摄入量。推荐同时服用维生素 D 400～600 IU/d 以促进钙吸收。另外，提倡低盐（5 g/d）饮食及适量补充蛋白质，避免酗酒、吸烟、饮过量的浓茶、咖啡及碳酸饮料。

2. 病情观察　观察疼痛程度及治疗后的缓解情况。卧床或营养不良者注意观察皮肤情况，做好压力性损伤的风险评估，采取相应措施。脊柱损伤者宜采用轴式翻身，观察患者的生命体征及肢体情况。有肢体包裹或固定者注意观察患侧肢体的血液循环、包裹松紧度，以及牵引减轻疼痛的效果。

3. 用药护理　指导正确用药，观察药物疗效，及时处理不良反应。①钙剂宜空腹服用，多饮水，以增加尿量，减少泌尿系统结石的形成。同时服用维生素 D 时，不可与绿叶蔬菜一起服用，以免形成钙螯合物而减少钙的吸收；②性激素必须在医生的指导下使用，剂量要准确，与钙剂、维生素 D 同时使用。服用雌激素应定期进行妇科和乳腺检查，阴道出血应减少用量，甚至停药。使用雄激素应定期监测肝功能；③降钙素使用过程中应注意观察不良反应，如食欲减退、恶心、颜面潮红；④双膦酸盐应晨起空腹服用，同时饮清水 200～300 ml，服药后半小时内不能进食或喝饮料，也不能平卧，应采取立位或坐位，以减轻对食管的刺激。不能咀嚼或吮吸药片，以防发生口咽部溃疡；⑤ RANKL 抑制剂如地舒单抗，使用前后需补充充足的钙剂和维生素 D，每半年注射 1 次，每次 60 mg。

4. 疼痛护理　骨质疏松引起疼痛的原因主要与腰背部肌肉紧张及椎体压缩性骨折有关，故通过卧床休息，使腰部软组织和脊柱肌群得到松弛，可显著减轻疼痛。休息时应卧于加薄垫的木板或硬板床上，仰卧时头不可过高，在腰下垫一薄枕。必要时可使用背架、紧身衣等限制脊柱的活动度，也可通过洗热水浴、按摩、擦背促进肌肉放松。同时，可应用音乐治疗、暗示疏导等方法缓解疼痛。对疼痛严重者可遵医嘱使用镇痛药、肌肉松弛药等，对骨折患者应通过牵引、介入或手术方法缓解疼痛。

5. 预防并发症　提供安全的生活环境，日常用品放在容易取到之处，衣服和鞋穿着要合适，防止跌倒及骨折的发生，如果发生骨折应给予牵引、固定、复位或手术治疗，同时辅以物理康复治疗，尽早恢复运动功能。

6. 心理护理　与老年人倾心交谈，鼓励其表达内心的感受，明确其忧虑的原因。指导老年人穿宽松的上衣掩盖形体的改变。向老年患者介绍疾病康复病例，增强其治疗信心，减轻焦虑、紧张心理，鼓励他们在积极配合治疗的同时，通过各种方式保持良好心态，多参加各种交往活动。

7. 健康指导

（1）健康教育：讲解疾病相关知识，让患者了解疾病的原因、相关治疗知识及疾病预后情况，告知老年人预防更重要，做到尽早预防、长期预防，教会老年人观察各种药物的不良反应，明确不同药物的使用方法及疗程。

（2）生活指导：指导患者每日进行适当运动和户外日光照晒。加强预防跌倒的宣传教育和保护措施，指导患者维持良好姿势，改变体位时动作应缓慢。必要时可指导老年人使用手杖和助步器，以增加其活动时的稳定性。

（3）康复训练：①应尽早实施，在急性期应注意卧、坐、立位姿势，卧位时应平卧、低枕，背部尽量伸直，坚持睡硬板床；坐位或立位时应伸直腰背，收缩腰肌和臀肌，增加腹压；②在慢性期应选择性地对骨质疏松症好发部位的相关肌群进行运动训练，如通过仰卧位抬腿动作做腹肌训练，采用膝胸卧位做背肌训练，同时可配合有氧运动增强体质，通过翻身、起坐、单腿跪位等动作训练维持和增加老年人的功能水平。

【护理评价】

1. 疼痛减轻或解除，舒适感增加。

2. 能根据个人情况适当运动，进行有效的关节训练。

3. 情绪稳定，并逐步适应形象的改变，无社交障碍。

4. 无并发症或并发症得到及时发现和处理。

（王海芳）

第七节　老年常见感官系统疾病患者的护理

一、年龄相关性白内障及其护理

晶状体位于眼内液体环境中，任何引起眼内环境改变的因素，如衰老、物理损伤、化学损伤、手术、肿瘤、炎症、药物，以及某些全身性代谢性或免疫性疾病，都可以直接或间接地损坏晶状体的组织结构，干扰其正常代谢而使晶状体浑浊。年龄相关性白内障（age-related cataract）是最常见的白内障类型，大多数病例病情进展缓慢，且不影响视力。

【护理评估】

（一）健康史

1. 一般情况　评估老年人的年龄、性别、经济状况、生活方式、饮食习惯等。

2. 既往史 了解老年人既往的病史、过敏史，有无合并心血管疾病、呼吸系统疾病、糖尿病等。

3. 病因及危险因素 年龄相关性白内障，病因较为复杂，可能是多种因素的综合结果。主要的病因包括 ①生理性老化：代谢衰退、硬化脱水和长期调节紧张等；②营养不良：全身和局部营养不良、血管硬化、睫状上皮变性等；③辐射损伤：红外线、紫外线、X线及其他电磁波；④全身代谢及内分泌紊乱：相关研究表明，饮酒过多、吸烟多、妇女生育多等都与年龄相关性白内障的发生相关。此外，其他因素如遗传基因也是一个重要方面。

（二）身体状况

1. 临床症状 白内障多为双眼先后发病，主要表现为进行性、无痛性视力减退和视物模糊，并出现逐渐加重的视力下降问题。易出现视疲劳，视物变形，或有眩光感，呈双影，白天尤为明显，视力逐渐降低，甚至失明。

2. 临床分型 按混浊开始形成的部位不同，年龄相关性白内障分为皮质性白内障、核性白内障和后囊膜下白内障，以皮质性白内障最常见。

（三）实验室检查

1. 视力检查 视力主要反映黄斑区的视功能，可分为远、近视力。视力好坏直接影响人的工作及生活能力。临床上的视力分类见表7-3。

表7-3 视力等级划分

视力等级	视力
正常视力	≥1.0
轻度视力损伤	1.0 >视力 ≥0.3
中度视力损伤	0.3 >视力 ≥0.1
重度视力损伤	0.1 >视力 ≥0.05
盲	视力 < 0.05

2. 外眼检查 检查眼睑是否有刺激因素，眼球位置及活动有无异常，角膜大小及有无血管翳、浸润等。瞳孔形状、大小、边缘、光反应是否正常。

3. 玻璃体及眼底检查 观察玻璃体有无混浊、出血、液化等，检查眼底全貌，视网膜血管和黄斑有无渗出、变性畸形等。

4. 特殊检查 裂隙灯显微镜检查、视野检查、检影试镜、眼压及眼球突出度测量。

（四）心理－社会评估

常见眼科疾病引起的视力减退，影响老年人日常生活起居及社会交往，导致其自信心降低，容易产生焦虑、消极等悲观情绪，故要评估老年人是否有孤独、抑郁、自信心降低和自我保护能力受损等问题。

【护理诊断／问题】

1. 感知紊乱 与视功能异常有关。

2. 有受伤的危险 与视觉障碍有关。

3. 社会交往障碍 与视力减退有关。

4. 潜在并发症 急性闭角型青光眼、晶状体溶解性青光眼、葡萄膜炎、术中并发视网膜脱离及术后眼内炎等。

【护理目标】

1. 老年人年龄相关性白内障得到积极治疗，视觉紊乱改善。

2. 降低视力减退对老年人日常生活的影响，避免发生受伤事件。

3. 老年人维持正常社会交往。

4. 未发生并发症或发生时得到及时处理。

【护理措施】

1. 一般护理

（1）提供适宜的生活环境：保证老年人的居室光线充足，夜间提高照明度能弥补老年人视力下降所造成的困难，但应避免使用单个强光灯泡和避免阳光直接照射老年人的眼睛。

（2）物品妥善放置：老年人生活用品摆放位置应相对固定、有序，使用的物品应简单、特征性强，减少障碍。

（3）活动指导：保证充足的睡眠和适当的活动量均有助于眼的保健。外出活动安排在白天进行，在光线强烈的户外活动时，佩戴抗紫外线的太阳镜。

（4）保护视力：老年人避免在昏暗的环境或刺眼的强光下阅读。同时，限制阅读时长，避免用眼过度疲劳。

（5）饮食护理：①采用低脂、清淡饮食，忌辛辣食物，戒烟，控制饮酒量，减少含咖啡因食物的摄入。同时，可多进食富含维生素 A、维生素 B 类等具有明目功效的食物，如鱼类、牛奶、花生、酵母、麦芽、豌豆类；②摄入足量的水分：每日饮水量（包括食物中所含水量）应达 2500 ml，以稀释血液和改善眼部的血液供应。对于合并青光眼的老年人，控制饮水量在 1500 ml 以内，每次饮水量以 200 ml 为宜，间隔 1～2 h，以免眼压升高。

2. 术前护理

（1）术前准备：指导患者练习眼球转动，特别是向下转的动作，以便配合手术。检查有无结膜炎、泪囊炎，术晨做结膜囊冲洗。

（2）用药：遵医嘱滴抗生素眼药水，术前点散瞳剂，充分散大瞳孔。

3. 术后护理

（1）卧位：术后体位无特殊要求，以平卧不压迫眼球为宜。如有眼球前房出血，协助患者取半卧位。术后尽量卧床休息，戴眼罩。

（2）病情观察：注意视力、眼压、血糖、血压变化。观察患者有无眼部不适、疼痛、视力下降、低热、头痛呕吐、切口裂开的症状。如出现上述不适需及时通知医生。

（3）用药：遵医嘱使用抗生素与糖皮质激素眼药水及眼膏。

1）抗生素眼药水：术后常用抗生素眼药水包括氧氟沙星滴眼液和左氧氟沙星滴眼液等。在使用抗生素眼药水时一定要注意瓶口的卫生护理，避免用手直接接触，以免发生细菌污染，甚至还可能会影响用药效果。

2）糖皮质激素眼药水：常见的糖皮质激素眼药水包括妥布霉素地塞米松滴眼液和氟米龙滴眼液等。使用激素滴眼液时应严格遵守使用指征，选择最低有效浓度，最小不良反应的滴眼液，严格控制使用次数和使用时间。同时，对于需连续使用糖皮质激素眼药水超过 2 ~ 4 周的患者，建议每周复查和监测眼压。

3）眼膏：术后常规使用泰利必妥眼膏或红霉素眼膏预防术后眼部感染。在使用眼药膏前如眼睛有分泌物，需先用清洁的棉棒蘸去分泌物后再涂眼药膏。建议平卧或坐位（头向后仰，尽量让眼睛处于水平位置，便于用药），眼药膏用完及时拧紧瓶盖。建议患者闭眼以后轻轻转动眼球，使眼药膏均匀分布在眼球表面。

4. 心理护理　告知老年人视力降低对阅读、日常生活、社交活动的影响，帮助其调整生活计划。指导老年人积极配合治疗和护理其原发病从而改善视觉障碍的状况，帮助其消除焦虑心理，避免情绪过度激动。

5. 健康指导

（1）用眼：术后 7 天内控制每天用眼时间，推荐在 4 h 左右，避免长时间用眼看物；术后 14 天内防止眼内进水、灰尘、毛发或其他异物；术后 30 天内不要揉搓眼睛，尽量避免头部或眼周磕碰。

（2）活动：术后 7 天外出活动时建议佩戴墨镜，减少阳光直接照射；术后 14 天内尽量避免大幅度运动，暂停健身操、广场舞、气功等身体锻炼；术后 3 个月内避免重体力劳动及剧烈运动，避免弯腰低头的动作，防止人工晶体脱位。

（3）其他健康指导：①避免啃咬坚硬食物等可能增加人工晶体移位风险的行为活动；②根据医嘱按时服用口服药和滴眼药水，不可随意增减药物剂量或停止用药；③术后 3 个月后复查，对于未植入人工晶体的患者，根据复查结果进行及时验光配镜；④伴有其他慢性疾病的患者，如高血压、糖尿病患者等需定期监测血压、血糖等指标。

【护理评价】

1. 积极治疗老年人年龄相关性白内障和相关慢性疾病，视觉功能得到改善。

2. 老年人未发生受伤事件。

3. 老年人心理状态良好，能维持正常社会交往。

4. 有效预防急、慢性并发症的发生和发展，并发症发生时能及时发现和处理。

二、年龄相关性黄斑变性及其护理

年龄相关性黄斑变性（age-related macular degeneration）是黄斑区结构的衰老性改变，是一种发病率与年龄增长明显相关的黄斑区视网膜变性类疾病。除年龄外，与患者的种族、性别、家族史等有关，严重影响老年人的生存质量。

【护理评估】

（一）健康史

1. 一般情况　评估老年人年龄、性别、经济状况、生活方式、饮食习惯等。

2. 既往史　了解患者既往的病史、过敏史，有无合并心血管疾病、呼吸系统疾病、糖尿病等病史。

3. 病因及危险因素　年龄相关性黄斑变性在病因学上是多因素的，主要与年龄、人种、遗传、吸烟、膳食等因素有关。①年龄：是主要风险因素；②人种：晚期年龄相关性黄斑变性在白种人中比其他人种更常见，而早期年龄相关性黄斑变性在不同人种间的发病率比较接近；③遗传因素：家族史很重要，研究提示很多基因的变异与本病的风险或保护有关；④吸烟：可导致本病的发病风险翻倍；⑤膳食因素：高脂肪摄入及肥胖症，也会促使发病。但是在某些群体中发现，高抗氧化剂的摄入会有预防效果。此外，高血压及其他心血管发病因素，也与年龄相关性黄斑变性有关。

（二）身体状况

1. 临床症状　早期多无明显视力改变；中期出现视力下降、视物变形、中央黑点等症状；晚期可出现视网膜出血、视网膜渗出、视网膜新生血管形成，视力急剧下降。

2. 临床分型　本病分萎缩型（干性）年龄相关性黄斑变性和渗出型（湿性）年龄相关性黄斑变性。临床上以干性年龄相关性黄斑变性最多见，占85%～90%（表7-4）。

表7-4　年龄相关性黄斑变性临床分型

项目	萎缩型（干性）年龄相关性黄斑变性	渗出型（湿性）年龄相关性黄斑变性
年龄	多为45岁以上	多为45岁以上
发生部位	双眼发生	双眼先后发生
视力	下降缓慢	下降较急
眼底表现	早期：黄斑区色素脱失和增殖，中间反射不清或消失，多为散在玻璃膜疣 晚期：病变加重，可有金箔样外观，地图状色素上皮萎缩，囊样变性或板层性裂孔	早期：黄斑区色素脱失和增殖，中间反射不清或消失，玻璃膜疣常有融合 中期：黄斑出现浆液性和（或）出血性盘状脱离，重者视网膜下血肿，视网膜内出血，玻璃体积血 晚期：瘢痕形成
眼底荧光血管造影	黄斑区可见荧光或弱荧光，无荧光素渗漏	黄斑区有视网膜下新生血管，有荧光素渗漏，出血病例有荧光遮蔽

（三）辅助检查和其他实验室检查

1. 视力检查　主要反映黄斑区的视功能，可分远、近视力。视力好坏直接影响人的工作及生活能力。

2. 外眼检查　检查眼睑是否有刺激因素；眼球位置及活动有无异常；角膜大小及有无血管翳、浸润等；瞳孔形状、大小、边缘，光反应是否正常。

3. 玻璃体及眼底检查　观察玻璃体有无混浊、出血、液化变化等，检查眼底全貌、视网膜血管和黄斑有无渗出、变性畸形等。

4. 特殊检查　光学相关断层扫描、荧光素眼底血管造影、吲哚菁绿脉络膜造影等。

（四）心理－社会评估

年龄相关性黄斑变性患者视力减退，影响老年人日常生活起居及社会交往从而导致其自信心降低。此外，治疗周期长，经济负担重，容易产生焦虑、消极等悲观情绪。因此，要评估老年人是否有孤独、抑郁、自信心降低和自我保护能力受损等问题，同时了解其家庭支持情况。

【护理诊断／问题】

1. 感知紊乱　与视网膜色素上皮变性、出血、渗血、瘢痕改变等因素有关。

2. 有受伤的危险　与视力下降，视物模糊有关。

3. 焦虑　与治疗效果不佳，担心手术预后有关。

4. 社会交往障碍　与视力减退有关。

【护理目标】

1. 老年人年龄相关性黄斑变性得到积极治疗，视觉紊乱改善。

2. 降低视力减退对老年人日常生活的影响，未发生受伤事件。

3. 老年人心理状态稳定。

4. 老年人维持正常社会交往。

【护理措施】

1. 一般护理　①建议 40 岁以上人群定期检查眼底，以便及时发现，争取尽早治疗；②戒烟，戒酒，不饮浓茶、咖啡等，养成良好的生活习惯；③避免强光刺激，外出时可佩戴防紫外线的墨镜；④适当补充维生素和微量元素，包括脂溶性维生素 A 和 E、水溶性维生素 C、微量元素铁和锌；酶系统成分如谷胱甘肽；以及 β- 胡萝卜素、叶黄素和玉米黄素等。

2. 术前护理　①术前准备：指导患者练习眼球转动，特别是向下转的动作，以便配合手术。检查有无结膜炎、泪囊炎，术晨做结膜囊冲洗；②用药：遵医嘱滴抗生素眼药水。

3. 术后护理

（1）卧位：术后体位无特殊要求，尽量平躺卧床休息。

（2）病情观察：注意术眼安全，防止碰撞；严密观察眼压变化，术后眼压一般在 21 mmHg 以下，观察有无眼胀痛、眼部疼痛或不适感增加，眼红加重，对光敏感性增加，眼前浮游体数目增加，如出现视物模糊或视力下降等不适，应及时汇报医师处理。

（3）用药：遵医嘱使用抗生素眼药水，术后常用的抗生素眼药水包括氧氟沙星滴眼液和左氧氟沙星滴眼液等。在使用抗生素眼药水时注意瓶口的卫生护理，禁止用手直接接触瓶口位置，以免药液发生细菌污染，甚至还可能会影响用药效果。

4. 心理护理　指导老年人主动配合治疗及护理，帮助其减轻焦虑，避免情绪过度激动。对因较长病程导致的失眠、焦虑、抑郁的患者，引导患者寻求专业的心理咨询医师。此外，重视家庭、社区等社会支持。

5. 健康指导

（1）用眼：注意术眼的安全，防止碰伤，睡前及外出戴好防护罩；避免过度视疲劳，尽量不要长时间在昏暗环境中阅读；避免长期过量接触辐射线，避免在强烈的阳光、灯光或其他辐射线照射下工作和学习，在户外活动时，应戴深色眼镜。

（2）饮食：多食富含维生素 C、维生素 B_6 和锌的蔬菜、水果、鱼、肉、蛋类等，补充类胡萝卜素，少食辛辣、刺激性食物。

（3）复查：术后 1 周门诊复查，根据眼部情况安排复查频率。

【护理评价】

1. 老年人年龄相关性黄斑变性得到积极治疗，视觉紊乱得到改善。

2. 老年人未发生受伤事件。

3. 老年人心理状态稳定。

4. 老年人能维持正常社会交往。

（王海芳）

第八节 老年常见运动系统疾病患者的护理

一、老年类风湿关节炎及其护理

类风湿关节炎（rheumatoid arthritis，RA）是一种以慢性、对称性、多滑膜关节炎和关节外病变为主的全身免疫性疾病，其特点是关节痛和肿胀反复发作逐渐导致关节破坏、强直和畸形，是全身结缔组织病的局部表现，是致残率较高的疾病。

【护理评估】

（一）健康史

1. 一般情况 老年人年龄、性别、生活方式、饮食习惯、营养状况等。

2. 既往史 评估患者是否有家族史、感染、关节肿胀、肌肉痉挛等情况。

3. 病因及危险因素 类风湿关节炎的病因尚不明确，可能与遗传因素、感染因素等有关。

（1）遗传因素：类风湿关节炎是一个多基因遗传病，用分子生物检测技术发现其遗传易感性的基础主要表现在 HLA-DR4。

（2）感染因素：临床及实验研究资料表明，某些细菌、支原体病毒、原虫等感染与类风湿关节炎相关，一般认为在某些易感或有遗传背景的人群中感染是类风湿关节炎的诱发因素。但目前尚未证实有导致本病的感染因子。

（3）性激素：本病以女性多发，男女患病比例约为 1∶3。

（二）身体状况

1. 临床症状

（1）全身症状表现：通常起病缓慢，有低热、乏力、纳差、贫血、全身肌肉疼痛、体重下降、手足麻木等。

（2）局部症状：常表现为对称性的多关节炎，受累关节以近端指间关节、掌指关节、腕关节、膝关节、足关节最为多见，其次为肘关节、踝关节、肩关节、髋关节等。可出现关节疼痛、僵硬、功能障碍等。

（3）疼痛：关节痛往往是最早的症状，呈游走性，与肿胀成平行关系，一般疼痛超过6周，局部有压痛，疼痛时轻时重。急性疼痛程度重，缓解期疼痛不明显。

（4）晨僵：晨起或者长时间处于静止状态后出现。从小关节开始，随着关节活动，渐渐消失。

（5）功能障碍：早期炎症反应的红、肿、热、痛，使关节活动受限；炎症控制后，关节功能恢复；晚期由于肌萎缩和肌挛缩，关节可发生畸形，如半脱位、脱位、强直，使关节功能受限甚至完全丧失。

2. 体征

（1）关节肿胀：由于滑膜增厚，滑液渗出，加上周围肌萎缩，关节肿胀明显，可有皮温升高。受累关节均可肿胀，多呈对称性，关节呈梭形。

（2）畸形：手指关节半脱位，如手指的尺侧偏斜、天鹅颈畸形。

（三）辅助检查

1. X 线表现　早期可见周围软组织肿大阴影，关节间隙因积液而增宽，骨质疏松，正常骨小梁排列消失，以后关节软骨下有囊腔形成，附近骨组织呈磨砂玻璃样改变，关节间隙因软骨面破坏而逐渐狭窄，甚至消失，最后出现骨性强直。

2. 实验室检查　血红蛋白减少，为正细胞正色素性贫血，白细胞计数一般正常或降低，但淋巴细胞计数增加。70% ~ 80% 的患者类风湿因子阳性，但其他结缔组织疾病也可为阳性，需注意鉴别。

（四）心理 - 社会评估

老年类风湿关节炎患者因病情反复发作、顽固的关节疼痛等原因，常表现出情绪低落、焦虑等。

【常用护理诊断 / 问题】

1. 疼痛　与关节炎及关节肿痛有关。

2. 活动无耐力　与关节肿痛、骨性强直造成活动受限有关。

3. 营养摄入量低于机体需要量　与长期炎症消耗、激素的应用有关。

4. 焦虑　与病情反复发作、关节疼痛有关。

【护理目标】

1. 患者自觉疼痛等不适症状减轻或消失。

2. 患者关节活动度改善，关节稳定性增强。

3. 患者全身营养状况改善。

4. 患者主观情绪稳定，心理状况改善。

【护理措施】

（一）一般护理

1. 疼痛护理　评估关节疼痛及其程度，这是保护关节的第一步。在类风湿关节炎的急性发作阶段，休息时也会出现疼痛，此时应减少活动以缓解疼痛，以休息为主，但每天仍需进行几次全身的关节活动，关节活动时应缓慢，以不引起症状加重为原则。在缓解期或慢性期，逐渐增加关节活动范围。如果活动中出现疼痛，说明活动的强度偏大或超出关节的耐受限度，应及时减少或停止活动。

2. 维持肌肉力量和关节活动范围　在进行肌肉力量练习时，遵循既增强肌肉力量，又不会加重畸形的原则，关节的良好位置和恰当的活动范围是发挥肌肉最佳功能的关键。受累关节通常在急性期或发作期活动受到限制，患者由于惧怕疼痛而不愿意活动关节，加重了关节活动受限的程度，形成恶性循环。此时保护关节的最佳方法是使关节在无疼痛范围内进行活动。

3. 营养护理　应向患者及家属详细讲解饮食注意事项，给予高钙、高蛋白、高维生素饮食，如鱼类、牛奶、豆制品、瘦肉和蔬菜。贫血患者多食含铁丰富的畜产品，如动物血制品，以改善并维持全身营养状况。戒烟限酒，少吃有刺激性的食物，如咖啡、浓茶、辣椒，以免影响小肠对钙的吸收，适当补充钙剂和维生素 D，同时多进行户外活动和适量的体力活动，以促进维生素 D 在体内的合成和利用，减缓骨质疏松的发展。

（二）心理护理

耐心倾听患者主诉，关心患者，主动向患者介绍疾病的相关知识，并有针对性地采取护理干预措施，帮助患者树立恢复疾病的信心。

（三）健康指导

1. 健康教育　当需要用力时要学会借助大关节和有力的关节来完成动作。例如，需要搬重物时，通过屈曲髋、膝关节来完成，而不是弯腰完成。避免长时间处于一种体位，适时地变换体位，以及做一些主动性活动来缓解受累关节的疲劳。

2. 生活指导　类风湿关节炎患者比健康人需要更多的休息，需要计划好每天的工作和休息时间，避免疲劳。

3. 用药指导　指导患者安全服药，不能随意停药、换药或增减药物用量。遵医嘱定期门诊复查，并接受医护人员的康复指导。

【护理评价】

1. 患者自觉疼痛等不适症状减轻或消失。

2. 患者关节活动度改善，关节稳定性较之前增强。

3. 患者营养状况得到改善。

4. 患者主观情绪稳定，心理状况改善。

二、老年退行性骨关节病及其护理

退行性骨关节病也称骨性关节炎（osteoarthritis，OA），是老年人骨关节疾病中最常见的一种慢性关节病，它是一种以局灶性关节软骨退行性改变、骨丢失、关节边缘骨赘形成、关节畸形及软骨下骨质硬化为特征的慢性退行性疾病，常发生在负重关节，尤其好发于膝、髋关节。该病早期症状表现为受累关节的肿胀或疼痛，运动或负重后症状加重，休息后缓解；晚期主要表现为关节活动受限，久不活动有僵硬感，关节变形，甚至致残。

【护理评估】

（一）健康史

1. 一般情况　评估患者年龄、性别、生活方式、体重、营养状况，是否从事体力劳动等。

2. 既往史　评估患者的工作性质、体力劳动强度、关节有无疼痛、晨僵等情况，了解患者的既往病史、家族史、对疾病相关知识的了解程度等。

3. 病因及危险因素　退行性骨关节病的发病原因较为复杂且多变，发生与年龄的增长、肥胖、损伤、免疫生化和遗传等有关。年龄的增长是影响老年退行性骨关节病的首要因素，其次可能是机械性磨损或创伤等导致，如长期关节负重，致使负重关节造成磨损，关节软骨失去正常光滑性变得粗糙，同时关节周围的关节囊、韧带、肌腱出现劳损导致疾病的发生。

（二）身体状况

1. 临床症状　关节疼痛、功能障碍、关节僵硬、关节畸形是退行性骨关节病的典型症状。

（1）疼痛：主要症状为逐步加重的关节疼痛，早期疼痛常出现在关节活动后，休息后可缓解；晚期疼痛可在轻微活动甚至是休息时出现。膝关节疼痛表现为上下楼或从坐位起身到站立时疼痛明显，髌骨及关节周围有压痛；髋关节炎引起的疼痛则以股外侧痛及股内侧痛多见，股内侧痛常可放射至膝部。疼痛常与天气变化有一定关系。

（2）关节僵硬：退行性骨关节病患者清晨起床后自觉关节僵硬，不灵活，称为"晨僵"，晨僵持续时间较短，常为几分钟至十几分钟，一般不超过 30 min 可缓解，而类风湿关节炎引起的晨僵持续时间相对较长，可持续数小时，症状消失比较慢。

（3）功能障碍：随着病情进展，可出现关节活动时的摩擦感，如吱嘎声、摩擦音，关节活动受限。如有关节游离体时，则可出现交锁症状。髋关节骨关节炎患者下肢常呈屈曲内收外旋位，在行走、上楼、由坐位站起时困难。

2. 体征　患肢可见关节肌肉紧张或萎缩，关节肿胀或畸形、边缘常有压痛。如膝骨关节炎检查可出现浮髌试验阳性，滑膜肥厚，关节卡压，可有交锁现象；病变在手指关节时，手的远端指间关节背面可见骨样肿大结节称为赫伯登（Heberden）结节，近端指间关节背面为布夏尔（Bouchard）结节。部分患者出现膝内、外翻，严重者膝关节呈屈曲挛缩畸形等。

（三）实验室和其他辅助检查

1. X 线检查　关节间隙变窄，软骨下骨质致密，有硬化和囊性变。关节边缘有唇样增生或骨赘形成，后期骨端变形，关节面凹凸不平，关节内软骨剥落，骨质碎裂可进入关节，形成关节游离体。

2. MRI 检查　可见关节积液、关节软骨损害。

3. 实验室检查　本病无特异性实验室指标，参考红细胞沉降率可稍增高，关节滑液分析正常，有时可找到软骨碎屑，白细胞稍增高。

（四）心理 – 社会状况

由于 OA 病程较长，行动不便且关节疼痛不适，活动量减少，关节功能退化等原因造成焦虑、抑郁心理，为患者带来负面情绪。

【护理诊断 / 问题】

1. 疼痛　与退行性关节炎引起骨质病理改变有关。

2. 躯体活动障碍　与关节疼痛、畸形或肢体活动困难有关。

3. 焦虑　与慢性疼痛、病程较长有关。

4. 有跌倒的风险　与关节损坏引起的功能受限有关。

【护理目标】

1. 患者自觉疼痛等不适症状减轻或消失。

2. 患者躯体活动状况得到改善，自理能力提高。

3. 患者主观情绪稳定，心理状况改善。

4. 患者未发生跌倒事件。

【护理措施】

（一）一般护理

1. 疼痛护理 急性期应卧床休息，避免身体负重，遵医嘱使用药物或康复治疗。

（1）用药指导：根据患者个体情况指导患者正确使用非甾体抗炎类镇痛药物，观察用药后的不良反应等，尽量选择最低的有效剂量。

（2）物理治疗：如热疗、水疗、超声波治疗、中频电刺激治疗，可促进局部血液循环，减轻炎症反应，达到消炎镇痛的作用。

2. 跌倒的预防护理 评估患者跌倒的风险，讲解预防跌倒的相关知识，提高患者预防跌倒的意识。在活动时避免过量和劳累，使用辅助器具时知晓正确使用方法，动作宜慢，预防跌倒。

（二）治疗配合

为患者提供改善躯体活动障碍的护理，如进行关节功能性锻炼，目的在于提高肌力及关节活动度，增强其功能和稳定性。训练方法需要根据患者病程的不同阶段或症状的轻重，给予有效的训练方式和强度，若处于病程急性期，则停止训练，避免过多活动导致疼痛加重等不适，待症状缓解后可进行以下练习。

（1）肌力训练：①指导退行性膝关节炎患者进行股四头肌训练、直腿抬高训练，再逐步过渡到使用弹力带的抗阻练习，可与散步、太极拳等有氧训练相结合。注意训练需循序渐进；②指导退行性脊柱关节炎患者加强腰背肌锻炼，方法为指导患者站立，双手扶住固定物体，做直腿前后摆动、腰背肌屈伸、体侧运动等，这些运动可改善肌力，增强脊柱稳定性。

（2）关节活动度训练：包括空中踩车训练即下肢在空中模仿蹬自行车；抱膝训练即大腿伸直交替抱膝，大腿尽量靠近胸部；膝关节持续被动活动训练是利用专门器械使关节进行持续缓慢的被动活动，对关节内软骨的再生和修复有促进作用。

（3）外科手术患者的功能锻炼则应根据手术部位和方式选择不同的术后训练方法。

（4）辅助器具的应用：根据病情需要，适当选用辅助器具，如杖、拐、助行器、支架、轮椅，可以减轻受累关节的重力负荷，有积极的辅助治疗作用。

（三）心理护理

教会患者保持乐观的情绪，正确认识疾病，引导患者了解疾病相关的健康知识，减轻因疾病给患者带来的心理负担。护理人员应耐心倾听患者的感受，建立良好的护患关系，讲解成功的案例，树立患者康复的信心，保持心情愉悦也是促进疾病恢复的必要因素。

（四）健康指导

1. 自我行为指导 避免长期、反复的剧烈运动和长时间跑、跳、蹲等不合理运动，鼓励有氧训练如游泳、太极拳、散步、骑脚踏车，循序渐进，贵在坚持。保护关节，可佩戴护膝等，尽量不穿高跟鞋，合理使用辅助器具，减轻关节负重。

2. 用药指导 指导患者合理使用止痛药，并注意观察用药后的副作用。

3. 饮食指导 老年骨关节病患者多伴有不同程度的骨质疏松，所以饮食方面建议摄入营养丰富及富含钙的食品，如乳制品、海产品、豆类。

4. 合理控制体重 减重对缓解症状，控制退行性骨关节病进展有促进作用。建议健康饮食，规律运动，将体重尽量控制在正常范围。

【护理评价】

1. 患者主诉疼痛等不适症状减轻或消失。

2. 患者肌力、关节活动度增强，躯体活动状况改善。

3. 患者主观情绪稳定，心理状况改善。

4. 患者未发生跌倒事件。

（刘祚燕）

第九节　老年常见皮肤疾病患者的护理

◎ 案例 7-3

　　张某，女，72 岁，因脑梗死出现右侧肢体运动功能障碍 5 个多月入院行康复治疗，今日入院时护士检查患者皮肤发现，该患者骶尾部出现数个大小不等的水泡，有两处已破溃，创面有液体渗出。家属诉患者近日偶有大便失禁，白天穿尿不湿，坐于轮椅休息。

　　请问：

　　1. 根据查体及患者的皮肤情况，判断该患者可能处于压力性损伤的哪个阶段？压力性损伤是由哪些原因引起的？

　　2. 针对张某的皮肤情况，你应该采取什么样的护理措施，提供哪些健康指导？

一、老年性皮肤瘙痒症及其护理

　　皮肤是身体最大的器官，由表皮、真皮和皮下组织构成。皮肤具有保护机体，调节体温、感觉、分泌、吸收及排泄等功能。皮肤老化是自然发展规律，皮肤的新陈代谢减慢可刺激皮肤，降低皮肤的抵抗力，破坏其屏障作用，造成各种感染。老年性皮肤瘙痒症为老年人最常见的皮肤疾病，病情常迁延难愈，严重影响患者的生活质量和身心健康，加重患者家庭及社会负担，反复发作的老年瘙痒症也可加重或诱发潜在的系统疾病，但瘙痒发生的具体病理机制目前尚不明确。

【护理评估】

（一）健康史

　　1. 一般情况　询问患者的就诊原因及职业，其病情与饮食、环境、气候及职业等有无相关性，评估皮损部位形态、性质、大小及发展情况。

　　2. 既往史　询问患者既往病史，尤其是与现有皮肤病有关的疾病，以及有无对化学用品、动植物、药物、食物的过敏史，有关的治疗情况、不良反应及治疗效果。

　　3. 病因及危险因素　皮肤屏障功能受损为老年瘙痒症发生的重要病理机制之一，主要表现为皮肤中各种脂质、结构蛋白、蛋白酶、皮肤表面酸碱度变化及雌激素水平的变化。

（二）身体状况

1. 临床症状 根据皮肤瘙痒的范围及部位不同，可分为以下两类。

（1）局限性瘙痒症：以肛门、阴囊、外阴及小腿等部位最为多见。瘙痒的程度和时间长短因人而异，由于经常搔抓、揉搓可致局部水肿、糜烂、渗液、结痂、肥厚、苔藓样变及色素沉着。

（2）全身性瘙痒症：瘙痒开始仅限于某一处，逐渐扩展至全身，呈阵发性瘙痒并以夜间为重。由于经常搔抓而留下条状抓痕，表皮出现剥脱、血痂、苔藓化、色素沉着等继发皮损，有时可成湿疹样变，也可发生毛囊炎、疖、淋巴管炎及淋巴结炎等继发感染。由于睡眠受到影响，患者可有头晕、精神萎靡、食欲不佳等神经衰弱样症状。

2. 身体评估 皮肤损害常为全身性疾病的表现，注意检查患者全身情况；在检查皮肤时，诊室温度适宜，注意观察皮肤颜色、厚度、弹性、清洁度、感觉，有无水肿破损，有无斑点、水泡、硬结、丘疹等改变。

（三）辅助检查

1. 真菌检查 有真菌培养和真菌镜检两种方法。深部真菌需根据病情提取脓液、痰、尿、粪、口腔分泌物、阴道分泌物及各种穿刺液和病变组织等进行检查。浅部真菌常采用毛发、甲屑、鳞屑等标本。

2. 疥螨检查 主要以刮片或针挑法进行取材，将标本置于玻片上直接镜检。

3. 皮肤组织病理检查 可用于病毒性皮肤病、角化性皮肤病、皮肤肿瘤等的临床诊断及分型。取材方法包括钻孔及外科手术法。

（四）心理－社会状况

老年患者因皮肤瘙痒、病情反复，易精神紧张、情绪激动、焦虑、抑郁。而精神紧张、情绪激动、焦虑、抑郁等也可引起或加重此症状。

【护理诊断／问题】

1. 睡眠型态紊乱 与皮肤瘙痒有关。

2. 焦虑 与瘙痒、反复发作带来的心理压力有关。

3. 舒适度的改变 与皮肤瘙痒有关。

4. 皮肤完整性受损 与皮肤瘙痒、抓挠有关。

5. 知识缺乏 缺乏疾病相关知识。

【护理目标】

1. 改善患者睡眠。

2. 患者情绪稳定。

3. 改善患者瘙痒，提高患者舒适度。

4. 患者皮肤未发生破损。

5. 患者了解用药注意事项，对疾病的认识得到提高。

【护理措施】

（一）一般护理

提供安静舒适的环境，促进休息，保持适当的温湿度，除去刺激或诱发瘙痒的因素，避免劳累，保证充足的睡眠。嘱患者多食高蛋白、高热量、富含维生素的食物，增强机体抵抗力。老年患者应注重对床上用品及衣物的选择，避免毛织、化纤类制品，推荐使用纯棉制品。

（二）病情观察

密切观察患者皮肤的颜色，有无水肿破损，有无斑点、水泡、硬结、丘疹等改变。尽可能避免抓挠，以免加重对皮肤屏障的损伤。出汗可诱发或加重皮肤瘙痒，皮肤清洁不仅可祛除汗液，还能祛除花粉、灰尘及体表有害微生物，但注意避免过度洗浴及使用碱性肥皂清洁皮肤。适当使用护肤用品，特别是干燥季节可在沐浴后皮肤潮湿时涂擦护肤油，可帮助皮肤保留水分。

（三）用药护理

遵医嘱按时按量用药，加强用药及相关注意事项的宣教。使用屏障保护剂对老年皮肤瘙痒症特别重要。推荐使用含维生素E、硅油、尿素的软膏或使用药妆身体乳，每日数次，局部皮肤可根据季节及个体皮肤情况选用药物和剂型，夏季一般采用擦剂或酊剂，冬季则采用霜剂或软膏，肛门及外阴黏膜部禁用刺激性药物。老年患者局部外用糖皮质激素类药物，需关注皮肤有无萎缩、紫癜、皮肤感染及毛细血管扩张。老年人系统使用止痒药物，多有嗜睡等副作用，需要告知患者或家属，加强预防老年人跌倒的知识宣教。

（四）心理护理

应尊重、关心患者，了解患者的心理状态和基本需求，帮助患者树立治疗的信心，解除焦虑情绪，适当安排活动分散患者注意力，使其积极配合治疗，促进疾病康复。

（五）健康指导

积极治疗原发病，消除和避免诱发因素。学会自我监护，发现病情反复要及时就医。严格遵医嘱用药，熟知用药注意事项。加强预防跌倒的知识宣教。

【护理评价】

1. 患者睡眠得到改善。
2. 患者情绪稳定，心理状况得到改善。
3. 患者舒适度得到提高。
4. 患者皮肤完好，未发生破损。
5. 患者知晓疾病相关及药物应用的知识。

二、压力性损伤及其护理

压力性损伤是指压力或压力联合剪切力导致的皮肤、皮下组织的局部损伤，通常位于骨隆突处，也可能与医疗器械或其他物体有关。压力性损伤不仅增加患者的痛苦，还可加重病情、延缓康复，严重时可因继发感染而危及生命，是不可忽视的问题。

【护理评估】

（一）健康史

1. 一般情况　评估观察皮肤的颜色、温度、柔软性和厚度、弹性、完整性和损伤、感觉、清洁度。
2. 既往史　询问患者有无压力性损伤病史、糖尿病病史。
3. 病因　压力性损伤发生的原因较多，包括皮肤潮湿、剪切力增加、摩擦力增加、营养不良、衰老、体重增减、血氧供应不足、体温升高及矫形器的使用等。

4. 危险因素 老年人发生压力性损伤的危险因素包括外在因素和内在因素，压力性损伤评估的目的主要在于能够明确患者存在的危险因素及其危险程度。临床上常用的评估量表有布雷登压力性损伤危险因素预测量表（Braden scale for predicting pressure sore risk）、诺顿压力性损伤危险因素评估量表（Norton pressure sore risk assessment scale）和沃特洛压力性损伤危险因素评估量表（Waterlow pressure sore risk assessment scale）等。

（1）布雷登（Braden）压力性损伤危险因素预测量表：该量表由美国的 Braden 和 Bergstrom 博士于 1987 年编制，在国内外应用最广泛。量表包括 6 个最主要危险因素，即感觉、移动、活动能力、皮肤潮湿、营养状况，以及摩擦和剪切力。除"摩擦力和剪切力"得分为 1~3 分，其他各项得分均为 1~4 分，总分为 6~23 分（表 7-5）。

表 7-5 布雷登（Braden）压力性损伤危险因素预测量表

项目	评分			
	1 分	2 分	3 分	4 分
感觉	完全受限	非常受限	轻微受限	未受损害
潮湿	持续潮湿	经常潮湿	偶尔潮湿	很少潮湿
活动	限制卧床	坐位	偶尔行走	经常行走
移动	完全不自主	非常受限	轻微受限	不受限
营养	非常缺乏	可能缺乏	营养充足	营养丰富
摩擦力和剪切力	有问题	潜在的问题	无明显问题	

注：总分为 6~23 分，得分越低，发生压力性损伤的危险性越高，12~16 分为危险，< 12 分为高度危险。

（2）诺顿（Norton）压力性损伤危险因素评估量表：由英国的 Norton 于 1962 年在调查关于老年人问题时编制，是第 1 个用于结构化评估压力性损伤的量表。该量表包括 5 项评估内容，即一般身体状况、精神状况、活动、运动、大小便失禁。每项评分为 1~4 分，总评分为 5~20 分，16 分为诊断临界值。该量表的最新修订版增加了食物摄入和液体摄入的评估内容，量表共 7 个条目，总分为 7~28 分，得分越高表示发生压力性损伤的危险性越高。此外，诺顿（Norton）压力性损伤危险因素评估量表也用于评估老年人疾病的预后（表 7-6）。

表 7-6 诺顿（Norton）压力性损伤危险因素评估量表

项目	评分			
	4 分	3 分	2 分	1 分
一般身体状况	好	一般	差	非常差
精神状况	清楚	淡漠	谵妄	昏迷
行走能力	可走动	需协助	轮椅活动	卧床
活动能力	行动自如	轻微受限	非常受限	不能自主活动
失禁情况	无	偶尔失禁	经常性失禁	大小便失禁

注：得分范围为 5~20 分，得分越低，压力性损伤发生风险越高。12~14 分为中度危险，12 分以下为高度危险。

（二）身体状况

1. 临床症状 压力性损伤的主要症状为无痛，边缘硬而干燥，轮廓常呈圆形或火山口状，从表皮延伸到皮下及深部组织，有潜行或窦道，不易充分引流，继发感染时有恶臭分泌物或脓性分泌物流出，肌腱和骨膜出现炎症改变、增厚、硬化等。

2. 临床分型

（1）1 期压力性损伤：指压红斑不会消失，皮肤完整。局部组织表皮完整，出现非苍白性红斑，深肤色人群可能会出现不同的表现。

（2）2 期压力性损伤：部分真皮层缺失，伤口床有活力，基底面呈粉红色或红色，潮湿，可能会呈现完整或破裂的血清性水泡，但不暴露脂肪层和更深的组织。

（3）3 期压力性损伤：皮肤全皮层缺失，可见皮下脂肪和肉芽组织，伤口边缘卷边（上皮内卷但没有骨骼、肌腱或肌肉暴露，有腐肉但未涉及深部组织，可有潜行和窦道）。

（4）4 期压力性损伤：全层皮肤和组织缺失，溃疡面暴露筋膜、肌肉、肌腱、韧带、软骨或骨。伤口床可见腐肉或焦痂，常有上皮内卷、潜行和窦道。

（5）不明确分期的压力性损伤：全层皮肤和组织缺损，损伤程度被掩盖。其表面的腐肉或焦痂掩盖组织损伤的程度，一旦腐肉和坏死组织去除后，将呈现 3 期或 4 期压力性损伤。

（6）深部组织损伤：皮肤局部出现持久性非苍白性发红，可呈现褐红色或紫色，或表皮分离后出现暗红色伤口床或充血性水泡，在发生颜色改变前往往会有疼痛和温度变化。在深肤色人群中变色可能会有不同。

（三）辅助检查

1. 血液检查 可用于评估患者营养状况、患者的炎症反应指标，是否合并低蛋白血症。

2. 皮肤病理 必要时行皮肤活检和病理检查。

3. 细菌培养和药物敏感试验 取压力性损伤处分泌物做培养，根据培养结果和药敏试验明确致病菌种类、指导临床用药。

（四）心理-社会状况

压力性损伤因病程长，可呈进行性发展，出现一系列的临床症状甚至感染，使患者工作和生活受到严重影响，患者常有恐惧、紧张的心理状态。

【护理诊断/问题】

1. 皮肤完整性受损 与长期卧床、营养不良、大小便失禁等因素有关。

2. 疼痛 与皮肤组织缺失有关。

3. 营养不良 营养摄入低于机体需要量。

4. 潜在并发症 有感染的风险。

【护理目标】

1. 皮肤完整无破损。

2. 减轻患者疼痛。

3. 改善患者营养状况。

4. 降低感染风险。

【护理措施】

（一）一般护理

1. 体位管理　解除压力，勤换体位，避免局部组织长期受压，定期翻身及变换体位，翻身时要抬起患者，避免拖、拉、推等动作。

2. 皮肤护理　保护患者皮肤，避免潮湿刺激，保持患者皮肤和床单的清洁干燥是预防压力性损伤的重要措施。每日用温水清洗皮肤，避免使用肥皂或含酒精的清洁用品，以免引起皮肤干燥或皮肤残留碱性物。适当使用润肤品，保持皮肤湿润。床铺保持清洁干燥、平整无碎屑，被服污染要及时更换。

3. 营养护理　是导致压力性损伤发生的原因之一，也是直接影响压力性损伤愈合的因素。合理的膳食是改进患者营养状况、促进创面愈合的重要措施。应给予高蛋白、高维生素、高热量的饮食，对有水肿的患者应限制水和盐的摄入，脱水患者要及时补充水和电解质，纠正贫血和低蛋白血症，控制糖尿病等压力性损伤易发的危险因素。

（二）病情观察

正确使用石膏、绷带及夹板固定。对使用石膏、绷带、夹板或牵引等固定的患者，应随时观察局部状况及指甲颜色、温度的变化，适当调节松紧。保护骨隆突和支持身体空隙处。必要时遵医嘱使用止疼药。

（三）心理护理

耐心向患者介绍有关疾病的知识及成功案例、治疗进展及效果，鼓励家庭成员和亲朋好友关心、理解患者，使其感受到家庭温暖，增强战胜疾病的信念。

（四）健康教育

让家属了解压力性损伤如何发生、发展，以及压力性损伤的预防和护理知识；掌握给患者进行主动或被动训练的方法，帮助患者增强肌肉活动的能力。

【护理评价】

1. 患者皮肤完整无破损。

2. 患者疼痛减轻。

3. 患者营养膳食均衡。

4. 患者未发生感染。

（刘祚燕）

第十节　老年常见神经系统疾病患者的护理

一、老年脑卒中及其护理

脑卒中（stroke）又称脑血管意外（cerebral vascular accident，CVA），是指突然发生脑血管病变，迅速引起局部性或弥散性脑功能障碍，且持续时间超过 24 h 或引起死亡的一组临床综合征。其中包括缺血性卒中和出血性卒中，又称脑梗死和脑出血。前者包括脑血栓形成和脑栓塞，但不包括短暂性脑缺血发作和无症状性脑梗死，后者包括脑出血和蛛网膜下腔出血，但出血性卒中的死亡率较高。脑卒中是威胁人类健康最严重的疾病之一，不但降低患者的生活质量，还给家庭、社会带来沉重的经济社会负担。

【护理评估】

（一）健康史

1. 病因及危险因素　脑卒中的常见病因及危险因素包括血管壁病变、心脏病和血流动力学改变、血液成分和血液流变学改变及脑血管受压等，其病因可以是一种也可是多种。危险因素分为可干预危险因素和不可干预危险因素，可干预危险因素包括高血压、心脏病、糖尿病、无症状性颈动脉狭窄、吸烟、酗酒、高脂血症及肥胖等，不可干预危险因素包括年龄、性别、种族、气候及遗传等。

2. 既往史及用药史　评估患者脑卒中发生时的症状、持续时间、严重程度；既往有无高血压病史、吸烟情况、饮酒情况等；既往使用哪些药物、使用时间和剂量，是否服用高血压疾病相关药物等。

（二）身体状况

1. 临床症状　脑卒中的临床表现多种多样，肢体表现为单侧肢体麻木、偏身感觉功能障碍和偏身运动功能障碍。面部表现为中枢性面瘫，一侧鼻唇沟变浅，伸舌偏向一侧。言语及吞咽功能可能出现言语不清、吞咽困难及饮水呛咳。严重时出现意识障碍。

2. 体征　脑卒中表现为脑损伤对侧上下肢随意运动不全或完全丧失，可分为弛缓性瘫痪和痉挛性瘫痪。弛缓性瘫痪表现为瘫痪侧肌肉松弛、肌张力降低、腱反射减弱或消失，不能自主活动。痉挛性瘫痪表现为肌张力增高、腱反射亢进等。脑卒中患者运动功能的恢复可分为急性期、痉挛期和恢复期。脑卒中患者的典型痉挛模式表现为头部旋转向患侧屈曲，面朝向健侧，上肢肩胛骨后缩，肩胛带下降，肩关节屈曲、内收内旋，肘关节屈曲伴前臂旋前，腕关节屈曲，向尺侧偏斜，手指屈曲内收，躯干向患侧屈曲旋后，下肢患侧盆骨旋后上提，髋关节伸展、内收内旋，膝关节伸展，踝关节跖屈内翻，足趾屈曲内收、偶有伸展。

3. 临床分型　脑卒中可分为三大类型。

（1）短暂性脑缺血发作（transient ischemic attack，TIA）：是指颅内血管病变引起的一过性或短暂性、局灶性脑或视网膜功能障碍，症状一般持续 10~15 min，多在 1 h 内恢复，最长不超过 24 h。

（2）脑梗死（cerebral infarction，CI）：又称缺血性脑卒中，是指各种原因所致脑部血液供应障碍，导致局部脑组织缺血、缺氧性坏死，出现相应神经功能缺损的一类临床综合征。脑梗死是脑卒中最常见的类型。

（3）脑出血（intracerebral hemorrhage，ICH）：又称出血性脑卒中，是指原发性非外伤性脑实质内出血。虽然脑出血发病率低于脑梗死，但其致死率却高于后者。

（三）辅助检查

1. 缺血性脑卒中　①血液检查：血小板、凝血功能、血糖、血脂均可出现异常；②CT 检查：发病当天多无改变，但可排除脑出血，24 h 以后脑梗死区出现低密度灶，脑干和小脑梗死 CT 多显示不佳；③MRI 检查：可以早期显示缺血组织的大小、部位。急性脑梗死及伴发的脑水肿，在 T1 加权像上均为低信号，T2 加权像上均为高信号。早期缺血性脑卒中的诊断敏感性达 88% ~ 100%，特异性达 95% ~ 100%；④经颅多普勒超声（transcranial doppler，TCD）检查：对发现血管高度狭窄或局部血流异常闭塞、血管痉挛、侧支循环建立程度有帮助，还可用于溶栓监测和预后判断。

2. 出血性卒中　①血液检查：可有白细胞增高，血糖升高等；②头部 CT：是诊断脑出血首选的方法，可准确、清楚地显示脑出血的部位、大小、形态，是否破入脑室或蛛网膜下腔，以及周围脑组织受损的情况。24 h 内出血灶表现为高密度，48 h 后出血灶的高密度影周围出现低密度水肿带；③MRI 检查：能更清楚地显示血肿演变过程，如急性期出血灶呈长 T1 信号和短 T2 信号，亚急性期血肿先后呈现 T1、T2 环状高信号，慢性期血肿 T1、T2 均呈高信号；④腰椎穿刺（腰穿）检查：脑脊液压力常增高，多为血性脑脊液。大量脑出血或脑疝早期，不宜行腰穿检查，以免诱发脑疝。

（四）心理 - 社会状况

脑卒中后因为大脑左前半球受损可导致抑郁。沟通障碍、肢体瘫痪、日常生活依赖他人照顾等可使患者产生无用感、失落感。如果缺少家庭和社会支持，患者将感到寂寞、孤独，发生焦虑、抑郁的可能性会更大，而焦虑与抑郁情绪阻碍了患者的有效康复，从而严重影响患者的生活质量。因此，提高对抑郁、焦虑状态的认识，加强对患者精神情绪变化的监控，及时发现患者的心理问题，进行针对性心理治疗和护理非常重要。

【护理诊断 / 问题】

1. 躯体移动功能障碍　与偏瘫或平衡、协调能力异常有关。
2. 吞咽功能障碍　与意识障碍或延髓麻痹有关。
3. 语言沟通障碍　与脑梗死后语言中枢功能受损有关。
4. 有废用综合征的危险　与意识障碍、偏瘫所致长期卧床有关。
5. 潜在并发症　有静脉血栓形成、直立性低血压、失用性骨质疏松的危险。
6. 焦虑 / 抑郁　与脑部病变、偏瘫、失语或缺少社会支持等有关。

【护理目标】

1. 患者掌握躯体移动方法，躯体活动能力逐渐恢复。
2. 患者吞咽功能有所恢复，营养状况得到改善。
3. 教会患者建立有效沟通，语言表达能力逐渐增强。
4. 患者偏瘫侧肢体未发生废用综合征。
5. 患者未发生并发症，或出现并发症时能得到及时处理。
6. 患者情绪稳定，积极配合治疗与护理。

【护理措施】

（一）一般护理

1. 安全护理　偏瘫和平衡障碍的患者要防止跌倒，确保安全。床要有保护性床栏，走廊、厕所安装扶手，以方便患者坐起、扶行。地面要保持平整、干燥，注意防湿、防滑，去除门槛，呼叫器和经常使用的物品应置于床头患者伸手可及处，运动场所要宽敞、明亮，没有障碍物阻挡，患者的鞋子最好选用防滑软橡胶底鞋。避免突然呼唤患者，以免分散其注意力。上肢肌力下降的患者不要自行接开水或用热水瓶倒水，防止烫伤；步态不稳者，选用三角手杖等辅具，并有人陪伴，防止跌倒、受伤。

2. 生活护理　保持床单元整洁、干燥、无渣屑，减少对皮肤的机械性刺激。患者需在床上大、小便时，为其提供方便的条件、隐蔽的环境和充足的时间；指导患者学会配合使用便器，便器置入与取出时动作要轻柔，注意勿拖拉和用力过猛，以免损伤皮肤。帮助卧床患者建立舒适卧位，向患者及家属解释翻身、拍背的重要性，协助患者定时翻身、拍背，按摩关节和骨隆突部位。用温水擦拭全身，促进肢体血液循环，促进睡眠。鼓励患者摄取充足的水分和均衡的饮食，养成定时排便的习惯，便秘者可适当运动和按摩下腹部，促进肠蠕动，预防肠胀气，保持大便通畅。注意口腔卫生，保持口腔清洁；协助患者洗漱、进食、如厕、沐浴和穿脱衣服等，满足患者的基本生活需求。

（二）体位护理

1. 指导和协助床上运动　早期床上活动的目的是使患者独立完成各种床上的训练，能独立完成从卧位到床边坐位的转换。

（1）被动活动：通过被动活动尽快过渡到主动的康复训练中。被动活动顺序应从近端关节至远端关节，活动幅度应由小逐渐至全范围，直至主动运动恢复。多做一些抗痉挛模式活动，如肩外展、外旋，前臂旋后，腕背伸，指伸展，伸髋，屈膝，踝背伸。

（2）上肢自主被动活动：双手的手指交叉，患侧手拇指置于健侧手拇指之上，利用健侧上肢的主动活动带动患侧上肢的被动活动，运动时注意肘关节要充分伸展。

2. 翻身　主要依靠躯干的旋转，它能刺激全身的反应与活动，是抑制痉挛和减少患侧受压最具有治疗意义的活动，因此偏瘫患者应进行翻身训练。

3. 保持肢体功能位　正确的卧位姿势可以减轻患肢的水肿，增加舒适感，能预防和减轻偏瘫侧上肢屈肌或下肢伸肌痉挛模式的出现和发展，如上肢屈曲伴肩胛带后缩，下肢伸展伴髋关节外旋。因此，患者卧床时肢体宜进行良肢位设置，且不同的体位均应准备数个不同大小和形状的软枕以支撑。

（三）用药护理

遵医嘱正确使用溶栓、抗凝、降纤药物及脑代谢活化剂等，熟悉各类药物的作用机制，观察疗效和不良反应。使用溶栓抗凝药物时应严格把握药物剂量，密切观察意识和血压变化，监测出、凝血时间和凝血酶原时间，观察有无皮肤、黏膜及消化道出血倾向，观察有无栓子脱落引起的小栓塞。如肠系膜上动脉栓塞可引起腹痛；下肢静脉栓塞时可出现皮肤肿胀、发红及肢体疼痛、功能障碍等。使用尼莫地平等钙通道阻滞剂时，可致患者头部胀痛、颜面部发红、血压降低等，应控制输液滴速。

（四）吞咽障碍护理

详见第六章《老年综合征及其护理》。

（五）康复训练

1. 语言康复训练　脑卒中所致失语症的患者，由专业人员制订个体化的全面语言康复计划，并组织实施。护士可以在专业语言治疗师的指导下，根据病情轻重及患者情绪状态，在治疗护理过程中，协助患者进行床旁肌群运动训练、发音训练、复述训练、命名训练和刺激法训练等。语言康复训练的效果很大程度上取决于患者的配合和参与。因此，训练应循序渐进，切忌复杂化、多样化，避免产生疲劳感、注意力不集中、厌烦或失望情绪。鼓励患者采取任何方式向医护人员或家属表达自己的需要，可借助卡片、笔、本、图片、表情或手势等提供简单而有效的双向沟通方式。

2. 重视患侧刺激　通常患侧的体表感觉、视觉和听觉减少，加强患侧刺激可以对抗其感觉丧失，避免忽略患侧身体和患侧空间。房间的布置应尽可能地使患侧在白天自然地接受更多的刺激，如床头柜、电视机置于患侧；所有护理工作如帮助患者洗漱、进食都应在患侧进行；家属与患者交谈时也应握住患侧手，引导偏瘫患者头转向患侧；但注意尽量不在患肢静脉输液，慎用热水袋热敷等。

3. 恢复期康复训练　主要包括床上抑制肌痉挛训练、偏瘫肢体训练、坐位平衡训练、站位平衡训练、步行训练、日常生活训练等。上肢功能训练一般采用运动疗法和作业疗法相结合，下肢功能训练主要以改善步态为主。

（六）心理护理

提供有关疾病、治疗及预后的信息，尊重、关心、体贴患者，多与患者交谈，鼓励患者表达自己的感受；避免任何不良刺激和伤害患者自尊的言行，尤其在协助患者进食、洗漱和如厕时不要流露出厌烦情绪；正确对待康复训练过程中患者出现的注意力不集中、缺乏主动性、害羞、畏难、焦躁或悲观情绪，以及急于求成的心理，鼓励患者克服困难，摆脱对照顾者的依赖心理，增强自我照顾的能力与自信心；营造一种和谐的亲情氛围，轻松、安静的语言交流环境和舒适的休养环境；部分病例可配合音乐、生物反馈等行为矫正或药物治疗。

（七）健康指导

1. 脑卒中患者恢复时间长，致残率较高，易复发。应指导患者和家属了解脑卒中复发的危险因素、康复治疗知识与自我护理方法，帮助分析和消除疾病康复的不利因素，落实康复计划，教育患者主动参与康复锻炼，持之以恒。脑卒中的防治应从饮食、锻炼、用药等方面入手，尤其对已发生脑卒中的患者，改善症状、防止疾病进展与复发是脑卒中康复及护理的最终目标。

2. 指导患者戒烟、戒酒，以清淡且富有营养、低盐、低脂、低胆固醇、高蛋白饮食为主，进食要有规律，定时定量，少食多餐，多食蔬菜瓜果，保持大便通畅。指导患者规律生活，适当运动，保证充足睡眠，注意劳逸结合，情绪稳定，避免不良情绪刺激，积极参加社会活动，培养兴趣。改造家庭中的某些设置，比如去除门槛，便器改为坐式，降低床高度，必要时增加扶手。

3. 积极治疗原发病，按时服用药物，保持血压稳定，控制血脂、血糖。定期复查，密切观察病情变化，及时就诊。

【护理评价】

1. 患者掌握躯体移动方法。

2. 患者吞咽功能有所恢复，营养状况得到改善。

3. 教会患者建立有效沟通，语言表达能力逐渐恢复正常。

4. 患者偏瘫侧肢体未发生废用综合征。

5. 患者未发生静脉血栓形成、直立性低血压、失用性骨质疏松等并发症。

6. 患者情绪稳定，积极配合治疗与护理。

二、帕金森病及其护理

帕金森病（Parkinson's disease，PD）又称震颤麻痹，常见于中老年且进展缓慢的神经系统退行性疾病，病理特征是黑质纹状体区多巴胺能神经元的丢失和残存神经元内包涵体的形成，从而临床表现为特征性的静止性震颤、肌强直、运动迟缓、姿势步态异常等。目前临床上的治疗方法主要是缓解症状，不能从根本上去除病因。

【护理评估】

（一）健康史

1. 一般情况　评估患者的年龄、体重、学历、职业、婚姻状况、营养、皮肤、睡眠、排便情况、认知、沟通能力、日常生活能力、居住环境、饮食习惯等，有无烟、酒等不良嗜好。

2. 既往史　了解患者起病年龄、起始症状、病程，有无高血压、糖尿病、心脏病、高脂血症、脑炎、肿瘤、血液病等与神经系统疾病相关的疾病，以及有无感染、手术、过敏及家族病史等。

3. 病因及危险因素　帕金森病的发病机制复杂，确切病因至今未完全阐明，目前普遍认为是遗传因素、环境因素、年龄老化等综合作用所致。有报告显示帕金森病有家族遗传史的发病率高达 10%，易感性明显高于非暴露者。对于发病年龄早、有家族史的帕金森病患者，建议进行基因筛查。环境因素影响是个长期过程，环境中与 1- 甲基 -4- 苯基 -1,2,3,6- 四氢吡啶（MPTP）分子结构类似的工业和农业毒素，如杀虫剂、除草剂、异喹啉类化合物可能是本病的病因之一。年龄老化是该病发病的促发因素。

（二）身体状况

帕金森病男性患者略多于女性，起病缓慢，进行性发展，分为运动症状和非运动症状两大类。

1. 临床症状　非运动症状主要表现为感觉障碍、自主神经功能障碍及精神障碍等，如嗅觉减退、情绪低落、焦虑、睡眠障碍、认知障碍。

2. 体征　运动症状包括静止性震颤、肌强直、动作迟缓、姿势障碍等。

（1）静止性震颤：常为首发症状，多从一侧肢体远端开始，静止时出现或明显，随意运动时减轻或停止，精神紧张或激动时加剧，典型表现为拇指和食指的"搓丸样"动作。随着疾病的发展，对侧肢体及下颌、口唇、舌部也会出现颤抖。少数患者可不出现震颤。

（2）肌强直：患者肢体、颈部或躯干进行被动运动时阻力增高，且阻力增加呈各方向均匀一致的特点，类似弯曲铅管样的感觉，患者出现"铅管样强直"。患者静止性震颤在被动运动时，均匀阻力中出现断续停顿，如转动齿轮，故称齿轮样强直。

（3）动作迟缓：随意运动减少，动作变慢，始动困难。早期患者精细动作缓慢，如日常生活中的穿衣服、系鞋带。可出现面部呆板，瞬目减少，称为面具脸。因口肌、咽肌等运动缓慢出现说话语音低调、吐字不清，后期可能有吞咽困难、进食呛咳。写字时越写越小，称为小字征。行走的速度变慢，两步之间距离缩小，手臂摆动幅度会逐渐变小。做快速重复性动作如拇、示指对指时表现出运动速度缓慢和幅度减小。

（4）姿势障碍：早期走路时下肢拖曳，迈步时身体前倾，行走时步距缩短，上肢摆臂幅度变小或消失。患者行走时表现为小碎步，不易止步的慌张步态，容易跌倒。随病情加重，晚期行走时步幅逐渐缩短，行走时突然出现短暂的不能迈步，双足似粘在地上，须停顿数秒钟后才能再继续前行或无法再次启动，这种步态称之为冻结步态，最终患者丧失行走能力。

（三）辅助检查

通过 PET/CT 进行多巴胺转运体（DAT）的检测是价值较高的影像学辅助诊断方法。磁共振成像（MRI）可鉴别帕金森病和其他疾病导致的帕金森综合征。帕金森病本身无特异的 MRI 表现，但表现为帕金森综合征的其他疾病在 MRI 上可有一些特异表现。

（四）心理－社会评估

帕金森病是一种慢性退行性疾病，不同患者疾病进展的速度不同。目前尚不能根治，早期患者通过药物治疗可很好地控制症状，疾病晚期由于患者对药物的反应差，症状不能得到良好控制，生活不能自理，容易出现焦虑、恐惧、抑郁、外伤、感染等。应评估患者有无焦虑、恐惧、抑郁、自卑等异常心理反应及其程度，了解个人及家庭的经济状况、医疗保险等社会支持系统情况等。

【护理诊断／问题】

1. 躯体活动障碍　与震颤、肌强直、随意运动异常有关。
2. 营养失调　与吞咽困难、饮食减少，以及肌强直、震颤所致的机体消耗量增加有关。
3. 语言沟通障碍　与咽喉部、面部肌肉强直，运动缓慢、吐字不清有关。
4. 有受伤的风险　与肌强直、动作迟缓、姿势障碍、平衡障碍有关。
5. 知识缺乏　缺乏帕金森病相关知识。

【护理目标】

1. 患者日常生活能力逐步提高。
2. 知晓营养不足的原因，摄入机体所需的各种营养物质，改善患者的营养状况。
3. 建立有效的沟通方式，语言表达能力提高。
4. 知晓受伤的预防及应对措施，未发生受伤。
5. 患者知晓疾病相关的知识。

【护理措施】

（一）一般护理

1. 生活护理　根据患者情况，协助进行洗漱、进食、沐浴、大小便料理并做好安全防护，指导和鼓励患者自我护理，实现日常生活自理。

（1）鼓励患者自己完成进食、穿衣、修饰等日常活动，选择易穿脱的衣物，选择鞋底有弹性且摩擦力大的鞋，增加步行的稳定性。

（2）对于卧床患者注意保持床单元整洁、干燥，定时翻身，防止局部皮肤受压，预防压力性损伤。患者抓握困难时可使用电动牙刷、浴室铺防滑垫、安装扶手等。

（3）进食困难时选择易咀嚼、温热食物，少量多餐，必要时适当调整餐具。吞咽障碍者可进行舌、面肌等训练。

（4）房间去除可能绊倒患者的障碍物（如地毯、脚垫），必要时可借助辅助装置（如系扣器、穿袜器、取物器），也可对环境进行改造。

（5）培养兴趣爱好，坚持适当的运动和体育锻炼，如散步、打太极拳。

2. 安全护理　帕金森病患者因震颤累及四肢，肌强直引起共济失调，需预防跌倒、烫伤、坠床等。外出应有人陪伴，并携带"安全卡片"，卡片内容包括患者的姓名、年龄、家庭住址、家属联系电话等，住院患者佩戴腕带。生活日用品固定放置于患者伸手可及处，方便取用。

（1）上肢震颤患者注意预防烧伤、烫伤等，为端碗持筷困难者准备大把手的餐具，尽量选用不易打碎的餐具。

（2）有幻觉、错觉、抑郁的患者需专人陪护，认真查对患者是否按时服药，有无错服或误服。刀具及药品应放于患者不易拿到的地方，禁止患者单独使用锐利器械和危险品。为患者放置个人资料卡片或戴手腕识别牌，注意防止患者自伤、坠床、走失等意外发生。

（二）病情观察

观察患者语言沟通障碍情况，进行构音器官、音量、音调、语速、呼吸控制等言语治疗，可增加音量或增大发声的运动幅度提高患者对发声动作的感知。日常生活中应耐心倾听，了解患者需求，必要时指导使用手势、纸笔、画板等沟通方式。

（三）治疗配合

1. 运动和康复训练

（1）关节活动度训练：关节及肢体的主被动运动可维持关节活动度及改善肌强直，训练重点是牵拉紧张的屈肌，防止痉挛的发生，维持正常的关节活动度。训练方法为患者站立，面对墙，双上肢沿墙壁尽量摸高并做标记，逐渐增加高度，训练时避免过度牵拉出现疼痛，强调整体运动功能模式。

（2）平衡能力及步态训练：患者平衡能力较差，重心转移困难，指导患者进行上肢摆动、躯干旋转训练、重心前后移动训练，以及上、下肢协同运动训练等，逐渐增加难度。步行训练时双眼平视前方，双上肢前后摆动，跨大步伐并减慢速度，步幅及宽度控制可在地板上加设标记进行。

（3）移动和转移训练：选择高度适宜、靠背牢靠及扶手高低适中的坐椅。指导患者进行坐下到站起的练习，坐下时患者背对椅子，双手支撑坐椅扶手，身体向后坐下，站立时躯体前倾，双足与肩同宽，双手支撑推压扶手站起。

2. 饮食护理　告知患者导致营养低下的原因、饮食治疗的原则及目的，指导合理饮食和正确进食的方法。

（1）饮食原则：给予患者高热量、高维生素、高纤维素、低盐、低脂、适量优质蛋白、易消化的饮食，并根据病情变化及时调整和补充各种营养素，戒烟、酒。鼓励患者多食新鲜蔬菜、水果，及时补充水分，以保持大便通畅，减轻腹胀和便秘。高蛋白饮食会降低左旋多巴类药物的疗效，故不宜盲目给予过多蛋白质。槟榔为拟胆碱能食物，可降低抗胆碱能药物的疗效，也应避免食用。

（2）进食方法：进食或饮水时保持坐位或半卧位，给予患者充足的时间和安静的进食环境，对于咀嚼能力和消化功能减退的患者应给予易消化、易咀嚼、无刺激性的软食或半流食，少量多餐。进食困难、饮水呛咳、吞咽障碍的患者应及时给予鼻饲，并做好相应护理。

（3）营养支持：根据病情需要，必要时可经静脉补充足够的营养，也可鼻饲流质或经皮胃管（胃造瘘术）进食。

（4）营养状况监测：评估患者饮食和营养状况，了解患者的精神状态与体重变化，评估患者的皮肤、尿量及实验室指标变化情况。

（四）健康指导

1. 疾病知识指导 早期鼓励患者进行适当的活动与体育锻炼，当疾病影响到患者的日常生活和工作能力时，药物治疗可以不同程度地减轻症状，但不能阻断病情发展。为患者及家属讲解本病的临床表现、病程进展和并发症，掌握自我护理知识，定期门诊复查和随访。

2. 用药指导 药物治疗作为帕金森病的首选方法，主要用药为左旋多巴、盐酸苯海索、金刚烷胺、单胺氧化酶 B 抑制剂、儿茶酚 –O– 甲基转移酶抑制剂等，左旋多巴是治疗帕金森病最有效的药物。临床用药应遵循从小剂量开始，以较小剂量达到较满意的疗效原则，不擅自增减药物剂量，遵医嘱用药。服药过程中观察震颤、肌强直、步行姿势和其他运动功能的改善程度。左旋多巴制剂需饭前 1 h 或者饭后 1.5 h 服用，早期有食欲减退、恶心、呕吐、失眠等不良反应，长期服用左旋多巴制剂会出现运动障碍和症状波动等长期治疗综合征。抗胆碱能药物常见不良反应为口干、眼花、少汗、便秘、排尿困难等，青光眼及前列腺肥大者禁用，因抑制胃肠道蠕动建议餐后半小时服用。金刚烷胺有口渴、失眠、食欲不佳、心悸、精神症状等不良反应，严重肾病者禁用。

【护理评价】

1. 患者日常生活能力提高。

2. 营养满足机体所需。

3. 能进行正常的语言交流。

4. 未发生受伤。

5. 掌握疾病相关的知识。

（刘祚燕）

 习题

一、单项选择题

1. 慢性阻塞性肺疾病的标志性症状是

    A. 咳嗽　　　　　　　　　　　　B. 咳痰

    C. 气短和呼吸困难　　　　　　　　D. 胸闷

2. 患者，女性，75 岁。1 周前因受凉出现咳嗽、咳痰、痰液黏稠难以咳出，呼吸困难进行性加重入院。肺功能检查显示：FEV_1/FVC 为 61%，应考虑为

    A. 肺炎

    B. 肺结核

    C. 支气管扩张症

D. 慢性阻塞性肺疾病

3. 老年肺炎最常见的病原体是

  A. 细菌   B. 病毒

  C. 支原体   D. 衣原体

4. 缓解老年患者心绞痛发作时的首选药物是

  A. 硝苯地平   B. 普萘洛尔

  C. 阿司匹林   D. 硝酸甘油

5. 患者，男性，65岁。突然心前区憋闷，有严重窒息感，伴恶心、呕吐及大汗淋漓，休息及含服硝酸甘油不能缓解。应考虑为

  A. 急性胰腺炎   B. 急性胆囊炎

  C. 急性心肌梗死   D. 心绞痛

6. 患者，男性，68岁。冠心病，护士在指导患者饮食时，应建议多进食

  A. 腌菜   B. 肥肉

  C. 鱼肉   D. 动物内脏

7. 急性心肌梗死患者12 h内

  A. 绝对卧床，限制探视

  B. 可如厕进行大小便

  C. 可坐起在床边活动

  D. 可上下楼梯

8. 鼓励长期卧床的老年心力衰竭患者在床上进行下肢运动，其主要目的是

  A. 预防下肢静脉血栓形成

  B. 尽早恢复体力

  C. 防止肌肉萎缩

  D. 减少回心血量

9. 慢性充血性心力衰竭急性发作最常见最主要的诱因是

  A. 妊娠与分娩

  B. 肺部感染

  C. 输液速度过快

  D. 环境、气候的急剧变化

10. 与老年高血压发病有关的饮食因素是

  A. 低盐饮食   B. 低脂饮食

  C. 高盐饮食   D. 优质蛋白质饮食

11. 高血压危急症最主要的处理原则是

  A. 吸氧   B. 心电监护

  C. 开放静脉   D. 立即降低血压

12. 有关老年胃食管反流病说法正确的是

  A. 非糜烂性反流病是临床上最常见的类型

  B. 临床表现最多的症状为反酸、烧心

  C. 不会影响患者睡眠和心理健康

  D. 出现胃食管反流症状的老年人初诊首选 pH 值检测

13. 老年胃食管反流病患者的临床表现正确的是

  A. 老年胃食管反流病相对于年轻人症状更为明显

  B. 可出现声嘶、胸闷等症状

  C. 不会出现抑郁和焦虑情绪

  D. 只涉及食管，不涉及气道等组织损害

14. 老年胃食管反流病进行药物治疗时应注意用药时机和禁忌证，以下相关说法正确的是

  A. 胃肠动力药和黏膜保护剂应在餐后服用

  B. 抑酸药应在睡前服用

  C. 症状缓解时，患者可自行停止服药

  D. 睡前服药时可大量饮水有助于吞服

15. 与消化性溃疡发病有关的药物是

  A. 前列腺素   B. 阿司匹林

  C. 硫糖铝   D. 多潘立酮片

16. 消化性溃疡患者服用抗酸药宜在

  A. 饭前 1 h   B. 饭后 1 h

  C. 两餐之间   D. 每日清晨 1 次

17. 患者，男性，65 岁。胃溃疡史 10 年，近 2 个月腹痛，失去原有规律性，伴反酸、嗳气，药物治疗效果不佳，急需下列哪项检查？

  A. B 超检查   B. 钡餐检查

  C. 大便隐血试验   D. 胃镜 + 活检检查

18. 急性肾盂肾炎的主要护理措施为

  A. 卧床休息   B. 每日留尿送检

  C. 清洁外阴部   D. 多饮水、勤排尿

19. 可出现尿频、尿急、尿痛的疾病有

  A. 急性肾炎   B. 急性膀胱炎

  C. 前列腺增生   D. 膀胱肿瘤

20. 良性前列腺增生最早出现的症状是

  A. 血尿   B. 尿急

  C. 尿频   D. 排尿困难

21. 前列腺癌最可靠的检查项目是

  A. 磁共振（MRI/MRS）扫描

  B. 经直肠超声检查

  C. 前列腺穿刺活检

  D. 前列腺特异性抗原（PSA）检查

22. 患者，男性，68 岁。尿频、尿不尽感 6 年余，近 1 年来出现明显的排尿困难，血

清特异性抗原明显增高（25 ng/ml），该患者首先考虑为

    A. 前列腺增生

    B. 前列腺结核

    C. 细菌性前列腺炎

    D. 前列腺癌

23. 关于糖尿病确诊，下列正确的说法是

    A. 糖化血红蛋白是检验血糖控制的金标准，应 2～3 个月检查 1 次

    B. 可以像正常人一样饮酒

    C. 监测空腹血糖时，禁食 4 h 以上

    D. 监测餐后 2 h 血糖时，从吃完饭开始计时

24. 患者，女性，63 岁，近期发现血糖高而就诊，经过一段时间治疗，血糖控制良好，复查时医生调整了胰岛素剂量，但该患者担心血糖升高，仍按照以前剂量注射，昨天上午忽然出现心慌、大汗症状，患者发生了

    A. 低血糖

    B. 高血糖

    C. 酮症酸中毒

    D. 慢性并发症

25. 关于高尿酸血症，下列说法正确的是

    A. 痛风石常出现于第一跖趾关节

    B. 可以像正常人一样饮酒

    C. 空腹血尿酸水平 > 420 μmol/L 即可诊断高尿酸血症

    D. 关节肿痛缓解后，即可下床活动

26. 服药后易出现面色潮红，高血糖等不良反应的降脂类药物是

    A. 他汀类降脂药

    B. 贝特类降脂药

    C. 烟酸类降脂药

    D. 胆固醇吸收抑制剂

27. 与食物同服影响吸收的降脂药是

    A. 阿托伐他汀

    B. 洛伐他汀

    C. 瑞舒伐他汀

    D. 辛伐他汀

28. 骨质疏松诊断金标准是

    A. 骨钙素

    B. X 线

    C. 骨密度 DXA

    D. 骨密度定量 CT

29. 盲的视力标准是

A. 矫正视力低于 0.3

B. 矫正视力低于 0.2

C. 矫正视力低于 0.1

D. 矫正视力低于 0.05

30. 以下哪项是萎缩型年龄相关黄斑变性的表现

A. 双眼先后发生

B. 视力下降较急

C. 眼底荧光血管造影有荧光素渗漏

D. 眼底有囊样变性或板层性裂孔

31. 老年类风湿关节炎护理措施错误的是

A. 保护受累关节，不加重关节的负担和劳损

B. 观察关节疼痛的性质和程度

C. 绝对卧床休息以保护关节功能

D. 给予高钙、高蛋白、高维生素饮食

32. 老年类风湿关节炎最常见的护理诊断为

A. 有废用综合征的危险　　　　B. 知识缺乏

C. 活动无耐力　　　　　　　　D. 疼痛

33. 老年退行性骨关节病锻炼方法正确的是

A. 穿高跟鞋行走　　　　　　　B. 下蹲运动

C. 卧床休息　　　　　　　　　D. 穿舒适的低跟鞋行走

34. 下列有关老年退行性骨关节病的护理措施哪项不妥

A. 合理运动

B. 控制体重

C. 保持乐观情绪

D. 建议进行攀登、跳跃或上下楼梯等活动

35. 在压力性损伤的分期中，以下哪个是最严重的

A. 三期　　　　　　　　　　　B. 四期

C. 不分可期　　　　　　　　　D. 深部组织损伤

36. 引起压力性损伤的内源性因素不包括

A. 运动功能障碍　　　　　　　B. 贫血

C. 低蛋白血症　　　　　　　　D. 压力

37. 为老年人进行皮肤健康问题的评估时，需做皮肤划痕试验，判断为皮肤划痕试验阳性的指征是

A. 1～2 min 局部出现条状风团

B. 3～5 min 局部出现条状风团

C. 5～7 min 局部出现条状风团

D. 7～9 min 局部出现条状风团

38. 脑卒中危险因素中不可干预的危险因素是

A. 高血压   B. 心脏病

C. 气候   D. 酗酒

39. 有关脑卒中急性期治疗的叙述错误的是

    A. 高血压的调控应遵循个体化、慎重、适度原则

    B. 积极控制脑水肿、降低颅内压是脑卒中急性期治疗的重要环节

    C. 常规检查血糖，将血糖控制在 11 ~ 14 mmol/L

    D. 预防深静脉血栓形成

40. 增加脑卒中患者患侧肢体感觉输入，主张

    A. 半卧位   B. 患侧卧位

    C. 健侧卧位   D. 仰卧位

41. 下列有关脑卒中患者患侧卧位时患侧上肢的叙述错误的是

    A. 肩关节前屈大于 90°   B. 掌心向上

    C. 伸肘   D. 前臂旋后

42. 下列有关脑卒中吞咽障碍患者进食指导的叙述错误的是

    A. 选择适合进食的体位、食物性状及进食的一口量

    B. 摄食训练前后认真清洁口腔，保持口腔清洁

    C. 进餐时尽量采取健侧卧位，保持颈部前屈

    D. 注意保持进餐环境的安静、舒适

43. 下列哪项不属于帕金森病患者的运动症状

    A. 静止性震颤   B. 肌强直

    C. 动作迟缓   D. 自主神经功能障碍

二、简答题

1. 简述老年疾病的临床特点。

2. 简述老年人呼吸肌功能锻炼的方法。

3. 简述老年肺炎患者的饮食护理要点。

4. 老年阻塞型睡眠呼吸暂停低通气综合征常有哪些表现？

5. 简述诱发老年人心力衰竭加重的原因有哪些？

6. 简述老年高血压患者，为何需要检查血脂和血糖？

7. 简述老年胃食管反流病患者的饮食护理措施。

8. 简述老年消化性溃疡的临床症状。

9. 简述老年尿路感染的易感因素。

10. 简述前列腺增生术后发生膀胱痉挛的表现和护理措施。

11. 简述老年性阴道炎日常护理的要点。

12. 简述常见的口服降糖药种类。

13. 简述低血糖的常见症状。

14. 简述老年高脂血症的非药物治疗措施。

15. 简要描述视力等级划分标准。

16. 简述老年类风湿关节炎的主要护理措施。

17. 简述压力性损伤的分期及其表现。

18. 脑卒中的常见病因及危险因素有哪些？

19. 帕金森患者进行健康指导的主要内容包括哪些？

三、论述题

1. 患者，男性，68 岁，离退休。既往有心绞痛发作史。体育锻炼时突感胸骨下段及心前区剧痛，就地休息 30 min 及含服硝酸甘油无效，伴烦躁不安、恶心、出冷汗，急送至急诊科。请问：

（1）该患者最可能发生了何种疾病？

（2）为明确该疾病的定位诊断，患者入院后应先做什么检查？

（3）该疾病与心绞痛的临床表现有何区别？

2. 患者，女性，65 岁，近 2 天出现畏寒、发热，体温 39℃，自诉尿频、尿急、尿痛及耻骨上不适，体格检查：双肾区叩击痛（＋），尿检：蛋白质（＋），白细胞（＋＋＋），红细胞（＋），现急诊入院。请问：

（1）结合患者症状和体征，初步诊断是什么？

（2）患者此时主要的护理诊断有哪些？

3. 患者，男性，72 岁，主诉尿频、排尿困难，夜尿增多，诊断为前列腺增生，行经尿道前列腺切除术（TURP），回病房后患者出现烦躁不安、头痛、呼吸急促，血压升高、心率加速。请问：

（1）考虑该患者出现了哪项术后并发症？

（2）如何处理这一并发症？

4. 患者，男性，66 岁，主诉排尿困难，伴尿频、尿急半月余，收入院。入院后查体：全身淋巴结不肿大，双侧肾未扪及，无叩痛，双输尿管走行无压痛，未扪及肿块；直肠指检：前列腺Ⅰ度增生，质硬，中央沟消失，表面可扪及结节感，无压痛，指套退出无明显血迹；辅助检查：膀胱镜无异常；前列腺特异性抗原（PSA）：28.55 ng/ml，尿常规隐血（＋＋＋）；超声引导下前列腺穿刺活检示：前列腺癌，前列腺癌格利森评分系统评分 9 分。请问：

（1）患者完善相关检查，腹部 PET-CT 未见明显异常，骨扫描结果示：全身各骨质放射性分布未见明显异常，医师告知患者有手术治疗指征，拟行手术治疗。根治性前列腺切除术的术前护理措施包括哪些？

（2）根治性前列腺切除术后，为预防或减轻尿失禁，护士应重点指导患者哪些内容？

5. 患者，女性，62 岁，绝经 9 年，阴道脓性分泌物伴有外阴瘙痒 2 周余，近两日夜间因瘙痒而影响睡眠。妇科检查：阴道黏膜呈萎缩状，伴有充血腐烂。宫颈刮片未发现恶性肿瘤细胞。请问

（1）该患者的初步诊断是什么？

（2）患者此时主要的护理诊断有哪些？

6. 患者，男性，65 岁，肥胖，有糖尿病史。双足足趾肿痛 1 天，皮温偏高，灼痛拒按，行走不利。生化显示：尿酸 512 mmol/L。双足 X 线片显示：双侧跖趾关节附件软组

织肿胀，并可见结节状钙化形成。入院后予"秋水仙碱、吲哚美辛、别嘌醇"等药物治疗。请问：

（1）正常血尿酸值是多少？

（2）患者此时主要的护理诊断有哪些？

7. 患者，男，70岁，确诊为骨质疏松症，主诉腰背部时常疼痛不适，予以对症治疗。请问：

（1）老年骨质疏松的易发因素有哪些？

（2）作为患者的责任护士给予患者什么对症指导？

8. 张某，女，72岁，因脑梗死出现右侧肢体运动功能障碍5月余入院康复治疗，今日入院护士检查患者皮肤发现该患者骶尾部出现数个大小不等的水泡，有两处已破溃，创面有液体渗出。家属诉患者近日偶有大便失禁，白天穿尿不湿，坐于轮椅休息。请问：

（1）根据查体及患者的皮肤情况，判断该患者可能处于压力性损伤的哪个阶段？是由哪些原因引起的？

（2）针对张某的皮肤情况，应该采取什么样的护理措施，提供哪些健康指导？

第八章数字资源

第八章　老年肿瘤患者的护理

衰老过程中，人们会经历身体、心理、社会关系等一系列变化。应对衰老是一项具有挑战性的任务，然而老年肿瘤患者还需要面对肿瘤的侵袭、放化疗带来的痛苦、甚至死亡的威胁等。作为临床护士，需要用专业的技能、人文护理的精神，以及具有同理心的沟通技巧，帮助老年肿瘤患者正确看待并接纳疾病、学会与疾病共存、尽量延长其独立生活时间、保有生活质量、维护有活力的社会关系等。

◎ **案例 8-1**

患者，女性，75 岁，胰头低分化浸润癌，多发转移。行替吉奥、地舒单抗联合治疗。2022 年 1 月无明显诱因出现右上臂、左髋部疼痛，同期出现纳差、恶心、餐后腹胀、嗳气、乏力等，PET/CT 提示胰头恶性病变，全身多发转移。2022 年 2 月出现右上臂疼痛加剧，伴肿胀、活动受限，右上臂磁共振成像显示，右肱骨转移癌合并病理性骨折，2022 年 3 月行右肱骨肿物切除、骨水泥重建及内固定。患者频发全身多处疼痛，用药前疼痛筛查评分为 7～8 分，遵循癌症三阶梯止痛治疗原则，目前常规口服泰勒宁，一日两次，用药后疼痛评分为 4 分。

请问：

1. 如何正确及时地评估患者的疼痛情况？
2. 此患者的舒适护理内容有哪些？
3. 在疼痛控制方面，还可加入哪些护理手段？

第一节　概　述

随着年龄增长和机体器官功能衰退，免疫功能逐渐下降，同时接触致癌因素也越来越多，因此，老年人患肿瘤的概率较高。恶性肿瘤对老年人危害较大，是造成老年人生活质量下降，甚至死亡的主要原因，应该引起社会关注。老年人恶性肿瘤具有发展相对缓慢、恶性程度较低、临床表现不典型、隐匿性较高等特点，导致诊断难度大、易于漏诊。另外，患多发性恶性肿瘤者居多，且并发症多，导致一些老年肿瘤患者不是死于肿瘤本身，而是死于并发症。根据全球癌症报告的数据，2020 年全球约有 1929 万癌症新发病例和 996 万死亡病例。中国癌症新发病例达到 457 万例，占全球的 23.7%，远超其他国家，死亡病例高达 300 万例，占全球癌症死亡总人数的 30%，位居全球第一，癌症已成为影响我国居民健康的重要公共卫生问题。恶性肿瘤发病的重要机制之一便是与衰老相关，同时其发病率和死亡率随着年龄的增长而增加。

一、肿瘤的基本概念

肿瘤是指机体的局部组织细胞在内外致瘤因素的长期作用下，引起细胞异常增生，从而形成异常新生物。早期肿瘤可没有任何明显症状，肿瘤发展后可有局部表现如局限性肿块、淋巴结肿大、疼痛、病理性分泌物、溃疡、出血及梗阻，还可能伴随器官功能紊乱，大多数恶性肿瘤发展到一定程度还会有全身性改变，如乏力/消瘦、发热、贫血及恶病质，临床上应该引起高度重视并进行详细检查。根据分化程度及有无转移复发性，肿瘤分为良性肿瘤与恶性肿瘤。良性肿瘤是大量的异常增生细胞，生长速度较慢，包膜完好，一般不会侵犯和破坏周围组织器官，也不会发生扩散转移，临床上多表现为圆形或椭圆形，表面光滑可活动，危害较小。恶性肿瘤由构造性异常细胞构成，生长速度较快，具有侵袭性，可能发生扩散和转移，临床表现为固定、不能推动，中央可缺血、坏死，表面高低不平，可溃烂、出血等，手术后易复发，对老年人危害较大。恶性肿瘤会损伤正常人体组织，消耗其营养物质，造成器官衰竭，如不及时治疗，常常导致死亡。癌症泛指恶性肿瘤，具有一定的侵袭性和转移性。癌症可以根据器官或组织分类命名，如肝癌、肺癌，也可根据细胞类型分类，包括癌、肉瘤、白血病、淋巴瘤等。癌症来源于上皮细胞，常见的有腺癌、基底细胞癌、鳞状细胞癌、移行细胞癌等，它们约占恶性肿瘤的 90%。肉瘤是来源于间叶组织的恶性肿瘤，如纤维肉瘤、平滑肌肉瘤、横纹肌肉瘤、脂肪肉瘤、成骨肉瘤，它们约占恶性肿瘤的 10%。另外，还有一些血液系统的恶性肿瘤，如白血病、恶性淋巴瘤、霍奇金淋巴瘤，以及多组织来源的恶性肿瘤，如恶性畸胎瘤、黑色素瘤，都统称为癌症。

二、老年肿瘤的发病情况

年龄是恶性肿瘤发病的独立危险因素，老年人罹患恶性肿瘤的风险随年龄增长而增加。我国老年肿瘤流行病学特点主要表现为：①高发病率及高死亡率，老年人群恶性肿瘤发病及死亡风险较 60 岁以下人群高；②老年男性发病率及死亡率均高于女性；③肺癌和消化系统肿瘤是中国老年人的主要肿瘤类型；④与美国、日本和韩国相比，我国老年肿瘤发病率较低，但是死亡率较高。在老年人群中，前列腺癌、乳腺癌、结直肠癌的负担不断增加，而食管癌、胃癌、肝癌等消化系统肿瘤负担下降，表明我国老年人群肿瘤谱正处于向发达国家肿瘤谱转变的阶段。

三、老年肿瘤发病的危险因素

引起老年肿瘤的危险因素较多，当这些危险因素没有得到及时控制，机体无法抗衡时，就会引起细胞癌变，形成肿瘤。

（一）环境因素

1. 化学因素　目前发现可诱发动物肿瘤的化学物质已经超过 1000 种。常见的有煤焦油、染料、亚硝胺、苯类化合物及某些微量元素等。

2. 物理因素　常见的有电离辐射、放射线及紫外线照射，各种工业粉尘、石棉、玻璃纤维等。

3. 生物因素　生活中比较常见的包括真菌、病毒、细菌和寄生虫。目前已经证明，黄曲霉菌为肝癌的肯定致癌物质，乙型肝炎病毒与肝癌、EB 病毒与鼻咽癌、人乳头状瘤病毒与宫颈癌、幽门螺杆菌与胃癌、血吸虫与大肠癌等密切相关。

（二）易感性因素

1. 遗传因素　对某些癌症的发生有一定作用。例如，视网膜母细胞瘤、神经母细胞瘤是常染色体显性遗传的，而结肠癌、乳腺癌、卵巢癌则呈现出明显的家族性聚集倾向。

2. 免疫功能状态　自身免疫功能是肿瘤发生发展的一个极为重要的因素。正常情况下，人体对癌症的免疫力强于致癌因素，所以，在一定的人群中只有少部分人会患病。如果人体免疫功能受到破坏，肿瘤就具备发生的条件。

3. 不良生活习惯

（1）饮食因素：已经有研究证实，饮食习惯与消化道癌症发病具有相关性，例如，经常食用烟熏、腌制、煎炸食品者，是食管癌和胃癌的高发人群；喜食过烫的食物或刺激性食物者是食管癌高发人群；而进食发霉的食物可增加肝癌的患病风险；高脂、低纤维饮食增加了大肠癌、乳腺癌、前列腺癌、胰腺癌等发病率；嗜酒导致肝硬化从而增加肝癌的发生率。

（2）吸烟：香烟中的烟焦油、尼古丁、亚硝胺等，具有较强的致癌作用。吸烟不仅是肺癌的主要原因，还是喉癌、口腔癌、膀胱癌、肾癌、鼻咽癌及胰腺癌等的主要原因。吸烟时间越长，其危害性越大。

（3）其他：早婚、不洁性行为或性伴侣多的妇女发生宫颈癌的概率较高，而未哺乳的妇女发生乳腺癌的概率较高。

4. 不良的心理社会因素　重大生活事件的打击，是癌症发生的重要心理因素之一。例如丧偶、极亲近的人死亡、婚姻或配偶的意外等重大的生活事件。此外，个人承受应激事件的能力、情绪疏导能力、自我调节能力等，也与癌症发病相关。负面情绪如果没有得到及时疏导，便会引起机体功能的严重紊乱，为肿瘤的发生发展创造条件。

四、老年肿瘤的临床特点

老年肿瘤本质上与其他年龄段并无差异，但由于老年人身体内环境的特征性变化，因此，老年期恶性肿瘤具有其自身的临床特点。

1. 发展相对缓慢　研究发现，老年恶性肿瘤的增长速度随年龄的增长而减缓。

2. 临床症状不典型　多病共存的状态导致老年肿瘤的症状和体征常被误认为是由其他常见病和多发病引起的。如直肠癌引起的便血、肛门坠胀感被误认为是痔疮；肺癌造成的咳嗽、咯血被误认为是支气管扩张或肺结核；前列腺癌的排尿困难被当作良性前列腺增生等。

3. **隐性癌比例增加** 隐性癌是指无相关的临床症状和体征，而在特殊检查中偶然发现。老年人对病痛的感觉不灵敏，或不能及早表达出来，因而不易被察觉。隐性癌发生率随年龄的增加而增长，最常见的隐性癌为肾癌、结肠癌和宫颈癌等。因此，老年人群应定期体检，做到早发现、早治疗。

4. **多种原发癌增多** 一般具有以下特点：①每个肿瘤均为恶性；②肿瘤发生在不同部位，两者不相连接；③各有其独特的形态特点；④每个肿瘤有其特有的转移途径。重复癌与转移癌的治疗有着原则性区别，前者的治疗与第一原发癌相似，而后者则通常是姑息性放疗或化疗。因而，鉴别第二、三、四癌瘤是原发还是继发，具有重要的临床意义。

五、老年肿瘤患者的护理策略

1. 护理评估

（1）生理、心理、社会、精神等方面整体评估：具体可采用健康调查量表 36（36-item short-form，SF-36）评估患者的生理、功能、社会、情感等方面的状态；采用焦虑自评量表（self-rating anxiety scale，SAS）、抑郁自评量表（self-rating depression scale，SDS）评估心理的主观感受；采用中国内地老年人精神评估量表（spiritual self-assessment scale，SSS）评估老年肿瘤患者对生命的意义，自我、家人、朋友及身边人、环境方面关于精神健康和困扰的思考，从而采取有针对性的精神关怀。

（2）在选择合适的量表基础上，主要集中评估患者的症状困扰程度和需要干预的优先顺序，准确把握治疗时机。

2. 舒适护理

（1）口腔护理：因肿瘤放化疗及机体免疫力降低易引发口腔溃疡、口干燥、口腔异味，每日进行两次口腔护理，保持口腔清洁；咀嚼无糖低黏性的口香糖可以促进唾液分泌，在一定程度上能缓解口干燥；对于口干燥的患者，可以使用大小适宜的冰块，口腔含服，还可以根据患者喜欢的口味，制作不同口感的冰块，缓解口干燥，增加舒适感。定期使用含有抗菌成分的含漱剂或漱口水，减少口腔异味。

（2）营养支持：进食高热量、高蛋白、高维生素食物，少食多餐，避免辛辣、酸性、粗糙、油炸食物。定期监测体重变化。

（3）皮肤护理：在肿瘤晚期因药物过敏反应等因素会引发皮肤干燥、瘙痒等，应指导患者及家庭照顾者避免使用肥皂等刺激性强的皂液清洁皮肤，避免用过热或过冷的水沐浴，沐浴后应用软毛巾轻轻擦干皮肤，外涂成分简单的润肤露，保留皮肤水分，可防止瘙痒的发生。如果润肤露无法缓解瘙痒，可使用炉甘石洗剂外涂，缓解不适。勤剪指甲，避免搔抓；保持床单位清洁干燥，避免皮肤摩擦。

（4）形象管理：化疗后脱发可佩戴合适的假发套，肿瘤晚期患者可能会出现消瘦、恶病质，如患者的自我形象受到影响，可选择合适型号、风格的衣服以提高舒适度和自我认同感。

3. **症状控制** 是安宁缓和医疗的基础和核心内容，重点是让患者的身体尽可能舒适，进而提供下一步的心理、社会、精神支持。

（1）呼吸困难：是呼吸系统问题中最常见的症状，特别是当呼吸困难难以缓解时，家属和患者会非常焦虑。评估患者呼吸困难时，应重视患者的描述。当发生突然的呼吸困难时，须第一时间评估发生的原因并陪伴患者，给予患者吸氧，协助患者坐起、保持身体直立、放低肩膀等措施可暂时缓解呼吸困难。

（2）胃肠道不适：恶心与呕吐在晚期肿瘤患者中发生率较高，处理胃肠道不适的首要原则是明确病因。观察患者的呕吐物，观察患者是否缺水、精神状态如何，以及发生恶心、呕吐的相关因素。根据评估结果做相应处理，例如胃潴留、肠梗阻、手术或放化疗，根据原因给予相应药物或解除梗阻与潴留从而缓解症状。

（3）淋巴水肿：肿瘤患者淋巴水肿通常由手术、放疗或肿瘤引起淋巴系统阻塞或干扰所致。主要的治疗方法是以一系列物理治疗作为基础，包括压迫、按摩、锻炼、皮肤护理，但对于中重度水肿，需要采取综合消肿治疗手段，并且根据水肿部位，选择徒手淋巴引流、深层瘢痕松解术、绷带包扎、多层低弹绷带包扎、压力服装穿着、功能锻炼，甚至手术治疗。目前临床开展的芳香疗法，也可有效缓解上肢及下肢的淋巴水肿。

（4）疼痛：肿瘤晚期疼痛的原因可分为4种，分别是癌性神经病理性原因，抗癌治疗或化疗、穿刺等其他治疗性原因，衰弱所致便秘、肌肉紧张/痉挛等原因，椎关节强直、骨关节炎等并发症的原因。主要治疗策略是纠正可改善的因素，药物镇痛治疗与非药物治疗联合应用。老年患者因为固有的观念，认为镇痛药会成瘾或者是药三分毒，所以更愿意忍痛。护士要及时发现患者是否有忍痛的倾向，给予正确的评估和健康教育，引导患者正确认识疼痛。终末期患者由于表达受限，无法准确表达是否有疼痛，护士要通过细微的观察，如患者的面部表情是否痛苦，是否有呻吟声，判断患者是否存在躯体痛苦症状，及时给予处理。

（5）睡眠困难：失眠是肿瘤患者的常见症状，失眠可引起疲乏、认知障碍、情绪紊乱及头痛等身体症状。应注意睡眠卫生习惯，改善卧室及周围环境，调整规律作息时间，减少烟、酒、茶、咖啡等刺激性饮料的摄入，适度运动。若有条件可采用心理治疗，合理使用助眠药物。

（6）便秘：老年肿瘤患者使用阿片类药物，是导致便秘的重要原因。鼓励患者经口摄入足够的水分、高纤维饮食、顺时针按摩腹部或增加运动量促进肠道蠕动，严重便秘时需根据医生处方合理口服缓泻剂或灌肠剂。

（7）精神心理症状：临床常见的老年肿瘤患者的精神心理问题包括愤怒、焦虑、抑郁等，尤其在疾病活动期及终末期表现尤为突出。造成这些问题的原因主要有，因疾病的不确定性带来的失控感、尚未控制的疼痛、没有实现的愿望、未满足的精神需求等。护理人员需要采用共情的技能，查找患者情绪背后的原因。如果是未控制的症状，则需要先做好症状控制才能舒缓情绪；如果是患者未完成的愿望或其他精神问题，则可借助患者的家庭及社会支持系统，与患者共同讨论需求、所面临的焦虑及恐惧，帮助患者逐渐接纳和改善不良情绪。

4. 与老年肿瘤患者的沟通　对于照护评估、病情观察、舒适护理、获取家庭和社会支持等方面都至关重要，应充分关注老年患者对疾病的知情权和自主决定权，根据患者的特点，合理告知坏消息，正确引导患者对生命的珍惜与尊重，坚强应对消极情绪和治疗抵触反应。

5. 老年肿瘤患者的安宁疗护

（1）家庭支持：尊重患者，帮助老年肿瘤患者与伴侣及其他家庭成员建立和谐的关系，对患者的理解是不可或缺的辅助治疗。

（2）社会支持：鼓励患者及家庭照顾者积极加入病友微信群等自媒体交流群，以实现病友经验信息共享，促进自我决策，提高应对疾病治疗的信心。

（3）哀伤关怀：哀伤的处理在患者去世前就已经开始。对于需要哀伤辅导的家属，请他们谈及自身真实的感受，医护人员认真倾听，帮助他们表达悲伤是最有效的支持方式。作为提供哀伤辅导的医护人员要知晓哀伤辅导的最终目标是帮助人们建立自己处理哀伤的方式并发展自己应对哀伤的策略。大多数哀伤者通过家属和朋友的支持，以及医护人员的倾听与帮助可以缓解哀伤的程度。

第二节　老年肿瘤患者的心理特点及护理

一、肿瘤患者的心理特点及护理

癌症对患者的心理、情绪具有强烈的影响作用，多数癌症患者会产生各种不良情绪。而不良情绪反过来又会导致精神过度紧张，进一步削弱机体的免疫力，促进癌症的发展。因此，情绪疏导是护理癌症患者的重要内容之一。一般情况下，患者获知自己的病情后会经历体验期、怀疑期、恐惧期、幻想期、绝望期和平静期 6 个阶段的心理反应。

1. 体验期　此期短暂，一般持续数小时至数日，多发生在患者刚刚得知诊断结束的时候。当患者知道自己被诊断为癌症时，会经历"诊断休克"，表现为惊呆，方寸大乱，甚至晕厥。此时，患者最需要的是陪伴、情感上的支持和关心。

2. 怀疑期　主要表现为极力否认诊断结果，甚至到多家医院进行复查，以推翻癌症的诊断。这是一种保护性反应，可降低患者的恐惧程度和缓解痛苦的体验，逐渐适应意外打击。在此期，多陪伴、多支持、不否定是更为有效的护理策略，给患者时间，逐渐接受现实。

3. 恐惧期　当患者发现癌症已经成为事实时，会产生恐惧感，包括对疾病和对死亡的恐惧，表现为恐慌、哭泣、冲动行为，以及一系列的生理功能改变，如颤抖、心悸、呼吸急促、血压升高、皮肤苍白、出汗。这种恐惧是一种适应性反应，可以让患者对危险因素提高注意力和警惕性，采取逃避或进攻来降低危险性。是否应该告知患者真实病情？首先要尊重患者的知情权，取得家属信任，再由医护团队共同做好告知计划。

4. 幻想期　主要表现为希望出现自身疾病自愈的奇迹，或希望能有根治自身疾病的新药等。这一时期应鼓励患者表达自己的想法和期望，充分调动患者的社会支持系统，鼓励家属多陪伴，指导家属进行情感支持。

5. 绝望期　当各种治疗方法都未能取得良好的治疗效果，病情进一步恶化或出现严重的并发症及疼痛难忍时，患者会感到绝望，对治疗失去信心，表现为易怒、对立情绪、不遵从医嘱等。这个时期最重要的是看到患者情绪背后的需求，充分使用共情的方法，拉近医护人员与患者的距离，进一步建立信任。这个时期患者可能会出现病情的突然变化，患者痛苦加重，此时要提前告知家属可能出现的危急状况，做好家属的安抚及支持工作，避免矛盾的发生。

6. 平静期 患者已接受现实，情绪稳定，配合治疗，但处于消极的被动应付状态，不再考虑自己对家庭及社会的责任，专注于自己的症状。此阶段的主要护理工作为舒适护理、症状控制，减轻患者痛苦。指导家属有效陪伴患者，满足患者愿望，做好生命回顾及最后时期的道别、道谢、道爱和道歉。让患者与家属不留遗憾。

总之，多数癌症患者基本符合上述心理变化过程，但在护理过程中，还应注意个体差异。

二、老年肿瘤患者常见心理行为问题及护理

老年肿瘤患者面临着衰老和肿瘤的双重压力，除了可能出现前述的一般癌症患者均可出现的 6 个阶段的心理反应之外，常常还会伴有其他心理行为问题，了解并帮助患者解决这些问题，有助于提升患者的生活质量，在带病生存阶段，能平静地生活。

1. 老年肿瘤患者常见的心理行为问题

（1）人际关系改变：由于老年人本身具有情绪低落及适应新环境能力减退的特点，患者住院，常产生很强烈的孤独感。同时，有的老年人对医护人员心存怀疑，对治疗缺乏信心，难以和医护人员进行交流。

（2）依赖与独立的问题：老年患者担心自己成为家属的负担，希望自己能够独立；但又有强烈的依赖心理，非常渴望得到家属的照顾。有些老年人由于患病，而出现过分依赖和行为退化。

（3）无用感加深：老年人往往感到自己为社会、家庭做了一辈子贡献，即便年老了，在能力允许之时，仍然希望被家人和社会需要。一旦被确诊癌症，反而成为别人照顾的对象，无用感随之而来或加深，可表现为消沉、对外界事物漠不关心。

（4）对死亡的恐惧和焦虑：癌症本身就会让患者经常联想到死亡，并觉得自己距离死亡很近，因此感到恐惧和焦虑。

2. 护理

（1）保持或发展社会支持网络：患者的社会支持网络可以涉及家庭、社会，如参加家人或朋友的聚会，共度美好时光。此外，护理人员要经常与患者沟通，与患者建立信赖关系，以增加患者的安全感。对老年肿瘤患者而言，保持、重建或发展社会支持是十分必要的。

（2）选择适当的照护方式：护理人员或家属对患者照护的内容和程度要恰到好处，让患者能从容地应对力所能及之事，减轻患者的无助感，同时，也避免出现过分依赖的情况，导致废用综合征而完全失去生存的信心。

（3）培养患者的兴趣爱好：根据患者的身体状况，为患者安排适当的娱乐活动，如野外垂钓或养花。逐渐培养患者对这些活动的兴趣，使患者重建对生活的热情。

（4）正确引导患者正视死亡：护理人员可以鼓励患者表达自己对死亡的恐惧和忧虑，根据患者的不同情况，适时地进行死亡教育，帮助患者减轻这种焦虑和恐惧，逐渐接受现

实，珍惜有限的生存时间，做好余生的安排。

第三节　老年肿瘤患者疼痛的护理

在老年肿瘤患者的自觉症状中，疼痛的发生率最高，严重影响了患者的生活质量。

一、疼痛的概念

疼痛作为一种现象，我们很难准确地对其做出定义。早在 17 世纪，人们就已将疼痛视为身体受到伤害的一种信号，但很少注意到它的非生理学表现。直到 20 世纪，疼痛的概念逐步清晰，疼痛被描述为不仅仅是躯体症状，还与神经病学、文化因素、个人性格及个人经历有关，因此，疼痛的定义涉及生理学和心理学两个方面。国际疼痛研究协会（International Association for the Study of Pain，IASP）设立专门委员会，致力于制定临床医生和研究者均可接受的疼痛的标准定义。2020 年疼痛被国际疼痛研究协会定义为一种与实际或潜在的组织损伤相关的不愉快的感觉和情绪情感体验，或与此相似的经历。疼痛包括痛觉和痛反应。痛觉是一种复杂的生理、心理反应，其主观体验，以及伴随的各种反射和反应，常因周围环境、机体状态甚至主观愿望、心理活动的变化而有显著的差异，患者可表现为痛苦、焦虑；痛反应是指机体对疼痛刺激产生的一系列病理生理变化，如呼吸急促、血压升高、瞳孔扩大、出汗、骨骼肌收缩。

二、老年肿瘤患者的疼痛原因

1. 躯体因素　①由肿瘤本身直接引起的疼痛，如肿瘤压迫、浸润和转移；②与治疗有关的疼痛，如手术切口瘢痕、幻肢痛、化疗引起的静脉炎、放疗后局部损害；③与原发病相关的疼痛，如长期衰弱、少动、便秘、肌痉挛；④与癌症无关的疼痛，如骨关节炎。

2. 心理社会因素　恐惧、焦虑、抑郁、愤怒和孤独等心理状态，以及社会、经济因素可加重患者的疼痛程度。因此，在分析患者的疼痛原因时，不可忽视这些因素的影响。

三、疼痛程度的评估方法及原则

1. 评估疼痛程度的方法　疼痛程度的评估是控制疼痛关键的一步，治疗前后均应做详尽全面的评估。目前常用的评估疼痛的方法有以下 3 种。

（1）语言分级评分法（verbal rating scale，VRS）：一般将疼痛分为 4 级：①0 级（无痛）；②1 级（轻度）：有疼痛但可忍受，能正常生活，睡眠不受干扰；③2 级（中度）：疼痛明显，不能忍受，要求用镇痛药，睡眠受干扰；④3 级（重度）：疼痛剧烈，不能忍受，睡眠受严重干扰，可伴有自主神经紊乱或被动体位。

（2）数字分级评分法（numerical rating scale，NRS）：用 0～10 的数字代表不同程度的疼痛，0 为无痛，10 为最剧烈疼痛，让患者自己圈出一个最能代表其疼痛程度的数字，是目前在临床使用最多的方法。

（3）视觉模拟评分法（VAS 划线法）：与数字分级评分法类似，也是将疼痛分为 0～10

不同的数字，并制成标尺，由医生、护士或患者家属根据所见到的患者疼痛情况，选择相应的代表数字。数字分级评分法和视觉模拟评分法与语言分析评分法相互对应的关系为：0～4为轻度；5～6为中度；7～10为重度。

2. 评估疼痛的原则

（1）重视患者的主诉：由于疼痛是患者的主观感觉，受社会心理因素影响，可能缺少客观体征，因此要对患者的主诉给予足够的关注。

（2）收集详细、全面的疼痛史：包括疼痛的发生时间、部位、程度、性质、持续时间，是持续性还是间断性，有无加重或减轻的因素，以及疼痛治疗史、疼痛对患者和家属的影响等。此外，还要包括家属提供的相关情况。

（3）关注患者精神状态及相关心理社会因素：绝大部分癌痛患者存在不同程度的恐惧、愤怒、抑郁、焦虑、孤独等心理障碍，应纳入评估内容，及时干预。

（4）详细的体格检查：进行全面的、有重点的体格检查。

（5）动态评估疼痛：评估疼痛的变化、止痛治疗效果、药物不良反应等，为下一步治疗提供依据。同时，疼痛的变化也可能反映病情变化，因此动态评估疼痛，可及早发现患者存在的相关问题。

四、止痛方案的选择

1. 药物止痛　在癌痛治疗的各种手段中，药物治疗是最基本、最有效、最常用的方法。根据引起疼痛的原因、疼痛强度和性质，选择用药。一般来说，止痛方案从最简单的剂量方案和无创伤的治疗手段开始，密切观察治疗效果。目前，临床用药普遍按照WHO所建议的"三阶梯止痛法"，应用的基本原则是按阶梯用药、按时给药、尽可能口服给药、个体化用药和联合用药。

（1）第一阶梯：适用于轻度癌痛。一般可以忍受，能正常生活，睡眠基本不受影响。第一阶梯治疗原则上是口服非麻醉性镇痛药（非甾体抗炎镇痛药），如阿司匹林、对乙酰氨基酚（扑热息痛）。该类镇痛药作用于神经末梢，具有解热镇痛抗炎的效果，能抑制下丘脑前列腺素合成酶的生成，减少硫前列酮（前列腺素E）的合成与释放，对前列腺素含量较高的骨转移患者的疼痛非常有效。

（2）第二阶梯：中度癌痛，常为持续性疼痛，睡眠已受到干扰，食欲有所减退。此类疼痛患者需应用弱麻醉性镇痛药，但用药原则上应采取逐步向第二阶梯过渡的原则，即在给予非麻醉性镇痛药的同时，辅助给予弱麻醉性镇痛药，如曲马多、可待因等。

（3）第三阶梯：重度或难以忍受的剧烈疼痛使患者的睡眠和饮食受到严重干扰，晚间入睡困难、疼痛加剧。此时，应用一般镇痛药已基本无效，用其他镇痛药或弱效阿片类镇痛药已不起作用。治疗重度的剧烈疼痛应由第二阶梯向第三阶梯治疗过渡，正规使用强效阿片类镇痛药，如吗啡、哌替啶（杜冷丁）等。

药物治疗能有效控制疼痛，在用药过程中，护理人员应密切观察病情，做好动态评估。同时密切观察不良反应，及时处理。

2. 非药物止痛方法　已有许多非药物控制疼痛的方法广泛应用于临床，成为药物止痛的有益补充。常用的方法有如下几种。

（1）患者教育：在非药物干预过程中，患者教育的重要性不能被忽视。有研究显示，单纯的疼痛教育，可以显著提高疼痛治疗效果，健康教育的内容可以包括疼痛的本质、如何记录疼痛、如何正确使用药物、如何使用非药物治疗策略等。

（2）音乐疗法：特定的音乐具有使人身体放松、缓解疼痛、心情得以平静、愉悦身心等作用。临床实践证明，音乐疗法对癌症患者因躯体、精神和心理社会等原因导致的"综合痛"有明显的缓解作用。

（3）体育锻炼：对于大多数疼痛患者都很重要，有利于保持患者的力量和耐力。慢性疼痛患者在初始阶段通常需要进行 8 ~ 12 周的训练，同时需要有专业的监督管理。没有明显的证据可以证明一种锻炼方式会优于另一种，因此锻炼项目应当根据个体需求、生活方式和喜好给予调整。在整个运动计划中，运动强度和频率，以及持续时间必须受到严格监督，防止疾病恶化。

（4）针灸疗法：根据疼痛部位，采用不同的穴位针刺，使人体经脉疏通、气血调和而达到止痛的目的。

（5）暗示疗法：是利用语言、动作或其他方式，使被治疗者在不知不觉中收到积极暗示的影响，从而不加主观意志地接受心理治疗师的某种观点、信念、态度或指令，以解除其心理上的压力或负担，实现消除疾病症状或加强某种治疗效果的目的。使用暗示疗法缓解疼痛在国外是一种成熟的心理治疗方式，我国也有学者开始尝试这一方式。暗示疗法与患者的受暗示性等因素相关，有研究表明，老年人受暗示性较高。暗示疗法引导患者由疼痛转变到感觉正常需要经过循序渐进的干预过程，更容易被患者接纳，促使患者发生对疼痛的自我观念的转变，甚至从潜意识中改变对疼痛的原有认知。通常以音乐为治疗背景，患者在非催眠状态，用语言引导患者对疼痛部位的正向关注，给患者暗示想象其疼痛部位的肌肉，以及细胞、神经、血管很健康，疼痛在逐渐消失等积极的躯体信念。

（6）其他：如姑息手术、放射治疗、化学治疗、麻醉、神经外科手术方法。

五、阿片类镇痛药的常见不良反应

由于老年患者对药物的反应较为敏感，故在使用镇痛药，尤其是阿片类镇痛药物时，不仅要密切观察其止痛效果，还要注意药物的不良反应及患者的耐受情况，以免发生意外。

1. 便秘　几乎所有使用阿片类镇痛药的患者均有便秘，临床上处理便秘往往较控制疼痛更为困难。因此，在开始使用阿片类镇痛药时，就应着手制定一个有规律的通便方案，包括使用缓泻剂和大便松软剂，同时注意调整患者的饮食结构，如鼓励患者多饮水，多吃蔬菜、水果和适量的粗粮。

2. 呼吸抑制　是使用阿片类镇痛药过程中潜在的后果最严重的不良反应。通常发生于第 1 次使用且剂量过大的患者，随着反复用药，这种并发症的危险性逐渐减少。饮酒、镇静剂和阿片类药物的共用，会增加呼吸抑制与死亡风险。临床表现为针尖样瞳孔，呼吸频率减少（< 10 次 / 分）或者其他呼吸衰竭的临床症状。当患者使用镇痛药物过程中发生呼吸改变时，配合医生给予无创呼吸支持，密切监测患者症状。帮助患者抬高头部、采取坐位保持呼吸道通畅，可由医生重新评估疼痛等级并调整药物剂量，必要时可遵医嘱应用 1 : 10 纳洛酮稀释液缓慢静脉滴注，每 30 ~ 60 s 给予 1 ~ 2 ml，直到患者症状有所改善，

对昏迷患者可床旁备用气管切开包，发生呼吸抑制时需立即协助医生进行床旁气管切开，并密切监测生命体征。

3. 镇静和嗜睡 可发生在第 1 次或反复使用阿片类镇痛药之后。轻度嗜睡患者疼痛缓解满意，无其他严重的不良反应，可让患者继续坚持用药。如果患者嗜睡明显，并伴有严重的不良反应时，应报告医生。处理方法包括减少个别药物的剂量或延长给药间隔时间，也可选用血浆半衰期较短的药物。

4. 恶心和呕吐 使用阿片类镇痛药的患者中有 2/3 伴有不同程度的恶心和呕吐。可选用丙氯拉嗪（甲哌氯丙嗪）、维生素 B_6 等药物防治。

5. 药物成瘾 阿片类药物因其药物依赖性的特质受到了严格管制，对于患者来说，药物依赖容易造成戒断症状，也容易出现阿片类药物使用过量，造成药物滥用甚至中毒。在使用阿片类药物时，应严格遵医嘱服药，定期给药，定期评估，关注患者的异常用药行为。为避免在药物剂量减少时出现戒断症状，必要时遵医嘱给予纳洛酮解救。为了防止出现戒断综合征，阿片类镇痛药需在 3～4 周内逐渐减少剂量并延长间隔时间，直至停用。但是在晚期肿瘤患者中，药物使用策略要根据患者的生存期做相应调整，肿瘤患者的疼痛关乎生活质量，在药物成瘾与镇痛之间要做好利弊衡量，给予个性化方案。

六、疼痛护理居家指导及用药安全

1. 疼痛护理居家指导

（1）居家肿瘤疼痛的影响因素：①患者对疼痛治疗认知不足，具体包括患者对镇痛药物的成瘾性、副作用的担忧，认为疼痛代表着疾病的进展或复发，担心增加家庭成员的心理压力或经济负担而隐藏痛苦，减少疼痛的主诉，以及消极对待肿瘤治疗；②家庭照护人员对疼痛治疗认知不足。老年肿瘤患者家庭照顾者虽然从医护人员的健康教育中了解疼痛护理的策略，但在居家护理中仍缺乏正确评估疼痛，以及实施疼痛治疗策略的相关知识，没有能力区分疼痛的非语言和行为表现，导致未能及时全面地了解患者疼痛的情况并准确反馈给医护人员，无法缓解患者的疼痛需求。

（2）居家药物治疗指导 ①肿瘤用药指导：对于因肿瘤本身引起的疼痛，给予恰当的药物、合理的剂量、准确的间隔时间，能保证药物半衰期衰减前进行下一次用药，疼痛一般都能够获得有效的缓解。居家药物止痛，首选口服镇痛药，且大部分口服阿片类镇痛药都可在 30 min 内达到缓解疼痛的效果。安排在饭后 30 min 服药，以减轻胃肠道不适；安排在睡前服药，以减轻疼痛有助于睡眠。②辅助类用药指导：由相关治疗引起的疼痛，如化疗所致的神经病理性疼痛、手术后慢性瘢痕的疼痛和与肿瘤无关的疼痛，如带状疱疹后的神经性疼痛、肌痉挛性疼痛。在应用镇痛药的前提下联合针对性辅助类药物是恰当的药物治疗方法，如针对神经病理性疼痛应用一种抗抑郁类药物或应用一种抗癫痫类药物。辅助镇痛药物主要用于提升阿片类药物的镇痛效果、处理加重疼痛的症状，以及帮助缓解阿片类药物剂量相关的不良反应。

（3）居家非药物治疗指导：①积极预防和治疗促发疼痛的因素，如呼吸道感染、咳嗽、便秘、失眠。如使用冷敷或热敷等局部缓解疼痛的方法，应考虑老年患者皮肤敏感性降低，避免皮肤冻伤、烫伤或促进局部炎症扩散加重疼痛等情况；②转移注意力：感知疼痛要求具备意识清醒和注意力两个条件。当全身心注意力从关注疼痛转移至其他活动中，有助于积极应对和减轻疼痛。可以选择患者喜欢的活动，比如听音乐、手工编织、读书；③生活指导：提供舒适的生活环境，包括合适的温湿度、温馨的装饰、合理的营养支持、正确的休息体位等，防止营养不良、皮肤压力性损伤等并发症的发生而加重疼痛；④活动指导：根据老年肿瘤患者自身体力选择适合的锻炼方式，对于运动的强度、频率，以及持续时间等需适度，在肿瘤早期可定期进行室内室外活动、适度家务劳动或有氧运动，避免负重、碰伤和病理性骨折的发生；在肿瘤晚期可适当安排床上活动，如上肢握力球按压、下肢踝泵运动等保持肢体肌力，维持肌肉功能稳定性。

（4）提高老年患者及家庭照顾者对疼痛的认知能力和应对技能：疼痛认知缺乏和疼痛护理技能不足导致疼痛无法得到有效缓解是最常见的原因，家庭照顾者在知识、技能、决策方面经验不足，家庭疼痛管理被列为最具挑战性的任务。

2. 疼痛的用药安全

（1）提高服药依从性：应准确告知老年患者及家庭照顾者按时、按量、按需服药的重要性，遵医嘱用药极少产生精神依赖性或生理依赖性，应充分认识到药物控制疼痛不可能达到疼痛完全缓解的目的，而是将痛苦减到最低限度，以维持最舒适状态。

（2）重视疼痛用药观察：鼓励老年肿瘤患者发生疼痛时及时主动告知照顾者疼痛的部位、频率、程度等。家庭照顾者应观察患者服用镇痛药的效果、疼痛间隔时间，以及药物不良反应等，若有不适及异常，及时就医调整用药。

第四节 老年肿瘤患者饮食与营养的护理

随着肿瘤治疗手段的不断进步，肿瘤患者寿命逐渐延长。有效治疗为患者带来了新的希望，但同时治疗的副作用也增加了患者的痛苦。肿瘤患者通常要承受心理与身体的双重负担，常见的抗肿瘤治疗的副作用如食欲不佳、味觉异常、恶心、呕吐、消化吸收不良，若不及时采取措施，会导致严重的营养不良，使患者体重迅速下降，抵抗力减弱，发生感染等并发症，甚至发展为恶病质而加速患者的死亡。因此，医护人员在抗肿瘤治疗的各个时期，都必须重视患者的饮食与营养问题，提供充足的营养，增强患者的抵抗力，提高他们对各种治疗的耐受力，保证治疗计划顺利进行。制订饮食与营养护理计划时，应根据患者的年龄、性别、病种，针对不同的身体状况和治疗措施给予相应的调整。

一、老年肿瘤患者的营养筛查与评估

随着肿瘤发病率的不断升高，肿瘤患者的营养问题日渐突出。为了减少肿瘤患者营养不良的发生风险，营养筛查和评估显得尤为重要。

目前，临床上针对恶性肿瘤患者进行营养筛查和评估的常见工具包括营养风险筛查2002（nutritional risk screening 2002，NRS 2002）、营养不良通用筛查工具（malnutrition universal screening tool，MUST）、主观全面评定（subjective global assessment，SGA）、患者参与的主观全面评定（patient-generated subjective global assessment，PG-SGA）和微型营养

评估法（mini nutritional assessment，MNA）等。

1. NRS 2002　是用来评定患者是否需要进行全面营养评估和制定营养干预措施的一种简捷、快速的方法，是对恶性肿瘤患者进行营养筛查和评估的首选工具，此量表适用于所有住院患者的营养风险筛查。量表主要由 3 个部分组成，包括营养状况受损评分、疾病严重程度评分和年龄调整评分，总分 ≥ 3 分的患者说明存在营养不良的风险，其灵敏度及特异度相对较高。NRS 2002 的优点是内容简单，可操作性强，能够预测营养不良的发生风险，并为调整营养支持方案提供证据。

2. MUST　营养不良的主要评估指标有体重、脂肪量和肌肉量。临床上常选择体重作为筛查营养不良的基本和重要指标：将 6 个月内体重下降 > 5% 或 6 个月及以上体重下降 > 10%、$BMI < 18.5 \, kg/m^2$（< 70 岁）或 $BMI < 20 \, kg/m^2$（> 70 岁）定义为营养不良。

3. PG-SGA　由患者自我评估（包括体重、饮食、营养症状、活动和身体功能）和医务人员评估（包括疾病与营养需求、代谢需求、体格检查）两部分组成。总体评估则分为定性评估和定量评估两种。定性评估将患者分为营养良好、中度营养不良、重度营养不良 3 类；定量评估将营养不良根据得分分为 4 类：0 ~ 1 分为无营养不良，2 ~ 3 分为轻度营养不良，4 ~ 8 分为中度营养不良，≥ 9 分为重度营养不良。PG-SGA 更适合恶性肿瘤患者。该工具涉及的内容较多，需要经过专业培训的人员操作，耗时长。

4. MNA　是老年营养不良筛查和评估的金标准，适用于 65 岁以上老年患者及社区人群。MNA 由人体测量、主观评定、整体评定、膳食问卷 4 个方面组成，包括 18 个题目，得分 ≥ 24 分为营养正常，17 ~ 23 分为存在营养不良风险，< 17 分为存在确定的营养不良。MNA 的优点是能较早地发现存在营养风险的患者，使用简便，耗时短。

二、饮食护理

1. 饮食护理原则　老年肿瘤患者饮食营养总原则是高蛋白、高热量并辅以适当的维生素和矿物质。具体的饮食指导则要个性化定制。

（1）将饮食护理列入患者总的治疗、康复方案内，并争取医生与营养师的指导与支持。

（2）动态进行营养状态评估，以便随时调整饮食护理方案。

（3）根据患者评估结果、个体的具体情况，确定营养素的质与量、饮食的形式及供应途径。

2. 饮食种类　在选择食物的时候，除了患者本身的喜好外，要注意有无禁忌，例如辛辣、刺激、食品软硬度，避免增加疾病负担。对某些癌症如食管癌、贲门癌、外科肠段切除术后的患者，可根据病情需要每天供给较高热量的流质饮食；颈部放射治疗患者唾液减少，咽喉干燥疼痛，吞咽困难，饮食应多含水分，比较清凉；某些颈部手术后患者进食时易发生呛咳，致使患者不敢进食，此时应给软食或较稠的半流质饮食；接受放射治疗及化学治疗的患者常会有味觉异常、厌食，对此可在食物中增加调味品，如增加甜或咸度以刺激食欲。为减轻疾病症状可补充某些食物，如肝癌患者常有上腹饱胀、肝区疼痛等气滞表现，可给予理气食物，如萝卜、山楂。肺癌患者常咳嗽多痰，可食百合、银耳、杏仁等，起润肺止咳、化痰作用。

3. 饮食的摄入途径

（1）经口进食：经口摄入食物是最好的摄食途径，鼓励患者经口进食。

（2）管饲肠内营养支持：患者不能经口进食，首选肠内营养方式给予营养要素的补充。例如昏迷、极度厌食、某些口腔肿瘤的老年患者，管饲可以通过鼻胃管、鼻十二指肠管、鼻空肠管给予流质饮食或适合患者的营养制剂。肠内营养制剂种类繁多，在选择时要依据患者的具体情况，例如胃肠功能正常，可以选择整蛋白型肠内营养剂；对于炎性肠病等胃肠道功能低下的患者可以选择短肽型肠内营养剂；老年肿瘤患者需要综合评估基础病，例如是否合并糖尿病、顽固性便秘，以及评估肠道耐受情况等给予适宜的营养补充。

三、肠外营养支持的护理

肠外营养，即通过静脉输入所需要的营养素，通常用于不能经口或经肠道途径获得充足营养素的患者，以防止营养不良进一步加重。一般来说，实施肠外营养取决于疾病的严重程度、病程，以及当前的营养不良程度。

完全肠外营养是指经静脉输入患者所需的全部营养素，通常选用大静脉如上腔静脉。而外周静脉仅限于输注低浓度氨基酸和葡萄糖溶液，经外周静脉的肠外营养常常不能输入足量的营养素来满足患者需求，适用于短时期的营养支持，或作为对肠内营养支持部分的补充。

对于使用肠外营养支持的老年患者，要严格监测管路情况及可能出现的并发症。操作时，必须严格遵守无菌操作，以防感染。每日观察穿刺部位有无红肿及分泌物出现，定期换药，做好管路的固定，防止相关导管并发症。全肠外营养支持的老年患者，应该每日监测体重、准确记录出入量、定期监测血糖、定期评估营养状态及血液指标。

第五节　老年肿瘤患者化疗和放疗的护理

一、化疗的护理

随着肿瘤治疗方法的不断发展，肿瘤的化疗方案日渐成熟，但化疗药物的应用对护理工作也提出了更高的要求。护士在应用化疗药时必须了解药物的特点、种类、用药途径、不良反应及其预防措施，才能做好化疗患者的护理。

1. 化疗药物的特点

（1）局部刺激性大：化疗药物一般对组织细胞有较强的杀伤作用，可引起局部皮肤、组织坏死。所以，一旦发生药物外渗，需应用拮抗药物，如氮芥类用硫代硫酸钠、长春新碱类用碳酸氢钠做局部处理。但大多数化疗药物并没有有效的局部拮抗剂，因此要做好化疗前的准备工作。

（2）全身毒性反应大：几乎所有的化疗药物都具有较大的全身毒性反应。大多数患者无论是口服还是静脉给药，都可能出现消化道反应、骨髓抑制及免疫抑制等毒性反应，严重者可导致死亡。

（3）保存条件严格、时间性强：随着医学的发展，临床每年都会有新型化疗药物的出现。在用药前要阅读说明书，了解药物性质及存储要求。多数药物对储存环境具有一定要求，例如低温、干燥、避光。还有些药物对使用时间有严格的要求，如放置时间、推注时间。护士在使用特殊药物时，做好用药准备工作。

（4）联合用药配伍禁忌多：化疗药物要严格掌握用药途径，每种药物必须使用单独的针管配制，使用两种化疗药物之间应用生理盐水冲洗输液管。多种药物联合使用前，要查阅配伍禁忌和药品说明书，保证正确给药。

2. 化疗药物不良反应的观察及护理

（1）局部毒性反应：化疗药物如氮芥、多柔比星（阿霉素）、柔红霉素、放线菌素 D（更生霉素）、长春新碱均有较强的局部刺激，一般推荐使用中心静脉导管或输液港等方式给药。若从外周静脉进行静脉注射或静脉滴注时，可能会引起静脉炎（栓塞性静脉炎），表现为从注射部位开始沿静脉走行，受累静脉发红或色素沉着、疼痛、血管变硬，呈条索状以至血流受阻。如药物渗漏到静脉外，还会导致局部皮肤及软组织非特异性炎症，轻者表现为局部红斑、肿胀、疼痛，严重者发生溃疡，可深及肌腱和关节，溃疡可经久不愈。

（2）胃肠道毒性反应　大部分化疗药物对消化道黏膜有损害作用，表现为食欲减退、恶心、呕吐、腹泻等胃肠道反应，如氟尿嘧啶和甲氨蝶呤可引起频繁的腹泻，甚至便血。减少胃肠道反应的护理措施通常有：①舒适的就餐环境；②化疗前后 2 h 内或症状明显时避免进食；③给予可口、易消化、无刺激的半流饮食，必要时可少食多餐，添加全流质；④密切观察呕吐物、腹痛的性质及排便情况，必要时留大便送检，及时处理并发症；⑤及时清除呕吐物和清洁口腔，减少异味刺激；⑥必要时遵医嘱对症用药。

（3）骨髓抑制：大多数抗肿瘤药物都有不同程度的骨髓抑制作用，如白细胞降低、血小板下降、贫血。随着药物剂量的增加可发生全血细胞减少，甚至引起再生障碍性贫血。贫血在老年化疗患者中发生率较高，且症状的加重会使肿瘤细胞中乏氧细胞增多，影响化疗效果。骨髓抑制使患者易出现出血与感染，此时护理需求则为改善贫血、预防感染、防止出血及做好病情观察等。护理时应注意观察患者有无皮肤瘀斑、出血点，有无牙龈出血、鼻出血、咯血、血尿及便血，有无突然出现头痛、视物模糊甚至昏迷等颅内出血的表现。观察患者的生命体征，注意患者有无发热等感染征象，及时发现感染灶。严格执行无菌技术操作，需进行保护性隔离，并给予抗生素预防感染，以及维生素 K 等防止出血。做好患者的皮肤、口腔清洁等生活护理，预防呼吸道感染、尿路感染等继发感染。

（4）皮肤黏膜损害　①皮肤损害：应用可引起皮炎的化疗药物时，嘱患者发现皮肤异常及时报告医护人员处理。同时，老年肿瘤患者免疫力低下，化疗时很容易出现带状疱疹，一般为单侧，沿神经分布，伴有低热、局部皮肤灼热感、阵发性神经性剧烈疼痛等症状。注意保持局部皮肤的清洁卫生，不可用手搔抓或用过热的水清洗，以免水疱破溃造成广泛感染，瘙痒局部可用炉甘石洗剂或请皮肤科医生协助诊断处理；②口腔黏膜损害：大剂量应用抗代谢药物时，如甲氨蝶呤，常引起口腔黏膜反应，表现为充血、水肿、炎症及溃疡形成，可服用叶酸片剂或静脉注射叶酸，轻者用 1∶200 叶酸溶液漱口即可；使用阿霉素或博来霉素引起口腔炎时应停药，如并发霉菌感染可用 3% 碳酸氢钠溶液漱口，并用制霉菌素 10 万 U/ml 含漱；口腔溃疡涂以锡类散或冰硼散，可用 2% 利多卡因喷雾止痛；对于重度口腔炎的患者，应做细菌培养及药敏试验，以便对症下药。

（5）心肌损害：多柔比星（阿霉素）、柔红霉素、三尖杉酯碱及顺铂等化疗药物对心肌有毒性作用。如多柔比星可造成隐匿起病的、不可逆的充血性心力衰竭，其心电图表现为低电压，与其他心肌病相同，治疗方法也与一般的心肌病相同（卧床休息、利尿药、胞苷类药等），但只能改善症状，不能逆转病情，故一旦发现有心肌损害应停药。治疗前如有心电图改变，则应避免使用对心脏有毒性的药物。

（6）肝损害：化疗药物主要在肝代谢，直接或间接地对肝造成不同程度的损害。为减少肝损害的发生或减轻肝损害的程度，用药时需注意以下几方面。①化疗过程中定期检查肝功能，一旦发现肝功能异常或胆红素增高，应遵医嘱及时调整用药剂量或停药；②对有药物过敏史的患者，用药时需要密切关注其肝功能情况；③使用明显损害肝功能的化疗药物时，需预防性地使用护肝药物。

（7）肺损害：博来霉素、丝裂霉素及甲氨蝶呤等均可损害肺功能。引起急性间质性肺炎、慢性肺纤维化，用药时应注意观察患者的肺功能，定期相关检查。由于该类药的用量与不良反应常成正比，必须了解患者的疗程及累计用药量，观察有无出现肺功能不全的症状和体征。

（8）肾损害：由于多数抗肿瘤药物从尿中排泄，未与白蛋白结合的药物均由肾小球滤过，故应注意避免药物肾毒性反应：①化疗期间特别是使用环磷酰胺时，嘱患者多饮水，使尿液稀释；②甲氨蝶呤代谢产物的可溶性差，在酸性环境中易形成黄色沉淀物，可遵医嘱给予碳酸氢钠口服，以保持尿液的碱性；③记录24 h尿量，若入量正常而尿量较少者，可考虑使用利尿剂。

二、放疗的护理

放疗可引起许多特殊的局部及全身损害。因此，对接受放疗的患者需要做好放疗常规护理及放疗不良反应的观察与护理。

1. 放疗的常规护理

（1）放疗前的准备工作：首先，在放疗前应做好患者的解释工作，使患者对放疗有所了解，避免紧张、恐惧情绪。其次，应注意改善患者的全身营养情况，改善治疗局部的情况，预防局部感染，如鼻咽癌患者在放疗前最好做鼻咽部冲洗。

（2）放疗中的配合护理：患者在放疗中容易出现疼痛、出血、感染、头晕、食欲不佳等症状，给予对症处理。注意调整治疗方法及剂量，尽量保护不必照射的部位，同时给予镇静剂、B类维生素，摄入充足水分，从而达到减轻全身反应及避免局部放射损伤的目的。注意经常观察血象变化，如白细胞、血小板明显降低，应及时查找原因，或暂停放疗，给予综合治疗。

（3）放疗后的护理：照射后的局部皮肤要保持清洁，避免物理和化学刺激。穿着纯棉、质地柔软的衣物，避免治疗局部受到摩擦。根据不同放疗部位，对局部器官加以保护。食管放疗后应给予细软饮食，避免刺激性食物；直肠放疗后应避免大便干结；对照射过的肿瘤部位不可轻易进行活检，以免造成经久不愈的创面。

2. 放疗不良反应的观察与护理

（1）全身反应：表现为一系列功能紊乱与失调，患者常常感到精神不振、食欲下降、身体衰弱、疲乏等。可通过调整患者的饮食，加强营养，给予支持疗法，提高患者的免疫力。适当饮水，以增加尿量，迅速排出体内毒素，以减轻毒性反应。此外，对患者的心理护理也很重要，心理负担过重的患者也会增加这些不适，护理人员应给予心理安慰，帮助患者适应治疗。

（2）皮肤黏膜反应　①皮肤反应：皮肤经放射线照射后，可产生不同程度的皮肤反应，如红斑、干性发炎及湿性发炎。红斑一般不做治疗可自然消退。干性皮炎嘱患者切忌手抓和摩擦，可在局部涂抹滑石粉、炉甘石洗剂以润泽收敛或止痒。对湿性皮炎应采取暴露方法，避免并发感染，如果发生渗出，可以使用生理盐水清洁创面及周围皮肤，清除坏死脱落组织；②黏膜反应：口腔可用盐水、复方硼砂含漱液或呋喃西林液漱口；对放射性鼻炎可用鱼肝油、复方薄荷油滴鼻。对放射性喉炎可用蒸汽雾化吸入，必要时加抗生素于溶液中；对放射性眼炎可用氯霉素眼药水和四环素醋酸可的松眼膏；对放射性直肠炎，近年来有研究显示，激素类药物氢化可的松灌肠、芦荟软膏涂抹直肠、益生菌制剂的使用等，对放射性直肠炎有一定的缓解作用。

（3）骨髓抑制：放疗可引起骨髓抑制，以白细胞及血小板减少为常见。应注意预防出血和感染，必要时采取保护性隔离。严重的造血系统破坏可并发再生障碍性贫血、白血病等，故应做好监测。并注意病情观察，发现问题及时报告医生。

（4）消化系统：腹部照射等大面积或大剂量的照射会造成胃肠功能紊乱，肠黏膜水肿及渗出，常表现为食欲不佳、恶心、呕吐、腹痛、腹泻等，严重者还会造成肠穿孔或大出血。反应轻者可给予流质或半流质饮食，口服维生素 B_6、10% 复方樟脑合剂等；严重者要及时纠正水电解质紊乱，酌情减少照射量或暂停治疗。

（5）泌尿系统：主要为盆腔或肾照射所引起，常见膀胱黏膜充血、水肿、溃疡、出血。患者出现尿频、尿急、排尿困难或血尿。不良反应轻症者可服用抗炎利尿药物，严重者暂停治疗。

（6）其他：睾丸、卵巢、骨髓、基底细胞、角膜等皆对放射线特别敏感，治疗时应加以保护；肝、胆、胰、骨髓、中枢神经等组织于治疗量时均可出现明显的功能障碍，须密切观察。

（7）后期反应：机体受照射部位经照射数年后会出现某些不可恢复的慢性反应，称为后期反应。不同部位可出现不同的反应，如放射性直肠炎、膀胱炎、肾炎、放射性肺炎和肺纤维性变、放射性白内障、放射性骨髓炎、放射性颅神经损伤、脑瘤、骨坏死，以及局部组织纤维性变而形成瘢痕狭窄等，严重影响机体功能，甚至引起大出血、窒息而危及生命。由于放疗所致的后期反应是严重且不可逆的，无特殊治疗方法，故应以预防为主。因此，在放疗过程中应注意积极治愈急性期反应，做好保护性措施的宣教及护理。

（郭　娜）

习题

一、单项选择题

1. 以下关于生物致癌因素的描述正确的一项是
   A. 黄曲霉素是肝癌的致癌物
   B. 肝癌与乙型肝炎病毒、EB 病毒感染有关
   C. HPV 病毒与宫颈癌、子宫内膜癌有关
   D. 电离辐射、放射线、紫外线均是生物性致癌因素

2. 关于三阶梯止痛的叙述正确的是
   A. 第一阶梯的癌痛常为持续性疼痛，睡眠已受到干扰，食欲有所减退
   B. 第一阶梯的治疗原则是口服非麻醉性镇痛药，如阿司匹林、对乙酰氨基酚、双氯芬酸
   C. 轻度癌痛一般可以忍受，能正常生活，睡眠基本不受干扰，因此可以先观察
   D. 为了防止吗啡成瘾，临床不推荐使用

3. 关于癌症患者体育锻炼的选择，下列说法正确的是
   A. 游泳的效果优于跑步
   B. 不鼓励癌症患者进行体育锻炼
   C. 癌症是消耗性疾病，因此体育锻炼是禁忌
   D. 癌症患者需要根据身体评估结果，自己的喜好、需求，个性化选择项目

4. 对于口干燥的老年肿瘤患者，下列护理措施正确的是
   A. 大量饮水
   B. 用棉签蘸水湿润嘴唇
   C. 根据患者喜欢的口味，制作小冰块，协助患者口含冰块
   D. 选择甜度高的口香糖，刺激唾液分泌

5. 下列关于老年肿瘤患者的皮肤护理的叙述正确的是
   A. 保持皮肤干燥，防止感染
   B. 使用肥皂彻底清洁皮肤，增加舒适度
   C. 使用含有香味的润肤露，协助去除身体异味，做好形象管理
   D. 如果润肤露无法缓解瘙痒，可以使用炉甘石洗剂外涂

6. 关于呼吸困难的护理，下列做法正确的是
   A. 判断呼吸困难的程度，主要依靠客观评估
   B. 患者对于呼吸困难的描述因个人的主观感受不同而具有较大差异，不能作为制定护理措施的依据
   C. 保持身体直立，放低肩膀，是缓解呼吸困难的体位之一
   D. 可使用电扇对患者颈动脉进行吹风，从而缓解呼吸困难

7. 关于疼痛的护理措施，下列说法正确的是
   A. 如果药物都无法止痛，那么非药物止痛措施也无法发挥作用

　　B. 镇痛药物会使肿瘤晚期患者出现药物成瘾，因此适当适应疼痛是必要的

　　C. 当患者失去表达能力时，无法得知其是否存在疼痛，需要常规使用镇痛药物

　　D. 对于无法沟通的患者，可通过患者的面部表情、是否有呻吟、皱眉等表现，判断其是否存在疼痛

8. 如果请你为肿瘤患者做日常饮食指导，下列宣教内容正确的是

　　A. 肿瘤属于消耗性疾病，饭量要尽量增加，保证营养

　　B. 疾病本身及抗肿瘤治疗会导致消化道不适，这个时候要少食多餐

　　C. 当发生营养不良时，多吃肉，帮助增加蛋白质

　　D. 化疗会导致恶心及呕吐，因此化疗前增加进食次数和进食量保证营养

二、简答题

1. 阿片类药物的常见不良反应及主要护理措施有哪些？

2. 简述化疗药物的不良反应。

3. 简述老年肿瘤患者有哪些常见心理行为问题并提出护理措施。

三、病例分析题

　　患者，李某，女性，75 岁，确诊为胰头低分化浸润癌，多发转移。右上臂、髋部、腿部及全身多发疼痛，偶有夜间暴发痛。用药前 NRS 评分 8 ~ 9 分。责任护士通过评估得知引起患者疼痛的原因比较复杂，包括原发病、慢性疾病、心理问题等。请问：责任护士针对患者的癌痛症状应采取何种护理措施？

第九章　安宁疗护

◎ 案例 9-1

　　患者，李某，男性，78 岁。因晚餐后 1 h 突然呕出大量暗红色血液，伴头晕、乏力，急诊入院，既往有肝硬化病史 20 年，入院检查确诊为肝癌晚期伴骨转移。得知病情的李爷爷经常训斥、谩骂家属，发泄对疾病的反抗情绪。

　　请问：

　　1. 李爷爷的表现是临终心理反应的哪一期？

　　2. 如何适时对李爷爷进行死亡教育？

　　3. 如何对家属提供支持？

第一节　概　述

　　随着人口老龄化形势日益严峻，探讨如何为老年人提供全方位、全周期的健康服务，已成为健康中国战略背景下的一个重要议题。2019 年，中共中央 国务院印发《国家积极应对人口老龄化中长期规划》，要求"积极推进健康中国建设，建立和完善包括健康教育、预防保健、疾病诊治、康复护理、长期照护、安宁疗护的综合、连续的老年健康服务体系"。2021 年先后印发的《中共中央 国务院关于加强新时代老龄工作的意见》和《"十四五"国家老龄事业发展和养老服务体系规划》再次强调要发展安宁疗护服务。

　　生、老、病、死是人类自然发展的客观规律，死亡是人生旅途的终点，也是构成完整生命历程不可回避的重要组成部分。安宁疗护关注老年人生命的最后旅程，对提高老年人的生活质量，帮助其有尊严、安详、舒适地度过生命的最后时光，具有重要的现实意义。在老年患者即将到达人生终点的时刻，护理人员应尽可能了解并满足其身心需求，让患者舒适、宁静、坦然地面对死亡。同时，也应注意对临终患者的家属给予适当的支持和指导，改善其在照护期间的生活质量，以及在患者离开后能够尽早脱离悲痛，适应新的人生阶段。

一、临终和安宁疗护的概念

（一）临终的概念

"hospice"一词源自拉丁语的"hospitium"，原意是"收容所""济贫院""招待所"，可翻译为临终、濒死，一般指因自然衰老、各种疾病或损伤而造成的人体主要器官功能趋于衰竭，经积极治疗后仍无生存希望，各种迹象显示生命活动即将终结的状态。临终者会逐渐丧失身体活力，全身器官及系统逐渐丧失功能，需要他人照顾。关于临终的时间范围，尚无统一界定标准。如美国将临终时间限定于患者已无治疗意义，估计只能存活6个月以内；日本以患者只有2~6个月的存活时间为终末阶段；英国以患者预期生命不足12个月为临终期。

（二）安宁疗护的概念

安宁疗护指为疾病终末期或临终前的患者提供身体、心理、精神等全方位的照护和人文关怀服务，减轻患者的痛苦和不适症状，提高生活质量，使其舒适、安详、有尊严地度过生命的最后时光。2017年国家卫生健康委员会将内涵相似的"安宁疗护、临终关怀、舒缓医疗、姑息治疗"等统称为"安宁疗护"。"安宁疗护"一词可避免传统文化和生死观对于"临终"和"死亡"的避讳，在现有语境下有利于推动我国安宁疗护事业的发展。

生命终末期患者，尤其是癌症末期患者可能面临身体、精神心理、社会方面的整体性痛苦，为其提供安宁疗护服务，符合患者最佳利益。以提高生活品质和追求善终为目标的安宁疗护被视为疾病终末期患者的最佳医疗照顾模式。中国共产党第十九次全国代表大会之后，我国制定了一系列关于健康老龄化的政策和法律，并开展了包括安宁疗护试点在内的一系列实践探索。目前，我国安宁疗护服务体系建设取得了明显成效，安宁疗护服务已纳入国家医疗卫生体系，多学科共同参与的安宁疗护服务供给局面基本形成。

二、安宁疗护的意义

安宁疗护的理念是将濒死视为正常过程，不加速也不拖延死亡，控制疼痛及心理精神问题，提供支持系统，以帮助家属处理丧事并进行心理抚慰。安宁疗护并非放弃对患者的积极救治，也不是"安乐死"，而是用专业的方法帮助患者，确保其拥有最佳的生活质量，同时帮助患者的家庭和亲属能够平静地面对亲人的离世。实施安宁疗护的现实意义如下。

1. 减少患者痛苦　安宁疗护通过对患者实施整体护理，用科学的心理关怀方法、高超精湛的临床护理手段，以及适当的支持疗法，最大限度地帮助患者减轻躯体和精神上的痛苦。此时的目标不再是治愈疾病，或延长生存时间，而是减轻痛苦，提高患者生活质量，让其舒适地走完生命的最后一程。

2. 维护患者尊严　在治疗和照护过程中，应尊重患者的人格、权利和生命价值，尊重患者的文化和习俗，采取患者自愿接受的治疗和护理方法，满足患者合理要求，将其视为完整的个人，以提升其尊严感。

3. 帮助患者平静离世　通过与患者和家属沟通，了解患者未被满足的需要、人际关系网络及在生命终末期想要实现的愿望，并帮助其实现，使患者没有遗憾、平静地离开人世。

4. 减轻家属的负担　通过安宁疗护多学科团队的协同工作，对照护期的家属提供照护知识和技能、适当的心理支持，对患者去世后的丧亲者提供居丧期的帮助和支持，帮助家属度过这些重要阶段。

5. 协助患者及其家属坦然面对死亡　了解临终患者及其家属的心理需求，并给予切实有效的心理支持。通过死亡教育指导患者及其家属认识生命的价值及社会意义，消除患者对死亡的恐惧和不安，使其能够坦然地面对死亡。

三、安宁疗护的准入标准

现代安宁疗护的开创者西西里·桑德斯博士认为，只有当所有治疗手段都不能奏效时，患者才能被判定为终末期患者，此时对患者采取的一系列对症措施方能被称为安宁疗护。安宁疗护应以"无效医疗"为正当前提，以"整体护理"为主要内容。"无效医疗"指患者对治愈性治疗已无反应、治疗效果已达极限时所采取的仅能延长患者末期死亡过程的医疗，不仅是对医疗资源的浪费，更是对生命终末期患者的加倍伤害。

故此，安宁疗护服务对象的准入标准应包括预期寿命和躯体健康状况（特别是患有某些特定疾病）两个方面。因此在决定患者是否能够进入安宁疗护时，各国或地区除了对于预期寿命的预估，还有对于患病状态的明确规定。如英国认为安宁疗护服务对象的躯体健康状况应为：①患有无法治愈的疾病，如癌症、痴呆或运动神经元疾病；②预计将在12个月内死亡的失能；③原有疾病恶变引发死亡风险；④突发灾难性事件（如事故或卒中）危及生命。美国则规定患者若要进入安宁疗护必须满足以下两点：①放弃原发病治愈性治疗；②被两名专科医师诊断患有终末期疾病，预期寿命不超过6个月或更短。此外，当治疗负担超过收益时，患者也适合进入安宁疗护。

关于安宁疗护的准入标准，我国目前尚未统一明确。上海市卫健委发布的《上海市安宁疗护服务规范》提出安宁疗护服务对象应同时符合以下情形：①经医疗机构执业医师明确诊断的疾病终末期或老年患者，经评估患者预期生存期在6个月以内；②有安宁疗护服务需求，患者或家属同意接受服务约定或协议。也有学者建议在患方接受安宁疗护理念、明确表达拒绝治愈性诊疗的前提下，经医疗机构判定患者的中位生存期不足6个月，且至少合并下列一条标准，方可进入安宁疗护：①疾病终末期（包括肿瘤晚期），且有不适症状；②严重疾病，治愈性诊疗的风险和痛苦明显大于受益；③身体功能障碍、高龄衰竭老年人等，脏器功能严重障碍且无法通过治疗改善，生活质量低下。其中强调"中位生存期"，即并非对该个体生存期的预判，而是该种疾病状态下此类患者的预期生存期。故该标准没有特别界定临终时段，这样更符合我国文化背景而容易被民众接受，有利于提高安宁疗护的接受度。

四、安宁疗护的原则

安宁疗护从生理、心理、社会等方面对患者进行综合、全方位的照护，针对临终患者的诸多问题和痛苦，为其提供温馨的人性关爱、舒适的医护环境和坚强的精神支柱，帮助患者走完人生旅途的最后历程，并对其家属给予安慰和关怀。因此，安宁疗护有其特殊的基本原则。

1. 以舒缓疗护为主的原则　当患者处于不可逆的临终状态时，在健康与疾病交织的人生过程中，一般观念所强调的"治疗"已失去了意义，此时护理人员的照护、关怀显得更为重要。因此，对临终患者的治疗与护理，主要本着"舒缓疗护"的原则，不以延长患者的生命时间为重点，而以对患者的全面照护为中心，以提高患者临终阶段的生活质量，维护患者临终时的生命价值和尊严为目的。所以，对患者临终阶段的一切处置，可称为舒缓疗护，即通过以缓解症状为目的的治疗和护理，使患者的疼痛等症状得以缓解，从而获得一种舒适安宁的临终状态。

2. 全方位的护理原则　安宁疗护着重于整体护理，把减轻病痛、保持舒适作为医疗护理的根本目的，以此提高临终患者终末阶段的生活质量，维护患者死亡的尊严。照顾患者的同时关心其家属，既为患者生前提供服务，又为患者死后提供丧葬服务等。

3. 人道主义原则　对患者提供更多的爱心、同情与理解，尊重其权利和尊严，尤其应尊重患者选择死亡的权利。

五、安宁疗护的内容

安宁疗护是涉及医学、护理学、社会学和心理学等多种学科的综合性医疗护理服务，主要从生理、心理、社会方面满足临终患者及其家属的需求。

1. 生理方面　临终患者可出现疼痛、纳差、恶心、呕吐、气短、失眠、大小便失禁及压力性损伤等多种问题，帮助临终患者解决这些问题，控制疼痛，缓解症状，可提高患者的舒适度，从而提高患者临终生活质量。此外，为患者创造安宁和谐的治疗环境，提供喜欢吃的饮食，满足生理需求，做好基础护理，可以让其在生命的最后时刻仍享受优良的护理，在极大的宽慰中逝去。

2. 心理方面　临终患者的心理行为反应复杂，随着生命生存时间的缩短，患者的恐惧、抑郁、焦虑情绪反应会逐渐增大，有时会导致精神错乱，自我克制能力减弱。护理人员要耐心倾听患者的各种倾诉，包括对病情的看法，对家属的期望及对后事的安排，帮助临终患者从对死亡的恐惧和不安中解脱出来，满足患者的心理需要，并指导患者正确理解和认识生命弥留之际的生存意义和价值，帮助患者以平静的心情面对即将到来的死亡。

3. 社会方面　安宁疗护作为一种立体化全方位的护理服务，不仅要帮助患者减轻痛苦，使之安详逝去，还涉及临终患者家属的居丧照护（认识和理解家属的悲伤和失落心理，提供心理安抚，帮助家属顺利度过居丧期），以及逝者的丧葬服务（尸体料理、遗体整容、殡葬仪式）等。

总之，安宁疗护的宗旨是减少患者的痛苦，增加患者的舒适，提高患者的生活质量，维护患者的尊严，使逝者死而无憾，生者问心无愧。

第二节　老年临终患者的护理

临终老年人大多处于疾病终末期或机体衰竭末期，常伴随一系列身体、心理和精神症状。安宁疗护人员应运用各种知识与技能给予临终老年人生理、心理等方面的护理。

一、生理护理

临终老年人往往疾病与衰老并存，症状不典型，并发症较多，反应迟钝，主诉不明确。护理人员应了解并协助患者满足各种生理需要，以细致的护理帮助患者缓解症状，尽可能使其处于舒适状态，提高其生活质量。

（一）舒适护理

1. 病室环境　舒适的居住环境增强患者的精神及身体舒适感。①保持患者居住环境整洁、安静、阳光充足；②室内经常清洁打扫，经常更换床单，定时开窗，适时消毒，调节室内温湿度，保证空气流通，以免污浊空气影响患者食欲和睡眠，也可有效预防院内感染；③室内色调以暖色调为主，灯具可选用磨砂白炽灯，可在室内摆放鲜花或绿植，养一些金鱼使环境充满勃勃生机，也可陈列艺术品、家庭照片等，以营造温馨的气氛。

2. 口腔清洁　临终患者由于免疫功能下降，以及大量使用抗生素和糖皮质激素等药物，极易引起口腔内菌群失调而发生感染、溃疡。应根据患者的病情加强口腔护理，操作时注意动作轻柔，以免镊尖碰伤牙龈及黏膜。患者如有活动性义齿，应协助取下用冷水刷洗，清洁口腔后戴上。暂时不用的义齿，可浸泡于清水中备用。

3. 皮肤护理　临终患者由于体质衰弱，长期卧床，极易导致压力性损伤。一旦发生，患者的精神、心理和身体状况会明显变差，常难以控制，会加速患者的死亡（具体措施详见第七章第九节老年常见皮肤疾病患者的护理）。

4. 排泄护理　临终患者往往出现便秘或腹泻，以及尿潴留或尿失禁等情况，给患者造成极大的痛苦。故应采取有效措施进行护理，尤其应注意会阴部皮肤的清洁护理，增加患者舒适感（具体措施详见第六章老年综合征及其护理）。操作时须特别注意做好遮蔽工作，以免伤害患者自尊。

5. 睡眠护理　临终患者失眠往往与居住环境改变（如住院）、抑郁、腿肌痉挛，以及各种原因引起的疼痛有关。严重失眠会影响患者的生活质量，加速其死亡进程。要随时评估患者的睡眠情况，了解失眠原因，若因环境改变或一时苦恼而造成的失眠，可与患者交谈，缓解其心理不适，无需用药。其他原因引起的失眠则应针对原因给予相应措施，以增加患者的睡眠时间和改善质量。

6. 维持患者仪表整齐　协助临终患者做必要梳洗，条件允许者，可鼓励化妆。保持临终患者衣着整洁舒适，亲友探望时，更要注重患者的衣着容貌，以及床具的清洁干净，尽量做到患者满意后，才安排其会见亲友，以维护临终患者的尊严。这不仅有利于满足患者临终前的生理需求，也有利于调整其心理状态。

（二）疼痛护理

疼痛是临终患者尤其是癌症患者临终前的常见症状，不仅影响患者的睡眠、饮食、活动和情绪，还易使患者感到沮丧和绝望。因此，对疼痛的护理至关重要（具体评估及护理措施详见第六章第九节疼痛及其护理）。

（三）饮食护理

临终患者大多出现食欲减退，故饮食无需过多限制，应根据病情提供高热量、易消化的饮食。可依照患者饮食习惯提供家庭式饭菜，增加食欲，并注意少食多餐。必要时，采用鼻饲或肠外营养等方法补充营养。此外，应注意饮食卫生，必要时在患者进食前进行口腔清洁，以清除口腔异味，并创造洁净的进食环境，撤走便器等物品。避免因进食不当导致呕吐、腹泻或便秘而给患者造成痛苦。

（四）药物护理

为缓解疼痛，患者可能使用镇痛药。呼吸急促时可使用吗啡或其他镇静药以降低呼吸速率。使用相关药物时应和家属充分沟通，告知其用药原因和可能出现的不良反应，必要时签署医患沟通同意书。

（五）日常生活

临终患者虽然面临死亡的威胁，但仍然生活在现实空间，每天仍有着自己的生活内容。所以，应合理安排患者的日常生活，提高其生活情趣。例如，鼓励患者与亲友通过电话、信件保持联系，与患者一同观看电视节目、欣赏音乐等，使患者在人生的终末阶段仍然过着充实而有意义的生活，能够没有遗憾地离开人世。

（六）协助患者选择临终和死亡地点

应结合临终老年人的意愿，与老年人及家属协商，选择老年人临终及去世的地点。

二、心理护理

（一）临终患者的心理反应阶段及护理

临终意味着即将面临死亡，临终患者由于躯体疾病的折磨，对生的依恋和对死的恐惧会产生一系列复杂的心理变化。国内外学者对此进行了大量研究，以求了解其中的普遍性和特殊性表现。目前，最公认的是美国精神病学家库伯勒·罗斯博士于 1969 年在《论死亡和濒临死亡》一书中提出的观点，认为患者在临终前大致经历 5 个心理反应阶段：否认、愤怒、协议、抑郁和接受，这种变化因不同年龄、性别、信仰、经历、教育、修养、经济及家庭情况等而各异。

1. 否认阶段　患者最初得知病情时，不承认自己身患绝症，认为诊断有误，企图逃避现实。多表现为震惊、焦虑、心神不宁等。这一阶段常较短暂，是一个应付时期，是个人对令人震惊的坏消息的缓冲。随着时间推移，这种心理会逐渐削弱，慢慢发展到下一阶段；有的患者会间断否认，直至不再否认；只有极少数患者一直持否认态度。面对此阶段的患者，医护人员和家属应态度诚恳，耐心倾听患者的诉说，不要急于将病情全部揭穿，以免彻底毁灭患者的希望。交流时，尽量顺着患者的语言和思路，以缓冲其心灵创伤。

2. 愤怒阶段　当病情逐渐加重，否认难以维持时，患者往往会怨天尤人，责怪命运不公，害怕听到任何"死亡"相关的字眼，常常迁怒于家属或医护人员，多表现为痛苦、愤怒、怨恨等。从医护人员的角度看，处于愤怒期的患者很难沟通，所给予的照护也很难让患者满意。应把患者的愤怒和怨恨看作一种健康的适应性反应，尽量忍让克制，并给予宽容和理解，而不能将患者的这种宣泄当作针对个人的攻击并给予反击。

3. 协议阶段　患者承认已患病的现实，乞求治疗延长生命，喜欢浏览健康信息，遍寻治疗偏方。这一阶段持续的时间一般很短，而且不如前两个阶段明显。协议阶段的心理反应，实际上是一种延缓死亡的企图，是人的生命本能和生存欲望的体现。这一阶段的心理反应对患者是有益的，护理人员应抓住时机，主动关心患者，使其配合用药，尽力减轻患者的不适症状。

4. 抑郁阶段 随着病情恶化，身心日益衰竭，精神和肉体上忍受着双重折磨，患者认识到治疗无望，任何努力都无济于事，感到求生不得、求死不能，表现出对周围事物的淡漠、语言减少、反应迟钝、对任何东西都不感兴趣。抑郁情绪对于临终患者来说是正常表现，护理人员应当让其按照自己的方式去表达情感，尽量不加以干涉。允许家属陪伴，让患者有更多的时间与家属相处，并尽力帮助患者完成其愿望。同时加强巡视，防止患者擅自拔掉输液管，或做出其他伤害自己的事情。

5. 接受阶段 患者接受事实面对死亡，表现得稳定、平静、少言寡语。在此阶段，患者表现出惊人的坦然，不再抱怨命运，也不显示淡漠的情绪，但较为疲倦和虚弱，常处于嗜睡状态。这一时期应允许患者自己安静地待着，给患者自处的空间，不要勉强与其交谈，但可以让家属陪伴在患者身边，使其能在家属的慰藉中安静地离开人世。

上述 5 个阶段的心理反应因人而异。并非所有患者都必须经历上述心理反应阶段，并且即使患者都有上述 5 种心理反应，也不一定按上述顺序出现，它们可能重合，也可能提前或推后，或停留在某一阶段。依据患者过去的生活经验及个性，这 5 个阶段的过渡转变，有的可能只需几分钟，有的可能需要数月。此外，在运用该理论观察和照护临终患者时，不要忽视个体差异，如性别、年龄、个性、认知方式和文化环境等差异的影响。

（二）老年安宁疗护心理干预技术

1. 人生回顾 此概念由 Butler 于 1963 年首次提出，是指通过回顾、评价个体的既往经历，帮助其剖析、重整人生历程中某些未解决的矛盾，从而发现新的生命意义。人生回顾的重点不是关注事件，而是个体在此过程中是否能持开放、和谐、接纳的态度，去正视生命中的负性经历、体验走出阴影的力量，进而整合并接纳自己。国内外大量研究已证明，人生回顾有益于老年临终者的健康状况，包括减轻疼痛、焦虑、抑郁等不适，改善希望、自尊和睡眠质量等。目前应用较为广泛的是 Haight 基于 Erikson 的心理社会发展理论创立的结构化人生回顾方案，具体方法是以人生回顾表格上的问题作为访谈提纲，引导个体对其童年、青少年、成年各阶段，以及整个人生历程进行评价和整合。但该方案在中国老年人群中的实施应注意我国特有的文化背景，可考虑适当基于儒家文化、血缘、孝道、天人合一等理念对其进行改良并逐步验证和完善。

2. 尊严疗法 尊严是善终的重要组成部分。Chochinov 等在临终者中开展了系列研究，发现该群体的尊严主要受到 3 个方面因素的影响：①疾病相关因素，包括自主能力、症状困扰、医疗不确定性及死亡焦虑等；②个体尊严相关因素，包括维护尊严的认知和维护尊严的行为等；③社会尊严相关因素，包括隐私界限、社会支持、照顾者负担等。尊严疗法为基于上述影响因素，根据个体情况选择合适的切入点，构建以访谈为主要形式的干预方案，帮助临终者建立自我意义和人生价值感，获得内心平静和尊严感，从而提高生存质量。老年人在社会和家庭中居于长者地位，具有较强的自尊心，但处于生命终末期时往往使其自觉力不从心、无能为力而自尊低下。而尊严疗法旨在提高老年临终者的人生目的、意义、价值感，降低精神心理负担，鼓励其重拾信心，故此对于老年临终者具有重要意义。需要注意的是，中外文化在"尊严"的内涵上存在差异，不同国家老年人尊严受损的现状特点、影响因素有所不同，因此尊严疗法也需要进行科学的文化调适才能在我国老年人群中顺利应用。

3. 死亡教育　人的全优生命质量系统工程，不仅需要优生、优育、优活，也需要优逝。优逝指临终者及家属没有痛苦和不适，终末期决策基本符合患者及其家属意愿，并与临床实践、文化和伦理标准相一致。优逝关注人最后时刻的生命质量，使临终者不仅能在安宁疗护中维持其应有尊严，还能平静安详地离世。在"乐生讳死"的传统文化背景下，对死亡的恐惧在我国老年群体中普遍存在，而这很大程度上缘于对死亡的不了解。因此，对老年人进行死亡教育，帮助其正确认知死亡，为死亡做好准备尤为重要。死亡教育的主要内容是通过引导教育帮助患者克服怯懦思想，正确对待疾病，树立正确的生命观和死亡观，并做好充分的心理准备，坦然接受死亡。

老年人对死亡的态度包括以下几方面。①死亡恐惧或焦虑：指个体因对死亡不可控性的感知而在面对死亡或濒死时所产生的一种恐惧、忧虑的情绪反应；②死亡逃避：指老年人在面对死亡时可能采取的一系列回避行为，以最大限度回避与死亡相关的、可引发产生死亡恐惧或焦虑的象征物（比如墓地）；③死亡接受：分为自然接受、趋近导向的死亡接受及逃离导向的死亡接受。自然接受指认为死亡是生命中不可缺少的一个自然阶段，承认生与死并存，此类老年人既不恐惧死亡，也不寻求死亡。趋近导向的死亡接受对死亡持较积极的正面态度，多与宗教信仰有关，此类老年人多认为死亡是通往来生之门，甚至期待死亡的到来。逃离导向的死亡接受指当个体的生活充满痛苦、磨难和不幸时，为摆脱生的痛苦而接受死亡，此类老年人对生的恐惧超越了对死亡的恐惧，甚至将死亡视为解脱痛苦的唯一途径，他们对当前生活状态的描述通常是"生不如死""痛不欲生"等。

4. 其他心理干预技术

（1）阅读疗法：是以文献为媒介，将阅读作为保健、养生及辅助治疗的手段，使个体通过对文献的学习、讨论和领悟，养护或恢复身心健康的一种方法。阅读疗法不仅是个体独自阅读和领悟的过程，也是一个交互的过程，需要治疗师和阅读者、不同阅读者之间就读后感进行讨论，才能达到所期望的疗效。阅读疗法所选用的文献是广义的文献，不仅包括纸质书籍、杂志等，还包括以声光电磁等方式记录知识的各种载体，如磁带、光盘、微信、小视频。为帮助老年人在阅读过程中产生愉悦的正性体验、领悟到积极深邃的人生意义，治疗师必须针对老年人的特点正确选择阅读文献的内容和形式，在过程中敏锐、准确地感知和分析老年人的反应，通过导读和对话带动老年人进行深入的自省和领悟。

（2）芳香疗法：是指选择天然植物或其提取出的香料、精油等，用于预防、减轻或辅助治疗人体某些疾病或不适的治疗方法。芳香疗法在我国历史悠久，源远流长，在历代中医文献中有大量散在的记载，民间也广泛流传。中医学认为芳香疗法以化湿和开窍为两大主要功效，而现代药理学则认为芳香物质可作用于人体的神经系统、内分泌系统等进而影响情绪、生理状态和行为。芳香疗法的疗效尚存在争议，考虑与用药途径、制剂纯度、药物用量，以及患者的性别、遗传、环境等不同有关。适当的芳香疗法已被证实可有效减轻老年临终者的疼痛、失眠、焦虑等不适，但老年临终者身体虚弱，在选用该方法时，一定要慎重，需进行安全性的评估，严密观察是否有呼吸道过度刺激反应、过敏性皮炎等不良反应。

（3）宠物陪伴辅助疗法：老年临终者由于身体虚弱，活动范围有限、活动形式单调、普遍缺乏社会交往，易出现孤独、抑郁、失志等不良体验。而与宠物进行抚摸、凝视、交谈等互动时，人体皮肤上特定的感觉神经末梢会被激活，增加内啡肽、催产素的释放，降低皮质醇、多巴胺的水平。此外，宠物陪伴还能够提供独特的情感支持，通过提高老年临终者的生命意义感和自我价值感来帮助其获得心灵疗愈，改善其生活质量。

第三节　老年临终患者家属的心理支持

一、临终患者家属的心理反应

临终患者的家属既要承受难以接受的患者临终事实，又要夜以继日地照顾患者，联系办理住院事宜，解决经济问题等。同时，如果患者的不良情绪发泄到家属身上，家属还要极力克制自己的情绪，委曲求全，以免导致患者情绪更坏，加重病情。这些都会使患者家属消耗大量体力和精力，精神上遭受到各种不良因素的刺激，表现出各种特殊的心理反应。尤其对于老年丧偶者，丧亲是重大负性事件，在世配偶常表现为不知所措、悲痛欲绝，长时间的悲伤情绪可能引发或加重原有疾病，甚至增加死亡风险。

1. 震惊与麻木　当家属得知老年人所患疾病已无法医治时，会表现出不理解，难以接受既定事实，甚至痛不欲生。在亲人逝世数小时及数周内，丧亲者也会觉得亲人的离开是不真实的，感觉遭到重击，无法接受，以至短时间内不能感知其他事情，甚至产生生理症状，如无法正常饮食、头脑不清晰。

2. 愤怒　当患者病情日渐恶化，家属会产生愤怒、怨恨的情绪，行为上烦躁不安，对周围的事情感到强烈不满或仇恨，心理失衡，极易与医护人员发生冲突。

3. 委屈　长期遭受病痛残酷折磨的患者，心理状态会发生畸形。有些患者会以自我为中心，总觉得事事不如意，对家属百般挑剔，甚至粗暴蛮横、无事生非，向家属发泄情绪。家属为了不加重患者的痛苦，常常忍辱负重、委曲求全。

4. 矛盾　对于临终患者的病情，家属是很清楚的，他们在理智上明知患者已无任何治愈希望，但受感情驱使，常四处打听"秘方"，盼望患者出现"绝处逢生"的奇迹。

5. 愧疚　患者去世后，丧亲者可能后悔自己没有在死者生前好好对待他，有时会觉得自己应对死者的死负责，显得沮丧且忧伤，陷入与患者相处的痛苦回忆中。

6. 悲伤与思念　悲伤是一个漫长的过程，虽然随时间流逝，悲痛的强烈程度会逐渐降低，但仍会在生命中以不同程度或形式出现。丧亲者试图还原逝去之人。他们意识到自己的生命因丧亲而留下"空隙"，同时也失去了包括丧亲者在内的想象中的未来。此时丧亲者试图填补这个"空隙"，想全力寻找逝者的一切。他们会苦苦思念，渴望逝者回到身边，回到原来的生活。

7. 绝望与混乱　丧亲者发现时光无法倒流，感到无能为力。面对丧亲后生活中的现实问题和困难，无法集中精力考虑，显得无所适从。他们在痛苦挣扎中前行，伴随着无助、绝望、愤怒和质疑。

8. 复原　丧亲者进入自我调节和重新焕发阶段。他们逐渐适应丧亲后的生活，重新将精力和心思投注在其他活动和关系上，但这并不意味着要放弃或忘记逝者，反而家属在心灵上已为逝者找到一个恰当的、正面的联系方式，能够继续生活下去，去爱或接受他人的爱，并建立新的目标及人际关系。

二、临终患者家属心理反应的影响因素

上述心理反应的表现及严重程度因人而异，其影响因素主要包括以下几个方面。①患者特征：如果临终患者的年龄大、长期卧床不起，一方面，照顾患者已耗尽家属精力，冲淡了忧伤心理；另一方面，家属已有预期的思想准备，各种心理反应会相对较轻。②家属特征：家属如果性格外向，能够及时将悲伤宣泄出来，哀痛时期会相应缩短；文化水平较高的家属一般能够面对死亡现实，即便内心感到极大的悲痛，也能控制自己的情绪，仅表现出适度悲伤；宗教信仰也可能对心理反应产生一定影响，这些影响可以是正面、积极的，也可以是负面、消极的，对这些因素应予以关注，并努力发挥其积极、良性的作用。③家属与患者的关系：如果家属与患者的关系密切，感情甚笃，其心理反应往往会很强烈，尤其需要医护人员及时给予心理支持。

三、对家属的心理支持

临终患者家属的各种负性心理反应会对其身体、工作、学习和生活造成很大影响。所以，作为护理人员，对患者家属也应给予同情、理解和帮助，指导患者家属正确面对现实，尽快从悲痛中解脱出来，调整好自己的心理状态，促进其心理适应过程。在临床实际工作中，需要深入了解家属的实际感受，并了解其家庭环境、婚姻、人际关系、生活方式、社会地位、经济状况等，以便更好地指导家属疏导悲痛和给予精神支持。

1. 死亡教育　对临终患者家属讲述有关死亡的知识，从生命伦理学角度指导家属认识生命的价值和死亡的意义，帮助家属接受患者临终的事实，缩短悲痛的过程，并为亲人之死做好心理准备，及早适应丧亲的变故，重新回到社会。死亡教育要贯穿整个阶段，使家属以相对平静的心情面对现实。

2. 满足家属合理要求　尽量满足家属提出的了解病情进展、与患者独处等方面的合理要求。对于暂时不能做到的要求，医护人员应给予耐心解释，以解除疑虑。对于家属的过激言行，则给予容忍和谅解，避免纠纷而加重家属的心理负担。

3. 陪伴和聆听　心理学认为，长期压抑悲痛情绪，会影响身心健康，而大声哭泣，让悲痛发泄出来，能减少悲痛对健康的影响，故可通过陪伴、聆听等有效的交流方式，鼓励家属将其内心痛苦和真实想法诉说出来，必要时可提供适当的场所和机会让家属适时地宣泄心中的悲伤并在其后给予安抚。研究表明，家属在患者尚未死亡时便逐渐表达出哀痛，即"前发性悲伤"，这种悲痛是家属在面对至亲者真正死亡时最好的心理防卫。

4. 丧葬服务　丧葬不仅是延续死者生前的愿望，也是在世者对逝者的一种悼念、追思和尊重。丧葬服务是一种尊重亡者遗愿和生者意愿的工作，能使家属在失去亲人时得到一些心理补偿和安慰。因此，提供系列的丧葬一条龙服务，不但可以减轻家属为操办丧事所耗费的精力，帮助其接受患者已死亡的事实，还可以使其尽早摆脱悲痛，适应新的生活。

5. 哀伤辅导　指丧亲者在哀伤辅导人员的协助下坦然接受现实，在合理时间内引发、宣泄正常的悲伤情绪并从中恢复，告别逝者，逐渐适应失去亲人的生活，并重新开始正常

的生活。其要点是提供安慰与陪伴，诱导丧亲者宣泄悲伤情绪，鼓励诉说并耐心倾听，投身其他活动以转移注意力，以及建立新的生活方式。

（颜　君）

 习题

一．单项选择题

1. 安宁疗护的主要目的不包括
　　A. 减轻患者的不适　　　　　　　　B. 提高患者的生活质量
　　C. 维护患者的尊严　　　　　　　　D. 治愈疾病

2. 患者，女性，79岁，患胰腺癌晚期，现处于临终状态，目前该患者最重要的护理措施为
　　A. 帮助患者刷牙　　　　　　　　　B. 检验生化指标
　　C. 遵医嘱用药　　　　　　　　　　D. 减轻疼痛

3. 患者，男性，68岁，胰腺癌晚期，治疗后出现病情恶化。患者常独自流泪，沉默不语，反应迟钝，对任何事情都不感兴趣，此时患者的心理反应处于
　　A. 否认阶段　　　　　　　　　　　B. 愤怒阶段
　　C. 协议阶段　　　　　　　　　　　D. 抑郁阶段

4. 患者，男性，65岁，被确诊为肝癌晚期，喜欢各处浏览健康信息，遍寻治疗偏方，常常祈求神灵能延长自己的生命，此时患者的心理反应处于
　　A. 否认阶段　　　　　　　　　　　B. 愤怒阶段
　　C. 协议阶段　　　　　　　　　　　D. 抑郁阶段

5. 患者，男性，75岁，被确诊为肝癌晚期，现处于临终状态。患者的日常言行表现出其感到恐惧和绝望，且经常发怒，此时照护人员应注意
　　A. 说服患者理智面对病情　　　　　B. 热情鼓励，帮助患者树立信心
　　C. 理解、陪伴患者　　　　　　　　D. 同情患者，满足患者所有要求

6. 以下不属于对丧亲者心理支持的是
　　A. 提供死亡教育　　　　　　　　　B. 满足家属合理要求
　　C. 帮助重建新的关系　　　　　　　D. 提供丧葬服务

二、简答题

1. 什么是老年安宁疗护？
2. 安宁疗护的意义是什么？
3. 安宁疗护包括哪些内容？
4. 老年患者临终前大致经历哪些心理阶段？
5. 死亡教育的主要内容有哪些？
6. 如何对家属进行心理支持？

第十章数字资源

第十章　老年人照顾者负担与支持

◎ 案例 10-1

　　张某，男性，75岁，重度失能患者，卧床3年，生活无法自理，平时由其配偶负责照顾，感情深厚，育有1女，在职，工作比较忙，节假日会来看望老人，家庭关系较好，老两口每个月均有退休金，用于平时的就医买药和生活，经济尚可。配偶需要24 h照顾患者，几乎没有时间社交。近期配偶出现身体状况不佳，检查发现高血压、糖尿病、关节炎等慢性疾病，肩颈关节经常疼痛，情绪烦躁、易怒。

　　请问：

　　1. 该患者的照顾者目前可能存在哪些照顾负担？

　　2. 根据对患者和其家庭的评估，可以发现哪些促进积极感受的因素？

　　3. 针对患者照顾者的情况，可以采取哪些支持措施？

第一节　老年人照顾者负担

　　家庭照顾者又称非正式照顾者，指在被照顾者的个人需求、经济、心理、情感上提供无偿照护的家庭成员、亲朋、好友等。在老年人口迅速增加而家庭养老功能日渐式微的背景下，家庭照顾者已成为长期照护资源系统中至关重要的照顾提供者与协调人员。老年人家庭照顾者因照顾任务繁重而产生照顾压力大、身心疲惫、孤独等负性体验，长期的负性体验不仅会降低照顾者的生活质量，还会降低照护质量。关注照顾者的处境、保障照顾者的利益也是关注老年人的处境和保障老年人的利益，唯有照顾者的需求得到及时关注、照顾者面临的困境得到妥善解决，被照顾者才能得到更高品质的照顾。因此，在照顾老年人的同时，应包括其家庭主要照顾者，了解照顾者的压力、感受和需求，并适时提供针对性的支持，也是专业护理人员的主要任务。

一、照顾者负担概述

　　1. 概念　在老年人的长期照顾中，家庭照顾者扮演着重要的角色，而在这个过程中，随着照顾时间的不断延长、照顾强度的不断加大、照顾难度的不断提升、照顾资源的不断压缩，照顾者负担已成为老年人照顾者的重要问题，并且成为一个多维、复杂的概念，涉及照顾者一系列生理、心理和社会的反应。照顾者负担（caregiver burden）最早由 Grad 和 Sainsbury 于 1966 年提出，用于描述家庭成员照顾患病的成员所付出的代价。George 等将照顾者负担定义为家庭成员在照顾患者时经历的生理、心理、情感、社会和经济问题。总体而言，照顾者负担有以下特点：①是一种多元性的现象，包含了身体、心理、社会等各个方面，而且是偏负向的；②是超负荷的表现，当照顾者的需求与得到的资源或支持之间无法平衡，或其落差超过所能承受的范围；③可以分为客观的照顾事件本身及主观的感受两部分；④是动态变化的；⑤是有个体差异性的。

2. 照顾者负担的影响　　根据家庭系统论，家庭是社会系统的基本组成部分，而其本身又由较低的亚系统——家庭成员组成，个人与家庭之间相互影响、相互作用，而家庭又和社会之间相互影响、相互作用。因此，照顾者受影响势必会累及被照顾老年人的生活质量，而且照顾者自身也会成为医疗卫生资源的消耗者，加大健康照顾的成本，增加医疗保障系统的负担。由此可见，照顾者自身状况的好坏直接决定着能否为老年人提供高质量的照顾。

对于家庭照顾者而言，承担失能老年人的照顾工作并非一个短暂的生活事件，也不像照顾幼儿般，会随其成长而有逐渐减轻照顾者重担的希望。长期的照顾工作对家庭照顾者自身带来了多方面的影响，造成个人在身体、情绪、经济、休闲、社会参与等各方面的压力与负荷，有学者将其称为"两不堪"，即"不堪承受的家庭照料，不堪重负的照顾者"。但是，这些压力与负荷经常被掩藏在"爱的劳务"的光环下而不被重视，甚至被称为"潜在的患者"，因为他们自身也常常陷入疾病的危机中而不被人所知甚至不自知。

二、照顾者负担分类

（一）主观负担

照顾者的主观负担是指照顾者对于照顾工作的主观情绪反应，或者照顾者个人在照顾过程中的自我感受。例如，照顾者对他/她的处境所感受到的焦虑主观情绪反应，体验到过度的负荷感、束缚感、憎恨感、被隔离感、紧张感。

在照顾者的主观负担中，"抑郁"和"焦虑"是最常见的两种负面情绪。除此之外，长期承担繁重的照顾工作导致照顾者产生的负面情绪还包括紧张、烦闷等，甚至可能会对被照顾老年人产生愤怒和怨恨等。有学者对照顾者的负面情绪进行了总结描述，共分为 6 类：①内疚感；②悲伤和失落；③情感疏离；④无助感；⑤愤怒感；⑥窘迫感。

（二）客观负担

照顾者的客观负担是照顾者生活及家庭中可观察到的不同层面受到影响的情形或活动，是可以观测到的负担。如照顾工作对照顾者生活及家务维持上造成的妨碍及改变，包括照顾者身体活动的限制、时间的投入、经济资源的消耗等，主要包括以下几个方面。

1. 身体负担　　为老年人提供长期的照顾，会导致照顾者健康状况恶化。高强度的照顾压力及过重的照顾任务会使一些照顾者遇到各种各样的身体健康问题。一方面，照顾者自身的健康状况下降，包括体重改变、失眠、头痛、免疫力下降等，特别是对于老年配偶照顾者，照顾工作对其身体健康具有非常大的消极影响。另一方面，照顾者原有的一些身体方面的疾病也可能会因长期的照顾活动而加剧，或者增加了照顾者罹患某些慢性疾病的可能性，如出现长期性失眠、高血压、心脏病及消化系统疾病等。

2. 经济负担 对老年人的长期照顾经常也伴随着沉重的经济负担。一方面，照顾的成本大，尤其是照顾失能程度较高的老年人，其照顾成本更大，除日常用品外，还需要常备药品、医药费用、特殊的辅助设施费用等。另一方面，照顾者由于照顾的时间消耗不得不减少工作时间，有的甚至不得不放弃工作和学习的机会，转而扮演照顾者角色。

3. 社会负担 是可以从空间和时间两个层面进行分析。从空间层面来看，照顾者受照顾活动的束缚，其活动空间被局限在家庭内，限制了照顾者与外界的联系；从时间层面来看，照顾者用于照料老年人的时间具有长期性、密集性、碎片化等特点，从而也限制了照顾者进行人际交往与社会活动的时间。无论从空间还是时间方面来看，照顾活动均会导致照顾者的社会活动能力减弱。

三、照顾者负担的影响因素

（一）被照顾者因素

1. 失能程度 老年人的失能程度是照顾负担的重要影响因素。失能程度越高，意味着老年人存在的功能缺陷越多，对照顾者的依赖程度更高，照护工作量随之增加。当照顾能力不足以满足老年人需求时，照顾者难以适应繁重的照护任务，容易出现免疫功能紊乱、焦虑、怠倦等，导致身体与情感负荷过重。

2. 认知功能 老年人存在痴呆等认知功能障碍时，照顾者负担更重，主要表现为身体性负担、情感性负担与社会性负担。

3. 健康状况 老年人患慢性疾病越多、自评健康状况越差，其照顾者负担越重。

4. 情绪状态 老年人的积极情绪状态与照顾者负担呈负相关。老年人如存在不良情绪，可能会导致破坏性行为，增加照顾者负担。

5. 其他 如年龄，高龄老年人照顾者的负担更重，可能与其自理能力更差有关。

（二）照顾者因素

1. 职业状态 相较于非在职的家庭照顾者，在职的老年人照顾者负担更低。可能由于稳定的收入和充实的社交生活使得照顾者的负担减轻。

2. 健康状况 自觉健康状况差的照顾者的照顾负担较自觉健康状况好的照顾者的照顾负担更大。此外，睡眠质量、患病情况，以及焦虑、抑郁状态也是影响照顾者健康的相关因素。照顾者在自身患病的情况下照顾失能老年人会给身体带来额外的压力，自身体力不支，难以应付日常繁重的照顾工作，照顾负担加重。

3. 照顾年限与每日照顾时长 照顾者照护老年人的年限越久、每日照顾时长越长，其负担程度也相应越重。老年人的照护问题具有长期性和复杂性，照顾者在心理与体力方面长期透支，难免会引起照顾负担加重。

4. 社会支持 是老年人家庭照顾负担的保护因素。当有多名照顾者辅助照顾老年人或有长期照护医疗机构介入时，照顾负担减轻。相反，家庭月收入低、缺乏医疗保险支持的老年人，照顾负担较重。

5. 照护能力与自我效能 较强的照护技能可以提高照护效率，减轻照顾者负担。自我效能水平较高、应对能力强的照顾者面对应激事件会积极寻求外部支持，主动解决问题。照顾者积极成功地应对又会提升照顾者自我效能，激发照顾的积极性，增强胜任照顾工作的信心，有效降低了照顾压力。

四、照顾者负担的评估

国外学者在长期照顾实践中，开发了众多量表进行照顾者负担的评估，如照顾者负担问卷（caregiver burden inventory，CBI）、Zari 照顾者负担量表（Zarit caregiver burden interview，ZBI）、照顾者压力指数（caregiver strain index，CSI）和照顾者负担评估量表 –16（assessment burden of caregiver–16，ABC–16）等，不同量表测量的侧重点有所不同。国内学者大多采用经汉化过的 CBI 和 ZBI 两个量表，本节作为重点介绍。

（一）照顾者负担问卷（CBI）

该问卷是 Novak 和 Guest 于 1989 年编制的，在国际上应用广泛。共 5 个维度，24 个条目，分别为时间依赖性负担（1~5 个条目）、发展受限性负担（6~10 个条目）、身体性负担（11~14 个条目）、社交性负担（15~18 个条目）和情感性负担（19~24 个条目）。每个条目按负担的轻重赋值 0~4 分，问卷总分为 0~96 分，得分越高，说明照顾者负担越重。2006 年岳鹏等将照顾者负担问卷（CBI）汉化成中文版（表 10-1），中文版 CBI 能够较好地反映原始量表，并且 CBI 各条目的等效性及 CBI 的整体内容均可以适用于中国文化背景。

表 10-1　照顾者负担问卷（CBI）

为了照顾患者，您有这样的感觉	非常同意	有些同意	中立态度	有些不同意	非常不同意
1. 我觉得我没有足够的睡眠	4	3	2	1	0
2. 我觉得身体相当疲惫	4	3	2	1	0
3. 我觉得照顾患者让我生病	4	3	2	1	0
4. 我觉得我的健康受到影响	4	3	2	1	0
5. 我和我的家人相处得没有以前融洽	4	3	2	1	0
6. 我以患者为耻	4	3	2	1	0
7. 我觉得我的婚姻出了问题（已婚者答案）	4	3	2	1	0
我觉得我的终身大事受到影响（未婚者答案）	4	3	2	1	0
8. 我对患者的行为感到不好意思	4	3	2	1	0
9. 我觉得我家务活做得不像以前那么好	4	3	2	1	0
10. 我为照顾患者所做的努力并没有得到其他家人的欣赏与肯定	4	3	2	1	0
11. 我觉得那些能帮忙但又不肯帮忙的亲人让我生气	4	3	2	1	0
12. 我对自己与患者的互动感到生气	4	3	2	1	0
13. 当朋友来访见到患者，我觉得不自在	4	3	2	1	0

续表

为了照顾患者，您有这样的感觉	非常 同意	有些 同意	中立 态度	有些 不同意	非常 不同意
14. 我讨厌患者	4	3	2	1	0
15. 患者需要我协助他处理许多日常生活事务	4	3	2	1	0
16. 患者依赖我	4	3	2	1	0
17. 我必须一直注意患者，以防他出现危险情况	4	3	2	1	0
18. 我必须协助他做许多最基本的照顾事项	4	3	2	1	0
19. 我忙于照顾患者而没有时间休息	4	3	2	1	0
20. 因照顾患者，我觉得人生有许多事情我没有经历过	4	3	2	1	0
21. 我希望我能逃离这情境	4	3	2	1	0
22. 照顾患者的工作影响了我的社交生活	4	3	2	1	0
23. 我觉得照顾患者让我心力交瘁	4	3	2	1	0
24. 我期盼在此时事情会变得不一样	4	3	2	1	0

（二）Zarit 照顾者负担量表（ZBI）

该量表是由 Zarit 等在 20 世纪 80 年代根据照顾者负担测量理论并结合临床实践的基础开发的，应用较为广泛。ZBI 共有 22 个条目，分值均为 0~4 分，整个量表的总分范围为 0~88 分，21~40 分表示无负担或轻度负担，41~60 分表示有中到重度负担。量表包括个人负担（personal strain）和责任负担（role strain）两个维度。2006 年王烈等将 Zarit 照顾者负担量表（ZBI）汉化成中文版（表 10-2）。

表 10-2　Zarit 照顾者负担量表（ZBI）

在以下问题中，请您在认为最合适答案上标注对号（√）	没有	偶尔	有时	经常	总是
1. 您是否认为，您所照料的患者会向您提出过多的照顾要求？	0	1	2	3	4
2. 您是否认为，由于护理患者会使自己的时间不够？	0	1	2	3	4
3. 您是否认为，在照料患者和努力做好家务及工作之间，你会感到有压力？	0	1	2	3	4
4. 您是否认为，因患者的行为而感到为难？	0	1	2	3	4
5. 您是否认为，有患者在您身边而感到烦恼？	0	1	2	3	4
6. 您是否认为，患者已经影响到了您和您的家人与朋友间的关系？	0	1	2	3	4
7. 您对患者的将来感到担心吗？	0	1	2	3	4
8. 您是否认为，患者依赖于您？	0	1	2	3	4
9. 当患者在您身边时，您感到紧张吗？	0	1	2	3	4
10. 您是否认为，由于护理患者，您的健康受到影响？	0	1	2	3	4
11. 您是否认为，由于护理患者，您没有时间办自己的私事？	0	1	2	3	4

续表

在以下问题中，请您在认为最合适答案上标注对号（√）	没有	偶尔	有时	经常	总是
12. 您是否认为，由于护理患者，您的社交受到影响？	0	1	2	3	4
13. 您有没有由于患者在家，放弃请朋友来家的想法？	0	1	2	3	4
14. 您是否认为患者只期盼着您的照料，您好像是他／她唯一可依赖的人？	0	1	2	3	4
15. 您是否认为，除外您的花费，您没有余钱用于护理患者？	0	1	2	3	4
16. 您是否认为，您有可能花更多的时间护理患者？	0	1	2	3	4
17. 您是否认为开始护理以来，按照自己的意愿生活已经不可能了？	0	1	2	3	4
18. 您是否希望，能把患者留给别人来照料？	0	1	2	3	4
19. 您对患者有不知如何是好的情形吗？	0	1	2	3	4
20. 您认为应该为患者做更多的事情是吗？	0	1	2	3	4
21，您认为在护理患者上您能做得更好吗？	0	1	2	3	4
22. 综合看来您怎样评价自己在护理上的负担？	0	1	2	3	4

五、照顾者的积极感受

（一）概念和意义

长期的照顾工作会给照顾者带来沉重的负担，同时照顾者在照顾过程中也会产生积极感受，比如与患者的关系改善，自尊提高，看到患者愉悦和舒适带来的满足感、自豪感及收获感，感受到自己应对挑战的能力、个人成长带来的自我肯定、自我价值的实现等。20世纪90年代初，美国学者 Lawton 提出了照顾感受的双因素理论模型，该理论认为照顾者感受的积极与消极方面是两个相对独立的维度，两者之间并不是单维的此消彼长的关系。目前对照顾者积极感受的概念尚未达成共识，通常用自尊、满意度、获得感来表示，主要是指照顾者关于照顾经历的积极体会与评价，照顾经历带给生活的积极体会，代表照顾者在提供照顾中产生的主观收获感、荣誉感和个人成长的经历等。

照顾者积极感受不仅真实地存在于照顾过程中，而且相应数量的积极感受可起到调节负担的作用，能够帮助照顾者拓宽视野，帮助他们成长，为其照顾行为提供动力，使照顾者从整体上产生积极感受的体验，从而减轻照顾者负担，缓解抑郁和焦虑情绪，提高生活满意度和生活质量。同时，积极感受的缺乏会给照顾者的身心健康带来消极影响，从而影响其生活质量。

（二）评估

国外研发了一些评估照顾者积极感受的工具，如照顾者积极感受量表（positive aspects of caregiving，PAC）、照顾者满意度量表（caregiving satisfaction scale，CSS）、Picot 照顾者收获量表（Picot caregiver rewards scale，PCRS）等，目前 PAC 已有中文汉化版本，但对照顾者积极体验的测量工具没有统一标准，尚需在全面认识照顾者积极感受发展历程的基础上，明确积极感受的概念，发展中国化的积极感受评估工具，准确评估照顾者的积极感受。

（三）影响因素

1. 被照顾者因素　老年人患病严重程度及是否患有其他慢性疾病是影响照顾者积极感受的主要因素之一，患病程度重、合并其他慢性疾病，导致照顾者积极感受较低。另外，老年人日常生活活动能力越高，对照顾者依赖程度越低，照顾者积极感受越高。照顾者与患者关系越亲密，照顾者越容易发现照顾角色中的积极方面。

2. 社会支持　照顾者获得的社会支持越多，则越倾向于拥有积极情绪。如家庭内各成员之间互相帮助的氛围越融洽，照顾者的情绪感受越积极。除了家庭支持外，社会层面对照顾者的支持服务，也可以提高照顾者的积极感受。

3. 应对方式及自我效能感　照顾者面对照顾困难时能够积极地应对难题，可使照顾者感受到控制事情发展的成就感，从而增添其积极感受。照顾者的照顾自我效能感越好，其照顾负荷越低，更能增强照顾者的积极感受。

第二节　老年人照顾者支持技术

一、老年人照顾者支持概述

支持是一个既包含环境因素，又包含个体认知因素的多维度概念，而照顾者支持是指照顾者在与重要他人或是与社会组织间的互动中，感受到被关心、信任和鼓励，得到实际的物质、金钱、时间，以及信息等支持，使照顾者得以处理压力、促进身心健康，进而获得良好的生活适应和生活质量。老年人照顾者的支持需求源于照顾压力，而不同类型的照顾会对照顾者产生不同的压力，照顾者的支持需求复杂且多样，不同亲属照顾者有不同的支持服务需求，同一照顾者往往有多重支持服务需求。

在不同的照顾阶段，照顾者有不同的需求重点。在照顾初期，照顾者着重于寻求健康照顾信息，如被照顾者身体状况与病情的监测、评估与紧急处理各方面信息的需求。在照顾中期，照顾者则偏重于熟练照顾技巧，协助被照顾者建立良好的行为，处理被照顾者情绪问题与安排后续照顾服务等。在照顾后期，则以心理、社会支持需求为主。

二、老年人照顾者支持分类

（一）按照支持的内容分类

支持的内容分类包括情感支持、工具性支持、信息性支持、社会支持等。情感支持（emotional support）主要为情绪或情感支持，即给予个体关心、信任、鼓励或同理心，使其产生舒适感，缓解心理压力。工具性支持（instrumental support），也被称为实质性支持，主要是指提供具体的协助，诸如提供医疗护理技术、物品或时间等实际服务给他人。信息性支持（informational support）是指提供建议或信息，帮助他人解决问题，增加他人适应环境压力的能力。社会支持（social support）是指个体与社会各方面包括家庭、亲朋、同志、组织和社团等精神上和物质上的联系。

1. 情感支持　针对长期照顾工作带来的心理负担，为照顾者提供心理咨询、个案辅导、关怀陪伴等服务，帮助家庭照顾者辨识心理需求，让他们说出照顾压力并与他人讨论、交换意见，减轻主观的照顾负担，减少单独面对负面情绪的困境，释放照顾压力。如照顾者心理教育系列项目，这些项目主要通过各种措施提高照顾者的应对能力、压力管理能力、压力释放能力等，主要的措施有教育、培训、心理训练和辅导、压力放松训练等。此外还有一些丧亲悲伤指导、死亡教育支持、人际关系指导等。这些服务以老年人、家庭照顾者或者两者同时为服务对象，有助于提升照顾者的心理调适和情绪控制技巧，改善照顾者和被照顾者的沟通关系，进而提升照顾能力。

2. 工具性支持　主要包括医疗护理类和生活护理类的照顾替代性支持。一是医疗护理类支持。由于被照顾老年人常存在多种疾病，生活部分或全部不能自理，对医疗护理需求较大。二是生活护理类支持。为照顾者提供临时或者定期替代性生活照顾服务，即喘息服务，以便让照顾者暂时放下照顾工作，获得短暂休息的机会，如辅助老年人日常生活活动（沐浴、穿衣、如厕等）。

3. 信息性支持　照顾者信息性支持主要分为两种，照顾老年人所需要的知识技能指导和支持类服务的信息获取。

4. 社会支持　照顾者的社会支持分为客观社会支持和主观社会支持。客观社会支持如为照顾者提供生活补助或津贴、为没有医疗保险的照顾者购买医疗保险、制定法律和政策为照顾者服务提供政策保障等。主观支持是指个体在社会中受尊重、被支持、被理解，因而产生的情感体验和满意程度，与个体的主观感受密切相关。

（二）按照支持的来源分类

1. 非正式支持　非正式支持的组成要素包含家庭、朋友、邻居等，其中，家庭所构成的基本社会支持网络，包括配偶、父母、子女、手足及其他亲戚等。非正式支持具备以下几项特性。①非技术性：即主要提供料理家务、陪同看护等非技术性的协助；②即时性：即可以满足照顾者不可预测和即时性的需要；③机动性：即非正式支持能迅速提供协助，同时在时间的投入和协助的项目上具有弹性；④情感性：即提供的支持与协助是基于情感关系的联结，给予义务性支持；⑤情感支持是非正式支持体系所提供的非常重要的支持内容。

2. 正式支持　国家层面主要由政府提供经济和政策支持。社区层面由一些正式和非正式的机构提供专业性服务，其中正式的机构包括医院、社区卫生服务组织、养老院、公立的日托机构等；非正式的机构包括一些团体协会，如支持团体、特定疾病的组织、退休老年人协会。正式支持系统主要为老年人提供健康服务或个性化照顾服务。虽然主要是直接支持，但是也能为照顾者带来间接的支持，能够提升照顾者的生活满意度，降低社会活动的限制，以及对照顾的安排更加满意。

三、老年人照顾者支持政策

基于人口老龄化现状，对家庭照顾者进行政策支持已成为一个不可避免的趋势，不同国家在政策内容和形式上趋向接近或类似，基本可以分为以下几种。

1. 经济支持　包括为老年人和老年人家庭照顾者提供直接或间接的经济支持。例如，英国既给需要照顾的老年人津贴，也给配偶照顾者缴纳部分养老金，同时还降低他们的财产税；德国在养老金缴费年限上给予家庭照顾者优惠，从而弥补其因为照顾家庭老年人而带来的经济损失；瑞典确立了照顾休假政策，当照顾工作超过一定时间，照顾者可以获得当地政府支付的薪水报酬；美国老年人家庭照顾者优惠主要通过减税支持进行，重点体现在个人宽免额中依家庭成员数量扣除、照顾老年人的纳税人税收抵免两大方面。

2. 就业支持 保障老年人家庭照顾者的就业权利，促进其经济独立是对照顾者进行政策支持的重要方式。许多国家出台家庭和工作平衡政策，采用带薪休假和弹性工作制的方式减轻照顾者的工作强度和精神压力，让照顾者能更专心地投入照顾工作。例如，瑞典带薪假期有 30 天，比利时可达 12 个月，这些政策的实施，可以在一定程度上满足于短期的照顾需要。另外，当照顾者准备转入另一行业就业时，有的国家会为他们提供一定的培训，帮助他们重新适应就业环境。

3. 法律支持 许多国家针对家庭照顾者出台了相关法律，从而保障照顾者的权益。例如，美国 2018 年签署《承认、协助、包括支持和参与家庭照顾者法案》（简称《家庭照顾者法案》），通过相关法律的制定，可以进一步强调家庭照顾功能，并将家庭照顾者定位为服务网络中的新主体，提高了家庭照顾者的社会地位，为其获得社会支持和保障提供了依据。

我国关于照顾者支持政策还处于探索阶段。近年来，开始重视家庭照顾者的作用，在国家和地方养老照顾服务相关政策中出现了一些支持家庭照顾者的内容，也有部分城市地区开展了一些支持家庭照顾者的试点服务。例如，试点"老吾老计划"赋能家庭照顾者，为失能老年人的家庭照顾者提供照护知识和技能培训，缓解居家照护的服务压力，增强家庭照护能力与意愿；建立提供托管住宿养老服务的养老驿站，提供"喘息服务"等。基于我国老年人家庭照顾的现实，有必要进一步完善照顾者支持政策，统筹和规范家庭照顾者支持实践，采用多样组合的政策手段提升照顾者支持的全面性和综合性，从而更好地减轻照顾者压力，提升老年人的照顾质量。

4. 其他支持政策 为增加和恢复照顾者的照顾能力，许多国家采用居家暂托服务、日间照料中心服务、机构暂托服务等形式各异的"暂托服务"，也有国家通过社会保险支付 5 个星期暂托服务和规定照顾者可以获得每个月 5 天的暂托服务；提供相关的培训和信息支持，为老年人和家庭照顾者提供相关主题的信息服务，帮助照顾者与医疗小组联系以解决老年人照顾中出现的医疗问题等。

四、老年人照顾者支持的形式

1. 照顾者专业培训 依托医疗服务机构、社区养老服务机构、专业护理服务机构等，相关组织聘请一些专业人士对照顾者进行系统专业的培训，内容包括健康宣教、应对技能和心理调节等，以提高照顾者应变能力及心理承受和转化能力，从而减轻焦虑和心理压力，增强照顾水平和质量。

2. 暂时性照护 由于时常面临双重角色的冲突，照顾者面临着比其他人更多的精神压力，因而广泛采用"暂托服务"，其目标主要是增加和恢复照顾者的照顾能力，最普遍的形式一般包括 3 种：日间照料中心服务、居家暂托服务、机构暂托服务，都是通过专业护理人员或专业照顾者对老年人提供短期照顾，从而为长期照料老年人的家庭成员提供临时性替代服务，使照顾者能够获得短暂的喘息，暂时放下照顾任务去休息、娱乐、远行、或拜访朋友。暂托服务时间可长可短，短则每天几个小时，长则一个星期，甚至一个月。

3. 咨询服务　为照顾者提供咨询服务被证明在减轻照顾者压力方面十分有效，由地方倡议和依靠志愿部门成立的照顾者支持网络平台和社区组织在许多国家广泛存在。例如，通过提供照顾者经验交流的论坛，建立社会医疗部门和家庭照顾者，以及有身体障碍者之间的对话；通过网络平台为照顾者提供老年疾病相关知识、照顾技巧、社会帮助资源等健康知识及相关信息。当照顾者有求知的需求时，可以上网搜索，获得信息，解决问题。

4. 志愿组织服务　成立照顾者志愿支持组织，通过举行定期的座谈会及免费发放宣讲材料、提供电话帮助及组织照顾者外出郊游，分享照护经验。

5. 个案管理（case management）　是通过需求评估并与案主确认可提供服务后，为案主设计并提供个性化服务。通过个案管理，可以全面了解老年人和照顾者的需求和问题，制订合适的服务计划，提供具体的支持和指导，以及协调各种服务、监控正在进行的服务。

6. 团体干预　照顾者支持小组（caregiver support groups），也称照顾者互助小组，是缓解照顾者心理和情感压力的一种支持性服务，小组可以由照顾者自发地组织，也可以在专业人员的引导下组成。照护者支持小组为照顾者提供了一个可以抒发情感，以及同其他照顾者分享应对策略和实践经验，促进沟通交流的平台，对于照顾者而言是较为有效的支持方式。

7. 网络干预　包括网络自助式支持的非同步网络交流、网络视频会议支持、信息平台交流、虚拟的三维空间交流、网络培训等。照顾者由于空间距离和照顾任务的存在，无法获得传统的面对面形式的帮助，因此在线网络支持应用于照顾者有独特的优势。①他们可以自由选择干预的时间、地点和参与的进度等；②通过匿名的形式参与干预，保护了个人和家庭的隐私，便于照顾者询问一些敏感和私人的问题，满足照顾者个性化的需求；③能够增加服务的可选性，照顾者可以根据个人需求，选择不同的服务内容，具有相对的灵活性。但是在网络干预中，特别是情感支持方面，由于缺乏实体、缺乏对个人社会背景的了解，可能无法提供足够和恰当的反应，还需要进一步完善，从而提高网络干预的可用性及可行性。

（周玲君）

 习题

一、单项选择题

1. 属于照顾者主观负担的是
   A. 照顾者年龄
   B. 照顾者的心理特征
   C. 需照顾老年人的数量
   D. 照顾者的经济负担

2. 不属于对照顾者信息支持的是

A. 饮食指导   B. 替代性生活照顾

C. 照顾器具使用指导   D. 居家安全评估指导

3. 以下哪项是对照顾者提供的客观社会支持

A. 文化娱乐活动   B. 照顾者交流会

C. 亲戚邻居访视和关心   D. 提供法律支持

4. 以下哪项是对照顾者提供的正式支持服务

A. 由政府提供经济和政策支持   B. 亲戚邻居访视和关心

C. 家属情绪性支持   D. 朋友的互动

5. 张某，男性，75岁，退休干部，公费医疗，15天前，突发脑栓塞收治入院，出院后存在右侧肢体活动受限，语言能力退化，无法自主进食。由其配偶进行居家照顾，配偶已退休，平时身体健康，性格开朗，夫妻感情深厚，两人育有2子1女，均在职，家庭关系较好。对于王某的配偶，目前最主要的照顾支持是

A. 心理情感支持   B. 经济支持

C. 照顾技能与知识指导   D. 家庭成员支持

二、简答题

1. 老年人照顾者负担有哪些特点？

2. 老年人照顾者负担会产生什么影响？

3. 护理人员可以为老年人照顾者提供哪些支持？

4. 老年人照顾者支持有哪些形式？

第十一章　老年护理伦理与相关法律

◎ **案例 11-1**

　　王奶奶，68 岁，糖尿病 18 余年。老伴已经去世，目前一个人居住在城市郊区。她的儿子、女儿都居住在市中心，距离较远，且由于工作和生活压力大，他们很少去看望王奶奶。近日，王奶奶病情加重，出现视物模糊，自理能力下降明显，已不能维持日常生活，严重影响王奶奶的生活质量。

　　请问：

　　1. 王奶奶受到哪种类型的虐待？

　　2. 如何解决被虐待的问题？

　　我国人口老龄化趋势日益严峻，老年人多病共存、功能下降、沟通交流能力降低等问题显著，尤其是失智失能老年人口数量不断增加，导致老年人可能会面临各种各样的伦理和法律问题。此外，护理人员在临床护理工作中也会面临很多伦理与法律困境，给护理人员带来非常大的压力，严重影响他们的身心健康，最终导致对患者生命健康的不利影响。在老年人护理中，伦理学起着重要的作用，涉及对老年人的尊重、尊严、权益和福祉的保护。因此，护理人员应了解老年群体可能会面临的伦理和法律问题，熟悉护理伦理与法律困境的解决途径，帮助老年人维护其权益与福祉，保障老年人的生活质量。

第一节　老年护理伦理

一、老年护理伦理概述

（一）护理伦理学概念

　　护理伦理学（nursing ethics）是研究护理道德的科学，是运用一般伦理学原理和道德原则去解决和调整护理实践中人与人之间关系的一门学科，与护理学、心理学、社会学、法学等相关学科相互渗透、相互影响，并在护理实践中不断发展和丰富。护理伦理学是医学伦理学的重要组成部分。

（二）老年护理伦理学概念

老年护理伦理学是在伦理学、老年护理学、护理伦理学、护理社会学深入研究的基础上形成的，既相互联系又相互区别。老年护理伦理学是以伦理学的基本原理为指导，运用护理学、社会学的方法对老年护理保健中的道德问题进行伦理探讨，揭示老年护理的内在道德意义，用伦理学的原则理论和规范等来指导老年护理实践，并提出解决方案。简言之，老年护理伦理学是一门探讨老年护理伦理问题及发展规律的新兴学科，它以提高生命质量和追求完善的生命为道德目标，是对老年护理社会现象的伦理反思和升华。

（三）老年护理伦理学的特点

1. 交叉性 老年护理伦理学是运用伦理学的方法及原理，探讨与解决老年护理中的伦理问题及规律，既是老年护理学中的伦理问题研究，又是伦理学中的老年护理问题研究。综合了老年护理学、伦理学、社会学、心理学、法学等学科知识及方法，体现了学科交叉性。

2. 价值性 老年护理伦理学是研究老年护理道德的科学，护理道德是职业道德的一种，是护理人员在护理实践中应具备的品德，是一般社会道德在护理这一特殊领域的体现。护理道德价值在老年护理实践中可体现为"人本主义价值、生命伦理价值、老年人尊重价值"，倡导"敬老爱老、尊老用老"，从而实现对老年人生存的支撑与生命价值的重要保障。

3. 实践性 老年护理伦理学作为护理伦理学的一个分支，具有护理伦理学的共有学科属性，因此它还是一门实践科学。老年护理伦理学立足于老年护理道德现象，是护理实践中人与人道德关系的具体体现，包括老年护理道德意识、老年护理道德规范和老年护理道德活动3个部分。

4. 复杂性 老年护理伦理学的复杂性体现在以下几个方面。①老年人疾病与功能的复杂性：老年患者多数多病共存、病程长、并发症较多，导致老年人生活自理能力下降或完全丧失；②老年人心理变化的复杂性；③沟通交流的复杂性：老年人由于视力、听力、理解力、认知等能力下降，护理人员与其沟通交流较为复杂；④老年护理伦理问题的复杂性：如知情同意、生前预嘱、安宁疗护。

（四）学习老年护理伦理学的意义

1. 培养德才兼备的老年护理人才 随着人口老龄化趋势的加剧，老年护理行业备受关注，新型老年护理人才的培养是应对人口老龄化的关键。老年护理从业人员不仅要掌握老年护理理论和知识，熟悉老年护理操作技术，还要有高尚的道德品质。培养德才兼备的老年护理人才，需加强对老年护理伦理学的学习和实践。学习老年护理伦理学，可使护理人员了解护理道德基本理论，掌握护理伦理原则和规范体系，解决临床护理伦理困境，自觉加强自身护理道德修养，更好地投身于老年护理事业。

2. 提高老年护理质量，推动老年护理事业发展 学习老年护理伦理学是培养和提高老年护理人员高尚护理道德最有效的途径，高尚的护理道德品质有助于提高护理人员的责任感和奉献精神，激发护理人员爱岗敬业、钻研业务的热情，指导护理人员正确处理临床护理实践中的复杂伦理问题，从而提高老年护理的服务质量，促进整体护理水平的提高，推动老年护理事业的发展。

3. 规范老年护理服务，促进社会的精神文明建设　老年护理工作中常常出现忽视老年人的需求、态度冷漠、伤害老年人的自尊心等问题。学习老年护理伦理学，可促进护理人员道德价值观的完善，提高护理人员道德意识、增强道德观念，规范老年护理服务，促进社会精神文明建设。

二、老年护理伦理应用现状与展望

1. 护理伦理学框架下的老年疾病护理　老年群体的脆弱性是多方面的，导致老年疾病护理面临较多的伦理困境，护理人员需基于伦理道德、价值观念，根据专业知识、经验，针对临床实际问题，分析护理伦理困境所涉及的伦理原则和各方利益，制定备选方案，最终选择最合理的方案解决伦理困境。如老年痴呆患者护理中的知情同意问题，由于老年痴呆患者的认知缺陷，会面临自愿与强迫之间的界限模糊或越界情况，这种情况的伦理困境来自两个方面：一方面是患者的实际需求、知情同意及患者自主权，另一方面是基于护理专业或程序规则的护理任务。当两者发生冲突时，可启动知情同意的程序框架，及时确定提供替代同意的合法授权代表，将风险降至最低。

2. 伦理学角度的沟通模式　老年人听力、视力下降，记忆力减退，对外界事物反应性、灵敏性下降等，均会影响其与他人沟通的效果；此外，老年人情感和意志的变化进一步降低了其与他人沟通的需求和欲望。现状－背景－评估－建议（situation、background、assessment、recommendation，SBAR）沟通模式，是 WHO 提出的标准化沟通模式，具有规范化、标准化和连续性的特点，而这些特点都非常适合老年患者护理沟通需求。从伦理的角度分析，该模式能够促使医护人员准确地把握患者病情，从而采取正确的治疗护理措施。

3. 老年患者安宁疗护　随着医学的发展，生命终末期患者可以通过先进的生命支持治疗维持其生命，但无法保证其生活质量。在终末期患者的照护中，医务人员常会面对较多的伦理困惑和选择问题，例如应由谁来为患者做决策？维持还是停止对患者的治疗？以及来自患者或家属对于死亡的求助等。护理伦理适用于有安宁疗护需求的老年患者，对临终患者的照护也应遵循医学伦理的四项基本原则，即有利、不伤害、自主、公平原则。

4. 老年护理伦理教育　早在 20 世纪 80 年代初期，欧美国家就已经非常重视护理专业教育中的伦理学教育，而在这一时期，我国的护理伦理教育才刚刚起步。老龄人口的快速增长亟须老年护理伦理学的发展和应对，提高医学生的伦理决策水平是适应我国经济社会发展的必然要求。为实现"健康老龄化"战略目标，需加快高素质的老年护理人才培养，加强老年护理道德教育，弘扬中华民族尊老、敬老、养老的传统美德，不断提高老年服务质量，维护老年人的生命健康。

5. 医疗卫生资源分配和卫生政策　医疗资源的分配问题，既是一个经济问题，也是一个伦理问题。如何分配医疗卫生资源，不仅要受经济发展水平的制约，更要体现一定的伦理价值取向，其面临着公平与效率、正当与善、政府与市场的伦理困境。医疗卫生资源的合理分配关系到医疗卫生事业和医学科学技术的发展，关系到人们的健康利益和健康水平。

三、道德规范与伦理原则

（一）老年护理伦理学的基本道德规范

护理伦理学的基本道德规范是指护理人员在护理实践中处理各种道德关系所应遵循的道德行为准则，也是护理行为的伦理要求。在老年护理实践中，护理道德关系主要包括护患关系、护理人员与其他医务人员的关系、护理人员与社会关系。护理伦理学的基本道德规范主要包括以下几个方面。

1. 热爱专业，忠于职守　这是护理人员应具备的重要品格和职业精神，只有热爱这个职业和岗位，才能真正爱护和尊重患者，体会护理工作的价值，树立为护理事业献身的道德理想。忠于职守，要求护理人员在工作中时刻把减轻患者痛苦、保护患者生命安危放在首位，全心全意为患者服务。

2. 举止端庄，文明礼貌　这是护理人员良好素质和修养境界的体现，也是赢得患者信任与合作的基础。护士的言谈举止会影响护患关系，也会影响护士自身和医院的形象。护理人员在工作中应该举止端庄，行为文明，态度和蔼，举止稳重，动作敏捷、大方，遇到紧急情况沉着冷静、有条不紊，这有助于良好护患关系的建立，对患者的治疗和护理产生积极效应。

3. 诚实守信，保守秘密　诚实守信是医护人员应遵循的基本原则，应忠于患者，忠于护理事业。护理人员还应保守医密，不侵犯患者的隐私权。《医务人员医德规范及实施办法》（2021 年修订版）中也指出：为患者保守秘密，实行保护性医疗，不泄露患者的隐私与秘密。

4. 尊重患者，一视同仁　充分尊重老年患者的人格、权利和生命价值，平等对待每一位患者，不因患者的种族和国籍、权利大小、关系亲疏等区别对待，对有同样需要的人给予同样的护理服务，这也是对患者的权利和尊严的尊重。

5. 团结协作，互相监督　这是正确处理医院各种关系的基本准则。老年护理工作因其疾病复杂、护理难度大、护理任务重，护士应树立整体观念，与多学科团队团结协作，共同完成护理任务。同时，为了维护患者的利益，防止差错、事故的发生，护理人员和其他医务人员之间还应该互相监督，及时提醒。

6. 廉洁奉公，遵纪守法　护理人员应当清正廉洁、奉公守法、不图私利，要站在患者的角度考虑问题，以老年患者的利益为重。

7. 积极进取，精益求精　人口老龄化趋势的加剧，医学模式、老年人需求的转变等都对护理工作提出了新的要求。护理人员必须勤奋进取、刻苦钻研、不断创新，做到精益求精。

（二）老年护理伦理学的基本原则

1. 尊重原则　该原则不仅强调尊重患者及家属的人格尊严、权利，而且包括尊重患者的自主决定，即尊重患者在充分知情的情况下自主选择、自由行动或依照个人的意愿进行自我管理和决策。尊重原则承认患者有权根据自己的考虑就他自己的事情做出合乎理性的决定，但护理人员有责任对非理性的行动、决定加以阻止，以保护患者不受伤害。

2. 不伤害原则　该原则指在护理实践中护理人员要最大限度地避免给患者带来身体、

心灵或精神伤害。但任何一项护理服务都具有双重性，既可对患者的康复产生巨大的健康利益，也可能给患者造成医疗伤害。因此，护理人员在医疗实践中应树立不伤害的护理理念，遵守不伤害的道德原则，一切以患者为中心，将伤害降低到最小限度，以最小的损伤使患者获得最大的利益。

3. 公正原则　该原则指护理人员应该平等地对待每一位患者，有同样护理需求的患者应该得到同样的护理服务，特别是老年患者、精神疾病患者、残疾患者和年幼患者等。公正原则还要求护理人员公正地分配卫生资源，如床位、手术机会、稀缺的医疗卫生资源。

4. 行善原则　该原则指护理人员要做有利于患者健康利益的事，尽可能避免、减少伤害，行善原则在具体内容上是不伤害原则的延伸和进一步提高。行善原则包括积极和消极两方面的内容：积极的方面是促进患者的健康、增进患者的幸福；消极的方面是减少或预防对患者的伤害。

第二节　老年护理相关法律

一、我国老年人权益保障法

《中华人民共和国老年人权益保障法》是为保障老年人的合法权益，发展老龄事业，弘扬中华民族敬老、养老、助老的美德，根据《中华人民共和国宪法》而制定的法律。它是我国历史上第一部专门保护老年人权益的法律，于 1996 年 8 月 29 日第八届全国人民代表大会常务委员会第二十一次会议通过，根据 2009 年 8 月 27 日第十一届全国人民代表大会常务委员会第十次会议《关于修改部分法律的决定》第一次修正，根据 2015 年 4 月 24 日第十二届全国人民代表大会常务委员会第十四次会议《关于修改〈中华人民共和国电力法〉等六部法律的决定》第二次修正，根据 2018 年 12 月 29 日第十三届全国人民代表大会常务委员会第七次会议《关于修改〈中华人民共和国劳动法〉等七部法律的决定》第三次修正，成为当下使用的现行新版本。该法主要从以下方面对老年人的权益保障进行了说明和规定。

1. 老年人家庭赡养与扶养　我国老年人大多数都在居家和社区养老，形成"9073"的格局，即 90% 左右的老年人居家养老，7% 左右的老年人依托社区支持养老，3% 的老年人入住机构养老。老年人养老以居家养老为主，经济来源和生活照料主要靠赡养人和扶养人提供。因此，该法对赡养人的义务进行了规定："应当履行对老年人经济上供养、生活上照料和精神上慰藉的义务"；"赡养人应当使患病的老年人及时得到治疗和护理；对经济困难的老年人，应当提供医疗费用"；"对生活不能自理的老年人，赡养人应当承担照料责任；不能亲自照料的，可以按照老年人的意愿委托他人或者养老机构等照料"。此外，该法对老年人在家庭生活中的住房、财产与继承、婚姻自由、扶养义务、家庭暴力、人身权等做了明确的规定。

2. 老年人社会保障　该法对老年人在社会生活中应享有的权益做了规定，涉及老年人基本生活、医疗、居住、救助、社会福利等诸多方面的权益。如"国家通过基本养老保险制度，保障老年人的基本生活；通过基本医疗保险制度，保障老年人的基本医疗需要；通过逐步开展长期护理保障工作，保障老年人的护理需求，对生活长期不能自理、经济困难的老年人，地方各级人民政府应当根据其失能程度等情况给予护理补贴"。

3. 老年人社会服务　在老年人社会服务方面，该法规定："地方各级人民政府和有关部门应当采取措施，发展城乡社区养老服务，鼓励、扶持专业服务机构及其他组织和个人，为居家的老年人提供生活照料、紧急救援、医疗护理、精神慰藉、心理咨询等多种形式的服务"；"对经济困难的老年人，逐步给予养老服务补贴；将养老服务设施纳入城乡社区配套设施建设规划，建立适应老年人需要的生活服务、文化体育活动、日间照料、疾病护理与康复等服务设施和网点，就近为老年人提供服务"；"倡导老年人互助服务"；"优先保障经济困难的孤寡、失能、高龄等老年人的服务需求"；"建立健全养老服务人才培养、使用、评价和激励制度，依法规范用工，促进从业人员劳动报酬的合理增长，发展专职、兼职和志愿者相结合的养老服务队伍"；"开展各种形式的健康教育，普及老年保健知识，增强老年人自我保健意识"。

4. 老年人社会优待　该法针对老年人社会优待政策从医疗、养老、法律援助、出行等方面做了规定。如"各级人民政府和有关部门应当为老年人及时、便利地领取养老金、结算医疗费和享受其他物质帮助提供条件"；"老年人因其合法权益受侵害提起诉讼交纳诉讼费确有困难的，可以缓交、减交或者免交；需要获得律师帮助，但无力支付律师费用的，可以获得法律援助"；"有条件的地方，可以为老年人设立家庭病床，开展巡回医疗、护理、康复、免费体检等服务"；"城市公共交通、公路、铁路、水路和航空客运，应当为老年人提供优待和照顾"；"博物馆、美术馆、科技馆、纪念馆、公共图书馆、文化馆、影剧院、体育场馆、公园、旅游景点等场所，应当对老年人免费或者优惠开放"。

5. 老年人宜居环境　老年人的感知能力、行动能力、认知能力等随年龄增长而下降，其对环境的需求更为精细，居住环境的安全性、识别性、便利性和舒适性等都会明显影响老年人的健康行为。本法就老年人宜居环境做了明确规定，如"各级人民政府在制定城乡规划时，应当根据人口老龄化发展趋势、老年人口分布和老年人的特点，统筹考虑适合老年人的公共基础设施、生活服务设施、医疗卫生设施和文化体育设施建设"；"各级人民政府和有关部门应当按照国家无障碍设施工程建设标准，优先推进与老年人日常生活密切相关的公共服务设施的改造"；"国家推动老年宜居社区建设，引导、支持老年宜居住宅的开发，推动和扶持老年人家庭无障碍设施的改造，为老年人创造无障碍居住环境"等。

6. 老年人参与社会发展　老年人参与社会发展是"老有所为"的实现途径，是促进积极老龄化、实现老年人口红利的重要举措，国家和社会应当重视、珍惜老年人的知识、技能、经验和优良品德，发挥老年人的专长和作用，保障老年人参与经济、政治、文化和社会生活。该法指出：国家应为老年人参与社会发展创造条件，根据社会需要和可能，鼓励老年人在自愿和量力的情况下，从事下列活动：①对青少年和儿童进行社会主义、爱国主义、集体主义和艰苦奋斗等优良传统教育；②传授文化和科技知识；③提供咨询服务；④依法参与科技开发和应用；⑤依法从事经营和生产活动；⑥参加志愿服务、兴办社会公益事业；⑦参与维护社会治安、协助调解民间纠纷；⑧参加其他社会活动。

7. 老年人法律责任　该法对老年人权益的相关法律责任和处理程序进行了规范，如"老年人与家庭成员因赡养、扶养或者住房、财产等发生纠纷，可以申请人民调解委员会或者其他有关组织进行调解，也可以直接向人民法院提起诉讼"；"干涉老年人婚姻自由，对老年人负有赡养义务、扶养义务而拒绝赡养、扶养，虐待老年人或者对老年人实施家庭暴力的，由有关单位给予批评教育；构成违反治安管理行为的，依法给予治安管理处罚；构成犯罪的，依法追究刑事责任"；"家庭成员盗窃、诈骗、抢夺、侵占、勒索、故意损毁老年人财物，构成违反治安管理行为的，依法给予治安管理处罚；构成犯罪的，依法追究刑事责任"；"侮辱、诽谤老年人，构成违反治安管理行为的，依法给予治安管理处罚；构成犯罪的，依法追究刑事责任"；"养老机构及其工作人员侵害老年人人身和财产权益，或者未按照约定提供服务的，依法承担民事责任；有关主管部门依法给予行政处罚；构成犯罪的，依法追究刑事责任"。老年人由于年老体弱，行动不便，视力、听力、口头表达能力下降及其他原因，在其合法权益受到侵害后，自己不能直接到有关部门要求处理或直接到法院提起诉讼，为了维护自己合法权益，老年人可以委托代理人代为向有关部门提出处理要求或代为提起诉讼。

二、国外老年人权益保障的现状

人口老龄化已经成为全球严峻的社会问题，世界各国都制定了相应的法律法规，以保护老年人的合法权益。国外老年人权益保障制度可分为两种：一种是法律规定分散在其他法律中，主要是社会保障和社会福利制度；另一种是专门制定了相关老年人的法律，根据主体的特殊性，制定了有针对性的老年法。

1. 美国　是有关老年人的法律和法规最多的国家之一。1935 年颁布了《社会保障法》，内容包括老年人福利、遗属抚恤计划、残疾人福利计划，使社会福利的工作由民间组织向政府转移。《社会保障法》还创设了老年援助项目，对参加上述计划有困难的老年人提供援助。20 世纪 60 年代美国的经济发展较快，使得政府有能力发展社会保障事业，是美国老龄工作发展史上有重要意义的一个阶段，《美国老年人法》《医疗保险制度》《医疗救助制度》《禁止歧视老年人就业法》等法律相继颁布，构成了美国老年人法律的重要基石，引领老龄工作走向了正轨。此外，美国是世界上最早实行系统的社会保障制度的国家，已经建立了完善的社会保障体系。

2. 英国　其社会福利事业兴起于 20 世纪初，各项法规也随之陆续制定颁布。1908 年颁布《养老金法》，后于 1925 年出台了《养老与遗嘱保险法》、1946 年通过了《国民保险法》和《国民健康服务法》、1948 年通过了《国民救助法》，这些法律很好地提高了英国老年人的生活水平，降低了贫富差距，减少了社会矛盾。此外，英国十分重视老年人的教育问题，1980 年发表《盎格鲁—法兰西声明》，提出老年教育属于终身教育的历程，高龄教育必须遍及整个社会；1983 年发表《老年教育权利论坛宣言》，提出有关政策性建议与具体行动建议；1984 年发表《老年教育宪章》，提出老年群体享有的教育权利。

3. 德国　在推动老年人权利保障和救济制度发展的过程中，德国形成了较为完备的老年人权利保障和救济法律体系，构建起从国际公约到国内立法，从基本法到部门法的多层次、多方位的法律体系。在德国，国际公约的一般规则是联邦法律的组成部分，公约中关于社会保障的内容具有法律效力，成为老年人权益保障法律制度的一部分。德国的《基本法》明确规定保障公民的基本权利和自由，维护人权。在基本法的引领下，德国在老年人权益保障方面建立起较为完善的部门法体系，包括 1883 年的《工人医疗保险法》、1884年的《事故保险法》、1889 年的《养老保险法》。此后又制定了《职员保险法》《帝国矿工联合会法》《失业保险法》《农民老年援助法》。1995 年颁布实施了《社会护理保险法》，完善的法律体系为德国社会保障制度提供了坚实的后盾。

4. 日本　是老龄化程度最严重的国家，同时也是平均寿命最高的国家。1963 年日本出台了《老年人福利法》，这是世界上第一部专门规定老年人福利的法律，涉及社区照料服务、老年人娱乐服务等，强调了政府应承担提高老年人福利的义务。1982 年又推出了《老年人保健法》，旨在解决《老年福利法》带来的后遗症：扩大医疗服务范围和降低政府在医疗保险的财政压力，减少财政赤字。1997 年日本通过了护理保险制度，是继德国之后第二个实行护理保险制度的国家，日本对长期护理保险的规定较为完善，特别是有专门的法律规定明确了享受长期护理保险的资格认定程序和方法、长期护理保险资金的来源、长期护理保险覆盖的人员年龄，以及特殊情况下可以提前享受待遇的情况。此外，日本政府针对日益严重的虐老问题，通过了《老年人虐待防止法》，该法明确了虐待老年人的 5 种类型，即身体上的虐待、放弃护理和照顾、心理上的虐待、性虐待、经济上的虐待。

5. 新加坡　是一个深受儒家文化影响的国家，国家通过立法和政策等强化了家庭养老责任。1995 年 12 月 2 日在新加坡国会高票通过《赡养父母法》，并于 1996 年 6 月 1 日开始生效，该法是世界上第一个为赡养父母而专门创立的，规定了一系列保障老年人合法权益的制度。为了维护老年人的合法权益，新加坡根据老年人的特点，专门设立了受理老年人权益受侵害案件的法庭，称为"老年人法庭"，开创了设立老年人法庭之先河。

第三节　老年护理常见伦理与法律问题及其对策

一、老年人被虐待问题

随着人口老龄化程度不断加深，老年人被侵害和虐待现象与日俱增，已成为世界性的公共卫生问题和社会问题。老年人被虐待不仅会对老年人的身体、心理和社会功能造成不良影响，还会增加老年人患病（如营养不良、骨折、痴呆和抑郁症）和死亡风险，并导致医疗服务需求和医疗支出增加。及时识别老年人是否遭受虐待，及时有效的干预措施可降低虐待老年人发生率，减轻虐待对老年人造成的不良影响，提高老年人生活质量。

（一）虐待老年人的概念

虐待老年人（elder abuse，elder mistreatment）是一个复杂的社会问题，在不同的国家呈现不同的特点，并对"虐待老年人"给出了不同的定义。国际上得到最广泛认可是联合国经济和社会理事会 2002 年在《虐待老年人问题：承认并回应全球各地的虐待老年人问题》中的定义："在本应充满信任的任何关系中发生的一次或多次致使老年人受到伤害或处境困难的行为，或以不采取适当行动的方式致使老年人受到伤害或处境困难的行为"。

我国学者李超在结合我国现实情况的基础上，对联合国提到的"本应充满信任的任何关系"进一步做了解释，即在"对老年人负有赡养义务或者对老年人负有照护义务的人，在家庭或者照护机构内对老年人实施的伤害行为"。

（二）虐待老年人的分类

1. 身体虐待（physical abuse） 指重复性或长期的外力行为，致使老年人身体受伤、遭受某种程度的疼痛或损伤。①暴力行为：殴打、袭击、推撞、猛摇、捆、踢、捏等，致使老年人产生肉体上的痛苦；②不适当医疗：接受太多无用医疗、太少的治疗、不适当地使用药物和对身体加以约束等；③强迫进食或任何方式的体罚，不合理的禁闭、恐吓，剥夺必要的生活供养条件而造成身体伤害都属身体虐待。

2. 心理或精神虐待（emotional or psychological abuse） 指故意或非故意地采用言语、行动或其他方式引起老年人情绪紧张或痛苦。具体包括长期口头侵犯，贬低、伤害、削弱老年人的个性、尊严和自我价值，致使老年人遭受到极度痛苦、折磨或为难；从精神或行为上孤立老年人，断绝其与家人、朋友之间的互动；阻碍老年人日常活动，给予老年人沉默的对待，迫使老年人与社会隔离等。表明老年人受到心理或精神虐待的标志是严重的心理障碍，如恐惧、决策能力差、冷漠、不与人交往和抑郁症。

3. 经济剥夺或物质虐待（financial or material exploitation） 指运用不当或非法手段剥夺老年人处理财产的权利或是对老年人的资金、财产或资产做不当的处理。包括非法使用或不适当地使用或侵吞老年人的财产或资金；强迫老年人更改遗嘱及其他法律文件；剥夺老年人使用其控制个人资金的权利；以及经济骗局、诈骗性计划等。这种虐待方式可能导致老年人财产受损，经济上陷入困境。

4. 性虐待（sexual abuse） 指在老年人不同意或不情愿的情况下强迫进行某种形式的性接触，包括任意抚摸老年人、暴力强奸或卑鄙的性攻击、性骚扰等。如果受害者无行为能力、无法正常交流，或由于体弱或因其所处环境而无法保护自己，性虐待就格外恶劣。

5. 疏于照料（neglect） 指照顾者拒绝或不履行对老年人应尽的任何义务，不采取行动满足老年人的需要。包括不提供适当的食物、干净的衣服、安全舒适的住所、良好的保健和个人卫生条件；不准老年人与外人交往；不提供必要的辅助用品（如老花镜、助听器、义齿、助行器或拐杖）；以及未能防止老年人受到身体上的伤害，未能进行必要的监护。照护者可能由于缺乏信息、意识、技能、兴趣或资源而未能提供基本用品。疏于照料的标志包括能够表明老年人身心状况欠佳的各种外在症状，如脸色苍白、体重减轻、衣着邋遢、缺少辅助用品、个人卫生差、身上长疮、皮肤与口部溃疡和身体及精神状况恶化。

（三）虐待老年人的原因

虐待老年人行为的发生由多种原因和危险因素导致，每一个案例都有其独特性，需结合被虐待老年人的精神、生理状况，从心理学、社会学、经济学等方面进行分析。总体可归纳为个体因素和外部因素，且个体因素和外部因素是相互影响、相互作用的。

1. 个体因素 包括照顾者和老年人双方的原因。

（1）照顾者因素 ①照顾压力：长期照顾老年人给照顾者带来较大的心理、生理等方面的压力，尤其是照顾失能失智的老年人，压力更甚。照顾者由于长期照顾老年人影响到自己原有的生活规律，或者面对遥遥无期的照顾，导致心理压力增大，可能会出现沮丧和忧郁的情绪；由于照看患病的老年人影响到正常的工作和收入，加上需要持续性的医疗费用支出，导致家庭经济压力增加；由于照顾老年人需要考虑到子女的责任承担、费用分配等问题，可能导致家庭内部关系紧张甚至破裂等。这些压力如果照顾者不能有效应对，一旦释放到老年人的身上，就可能出现忽视和照顾不周，甚至虐待老年人。②外在压力：如失业、经济困难或依赖老年人经济协助、生病或离婚，而承受这些外在压力的儿女很可能与老年人一同居住，增加了虐待老年人行为的发生。③精神状况：照顾者情绪不稳、焦虑、抑郁、冲动等是发生老年人虐待的危险因素。④其他：照顾者的文化程度是虐待老年人的重要影响因素，文化程度越高，虐待老年人的行为越低；照顾老年人的人数越少，发生虐待的可能性越大。

（2）老年人的个体因素：研究表明性别、年龄、健康状况、心理状况、文化程度、独居离婚、生活来源、经济状况、子女数量、老年人对子女的帮助、是否愿意与子女一起居住等个人因素和虐待老年人密切联系。尤其需要注意的是老年人的年龄和健康状况因素，因为随着年龄的增加，老年人的日常生活活动能力逐渐减退，健康状况越来越差，长期的身体疾病更容易引起老年人精神状态的改变（如暴躁、抑郁），对照顾者的依赖性逐渐增加，导致照顾者的照顾压力随之增加，如果再缺乏有效的应对，这种压力就会被照顾者转化为虐待老年人的行为。

2. 外部因素

（1）老年人法律制度：我国法律法规对虐待老年人行为尚无明确的定义，也没有就虐待老年人的形式进行归类与说明。现有法律有关虐待老年人的规定，主要见于《中华人民共和国宪法》第四十九条，禁止虐待老年人、妇女和儿童。《中华人民共和国老年人权益保障法》第三条，禁止歧视、侮辱、虐待或者遗弃老年人。该法第八章"法律责任"中的第七十八条规定了侮辱、诽谤老年人的法律责任，这是唯一对老年人精神虐待行为进行规制的法律条款。然而该条款的规定仍不够全面与明确，该条款是对侮辱罪、诽谤罪的补充，而非将其作为虐待老年人的行为进行规制。此外，我国针对虐待老年人、欺诈老年人行为的治理措施较为有限。刑法规定了虐待罪，虐待被监护、看护人罪，这两项罪名的成立需要较大的社会危害性及严重后果的出现，对于普通的虐待行为则缺乏有效的司法依据。其他与养老相关的规范性文件也缺乏明确的对虐待老年人、侵犯老年人权益的惩治方式。

（2）社会文化因素：①孝文化日益缺失：现实中不时出现逃避家庭养老义务的不孝现象，现代不孝行为的滋生与孝文化缺失密切关联；②公众认识缺失：在现实中，子女很少能够认识到疏于照顾和精神虐待这两种虐待老年人行为，这既严重影响到子女等责任承担人认识其责任，也影响到周围其他人识别虐待行为；③缺少学校教育和公众宣传：上述不论是需要传承的优秀传统美德，还是需要教育认识的公众意识，都需要人这个重要环节从内心接受、行为践行，但我国目前缺少这方面的学校教育和公众宣传。

（3）社区家庭因素：家庭结构形式的变化，即传统父母本位三代家庭被当今的夫妻本位核心家庭形式所取代，在这种夫妻本位的家庭中，当子女处于家庭经济生活的核心时，老年人就表现为对子女的依赖，从而增加了虐待老年人行为的发生。

（四）虐待老年人的预防和干预措施

虐待老年人严重威胁到老年人的生命质量，导致老年人的身体、心理和精神受到伤害，因此有效的预防和干预策略非常重要。可借鉴公共卫生领域的三级预防来防止虐待老年人问题，其中一级预防指防止虐待发生的干预措施，包括立法、制定政策法规、宣传和教育以提高老年人、照顾者和专业人员对虐待老年人的认识等；二级预防主要是减少虐待发生的危险因素，筛查和确定高危人群（如与药物滥用、酗酒的子女生活在一起的老年人），并通过教育、信息和社会支持减轻照顾者的压力；三级预防主要是对已发生的虐待老年人案例进行干预并提供支持性服务，如提供康复或援助项目。

1. 老年人被虐待问题的一级预防

（1）立法和制定政策法规：立法是以法律为导向防止虐待老年人问题的重要举措，可为防止虐待老年人问题提供强有力的法律依据。《中华人民共和国宪法》《中华人民共和国刑法》《中华人民共和国老年人权益保障法》虽明确了虐待老年人是犯罪行为，但针对虐待老年人的法律、法规和政策尚待完善，相关处罚条例缺失。我国《中华人民共和国反家庭暴力法》虽尝试设立强制报告制度，但其主要保护的是无民事行为能力的未成年人，尚不能覆盖多数受到虐待的老年人。因此我国应进一步完善老年人立法，明确界定虐待老年人的行为和类型并细化法律细则、增强可执行性。

（2）宣传和教育：虐待老年人问题的宣传和教育方式主要包括电视、广播、宣传手册、讲座、教育视频、角色扮演、情景模拟、互联网等大众媒体，其设计和实施一般是为了提高专业人员、老年人、照顾者及公众对虐待老年人问题的认识，增强老年人对抗虐待的勇气，形成尊老、敬老的社会氛围，并提供相关支持性服务，从而预防虐待老年人问题。

2. 老年人被虐待问题的二级预防

（1）虐待老年人问题识别：识别是否存在虐待老年人的行为，首先就需要认识到不同的虐待类型的外在表现特征，所以需要建立一套详细的参考特征及标准工具。相关受虐待特征，包括身体、行为、精神、财产记录、生活环境及状态等。以疑似发生身体虐待的特征为例，包括"身体上原因不明的淤伤，原因不明的烧伤或灼伤，原因不明的骨折或脱臼，原因不明的割伤、刺伤、擦伤，经医生诊断的原因不明的内伤，害怕与施虐者接触，故意掩饰或拒绝透露受伤原因，有关老年人被虐的传言"。将不同类型的虐待行为可能出现的外部特征，统一列成系统的表格，就形成了老年人受虐待的参考工具。

（2）强制报告制度：妨碍发现虐待老年人行为的另一个因素就是很少有人积极主动地向国家报告虐待老年人行为，在子女虐待老年人的情形中表现得尤为明显。解决这个困境的有力措施就是推行强制报告制度。强制报告制度是指有强制报告义务的主体在发现老年人存在受虐待的行为后必须向政府机构报告，如果被发现没有履行报告义务，责任人将承担不利后果。

（3）以家庭为基础的干预：将每个家庭视为独立的个体并使家庭和专业人员之间建立良好的协作关系，进而根据家庭情况及家庭成员文化背景制定个体化干预方案。

（4）社会支持与团体支持：有研究表明提高照顾者的社会支持可降低其对老年人的施虐倾向，照顾者支持主要包括社会生活、工具支持、信息支持和情感支持。提高照顾者和老年人的社会支持一方面可以提供多方面的信息与支持，另一方面可以减少老年人的社会孤立，满足老年人情感交流的需求，有利于降低虐待老年人问题的发生风险，是一种很具有应用前景的虐待老年人预防和干预措施。

（5）资金管理项目：只针对经济虐待，旨在帮助在管理个人财务方面有困难的老年人，如存在认知障碍或社会孤立的老年人。资金管理项目包括帮助老年人将现金存入银行、协助管理日常资金、支付账单及提供个人财政援助等，主要由经过专业培训的专业人士提供服务，也可由营利性或非营利性机构提供服务，如老年人援助机构。

（6）暂歇服务：又称喘息服务，最早出现于美国，是暂时减轻照顾者压力和负担的一种服务。国内暂歇服务研究起步较晚，目前主要应用于失能老年人家庭，但由于人力、物力和财力等原因而只能通过购买的方式获得。现阶段我国北京、上海、南京和杭州等地区正在积极推行暂歇服务，并显示出了一定的积极作用，而暂歇服务有可能会成为"孝道"文化背景下缓解照顾者压力、减轻家庭成员身心负担的良好措施。

（7）热线电话：是目前世界范围内应用最广泛的有关虐待老年人问题的预防和干预措施，其匿名性优势可使老年人就虐待问题寻求建议和帮助。热线电话服务人员一般为训练有素的志愿者或专业人士，热线电话有助于虐待老年人问题的早期干预。

（8）多学科团队服务：虐待老年人问题涉及司法、卫生保健、精神卫生和护理等多个学科，而多学科团队服务可以充分发挥多个学科的专业优势并合理利用资源，可能是一种有效的虐待老年人预防和干预措施。

3. 老年人被虐待问题的三级预防　是指对已遭受虐待的老年人提供支持性服务以减轻其心理创伤，并为其以后的生活提供保障。针对虐待老年人的三级预防，应进一步增加政府投入并拓展支持性服务，以使受虐待的老年人得到社会保障，安度晚年。

（1）纠纷解决：虐待老年人反映了代际关系的矛盾和冲突，因此解决虐待老年人问题就是解决双方之间的纠纷，尤其是要对施虐者教育和惩罚，使其为自己的不法行为付出一定的代价。如通过法律途径，使施虐者受到与其不法行为相当的惩罚，使老年人免于伤害，进而保障和维护老年人权益；重视调解，调解是具有中国特色的解决纠纷方式，在解决基层尤其是家事案件上更有效果，所以对现今大量的轻微虐待老年人行为，使用"说情说理"的调解进行处理就很有必要。

（2）治疗安置：由于老年人自身的生理条件，在受到虐待后可能会造成严重或永久的伤害后果，持续影响其身心健康。因此事后处理最主要的是要安置好受虐待老年人，要做到治疗伤害和恢复精神，避免持续受到施虐者的威胁及控制。如建立救治和庇护服务场所，可为受到家庭暴力伤害的老年人，提供必要的临时性救济和庇护的场所，它最早是基于受家暴妇女的需求而建立的。

二、老年人知情同意问题

知情同意权是患者在接受医疗护理服务过程中的基本权利，鉴于医疗护理行为告知不到位而引起医疗纠纷日益增多的情况，医疗机构越来越重视患者的个人权利和隐私保护，关于这方面的各项法制、法规正在逐步完善。知情同意涵盖了知情和同意两层要素，所以要求被告知的对象必须具备行为能力、理解能力等。老年患者的几种常见知情同意问题介绍如下。

1. 老年痴呆患者知情同意　老年痴呆患者作为一个特殊的群体，其记忆力、认知能力都有不同程度的丧失，所以并不具有完全的行为能力，在对老年痴呆患者进行医疗护理干预前，知情同意的完全实现将面临着各种困境，这些困境严重阻碍老年痴呆患者的治疗和相关科学研究。为此，西方社会在维护认知能力缺乏的老年痴呆患者知情同意权利方面主要采用3种方式：预立遗嘱、代理人决策、最佳利益。但经过几十年的临床实践表明，这3种方式在实践过程中遭遇了不同的伦理困境和挑战。家庭主义模式的知情同意既不同于传统的以医生为中心的家长式同意，也不同于以患者为中心的个人自主同意。这种模式是指在承担照顾和关爱患者方面，由家庭所有相关成员共同商议而最终为患者做出决策的一种决策模式。这种模式撇开了患者作为知情同意主体的角色，取而代之的是家庭这个道德实体。近年来，家庭主义模式在知情同意中的价值和意义得到大力倡导。

2. 老年肿瘤患者知情同意　多数情况，患者希望了解自己所患的疾病，以便他们为自己和家人在生命最后阶段做出合理的安排。但临床工作中，癌症患者由于病情信息的敏感性，护士无法预测患者在了解自身情况后产生的反应及采取的行动，且有些家属不允许护士将病情告诉患者，这些情况都导致护士道德困境的产生。因此，可通过跨学科团队模式，促进医疗团队之间对肿瘤患者疾病预后的讨论，消除护理人员对患者疾病转归相关信息的不确定感，保证护理人员能够向患者提供足够的护理干预信息，并在各种复杂情况下能够及时公平地保护患者的权利，以便帮助患者做出最有益的决定。

3. 老年人临床研究知情同意　知情同意是保障受试者权利的重要手段，在临床研究中，研究者在对作为潜在受试者的老年人进行任何实质性的干预前，对于干预的目的、措施、过程、结果等都必须按程序要求告知患者，并且在患者完全理解的基础上，由患者最终决定是否同意研究者实施相关干预。老年人由于视力、听力、记忆力、认知能力都存在不同程度的丧失，导致老年临床研究面临伦理挑战。针对该伦理困境，护理人员知情同意时建议：①在尊重与自主的原则下，对具备完全行为能力的受试者，由本人签署知情同意；对无行为能力的老年受试者由其法定监护人签署；对于限制行为能力者（如认知障碍相关疾病的受试者），可根据其理解能力采用本人和监护人双方签字同意的方式，在老年人理解能力范围内充分尊重其个人意见。②对于有完全行为能力的老年受试者，在履行知情同意程序时，需建立友好的信息传递方式，如充分利用影像、图画、有声读物等新科技辅具建立沟通渠道传递信息，帮助其在签署知情同意前充分了解相关知识背景，有助于老年受试者自主决策。③对于无行为能力及限制行为能力的老年受试者，通常情况下，在"注意监护人与老年受试者利益一致性"的条件下，家属作为监护人在特定条件下能够代表受试者本人行使知情同意的权利。

（刘　丽）

 习题

一、单项选择题

1. 我国《老年人权益保障法》的实施年份是

A. 1996 年　　　　　　　　　　　　B. 2000 年

C. 2009 年   D. 2015 年

2. 颁布世界上第一部专门为赡养父母而创立的法律《赡养父母法》的国家是

     A. 美国   B. 英国

     C. 德国   D. 新加坡

3. 老年护理伦理学的特点不包括

     A. 交叉性   B. 价值性

     C. 科学性   D. 实践性

4. 家庭成员对老年人长期殴打、袭击、推撞等，致使老年人产生肉体上的痛苦，这种虐待类型是

     A. 身体虐待   B. 心理虐待

     C. 物质虐待   D. 疏于照料

5. 以下虐待老年人的原因中属于施虐者因素是

     A. 照顾压力   B. 老年人健康状况

     C. 老年人的社会经济地位   D. 老年人文化程度

6. 王某，男性，80 岁，农民，无退休工资，老伴已经过世了，目前和儿子生活在一起。据邻居反应，王某的儿子不与老人说话，不让老人串门，经常沉默以对，这种虐待形式是

     A. 身体虐待   B. 心理虐待

     C. 物质虐待   D. 疏于照料

二、简答题

1. 简述老年护理伦理学原则。

2. 简述虐待老年人的形式。

参考文献

［1］尤黎明.老年护理学［M］.北京：北京大学医学出版社，2007.

［2］贾建平，崔丽英，陈生弟.神经病学［M］.7版.北京：人民卫生出版社，2013.

［3］胡秀英.老年护理手册［M］.2版.北京：科学出版社，2015.

［4］郭爱敏，周兰姝，王艳玲.成人护理学［M］.北京：人民卫生出版社，2017.

［5］刘玉锦，李春玉，刘兴山.现代老年护理技术［M］.北京：人民卫生出版社，2018.

［6］张安仁，冯晓东.临床康复学［M］.2版.北京：人民卫生出版社，2018.

［7］宋岳涛.老年综合评估［M］.2版.北京：中国协和医科大学出版社，2019.

［8］杨莘，程云.老年专科护理［M］.北京：人民卫生出版社，2019.

［9］于普林.老年医学［M］.北京：人民卫生出版社，2019.

［10］黄金.老年护理学［M］.3版.北京：高等教育出版社，2020.

［11］刘晓红，陈彪.老年医学［M］.北京：人民卫生出版社，2020.

［12］杨一帆.健康老龄化蓝皮书：中国大中城市健康老龄化指数报告（2019～2020）［M］.
北京：社会科学文化出版社，2020.

［13］张建.老年医学［M］.北京：人民卫生出版社，2020.

［14］单伟颖，郭飏.老年人常用照护技术［M］.北京：人民卫生出版社，2021.

［15］鞠梅，沈军.老年护理学［M］.3版.北京：人民卫生出版社，2021.

［16］李乐之，路潜.外科护理学［M］.7版.北京：人民卫生出版社，2021.

［17］梁丽霞.被隐匿的光景——失能老年人家庭照顾者压力及社会支持研究［M］.北京：
人民出版社，2021.

［18］胡秀英，肖惠敏.老年护理学［M］.5版.北京：人民卫生出版社，2022.

［19］黄健，张旭.中国泌尿外科和男科疾病诊断治疗指南［M］.北京：科学出版社，
2022.

［20］李庆印，童素梅.心血管专科护理［M］.北京：人民卫生出版社，2022.

［21］李小寒，尚少梅.基础护理学［M］.7版.北京：人民卫生出版社，2022.

［22］刘俊荣，范宇莹.护理伦理学［M］.3版.北京：人民卫生出版社，2022.

［23］徐桂花，何桂娟.老年护理学［M］.2版.北京：人民卫生出版社，2022.

［24］尤黎明，吴瑛.内科护理学［M］.7版.北京：人民卫生出版社，2022.

［25］王泠，郑小伟，马蕊等.国内外失禁相关性皮炎护理实践专家共识解读［J］.中国护

理管理，2018，18（1）：3-6.

［26］中国老年保健医学研究会老龄健康服务与标准化分会，《中国老年保健医学》杂志编辑委员会．中国老年人跌倒风险评估专家共识（草案）［J］．中国老年保健医学，2019，17（4）：47-48，50.

［27］万丽，赵晴，陈军，等．疼痛评估量表应用的中国专家共识（2020版）［J］．中华疼痛学杂志，2020，16（3）：177-187.

［28］中国营养学会骨营养与健康分会，中华医学会骨质疏松和骨矿盐疾病分会．原发性骨质疏松症患者的营养和运动管理专家共识［J］．中华骨质疏松和骨矿盐疾病杂志，2020，13（5）：396-410.

［29］中华医学会内分泌学分会．中国高尿酸血症与痛风诊疗指南（2019）［J］．中华内分泌代谢杂志，2020（1）：1-13.

［30］中华医学会神经病学分会神经心理与行为神经病学学组．综合医院谵妄诊治中国专家共识（2021）［J］．中华老年医学杂志，2021，40（10）：1226-1233.

［31］国家老年医学中心，中华医学会老年医学分会，中国老年保健协会糖尿病专业委员会．中国老年糖尿病诊疗指南（2021年版）［J］．中华糖尿病杂志，2021，13（1）：14-46.

［32］《中国老年型糖尿病防治临床指南》编写组．中国老年2型糖尿病防治临床指南（2022年版）［J］．中国糖尿病杂志，2022，30（1）：2-51.

［33］中华医学会老年医学分会，《中华老年医学杂志》编辑委员会．老年人衰弱预防中国专家共识（2022）［J］．中华老年医学杂志，2022，41（5）：503-511.

［34］武文斌，沈婼，张洁，等．老年综合评估开展情况的现状调查［J］．中华老年医学杂志，2022，41（1）：76-79.

［35］广东省医疗行业协会泌尿外科管理分会．老年尿失禁护理专家共识［J］．中华腔镜泌尿外科杂志（电子版），2022，16（5）：389-393.

［36］中国老年医学学会睡眠医学分会．老年睡眠呼吸暂停综合征诊断评估专家共识［J］．中国全科医学，2022，25（11）：1283-1293.

［37］中华医学会男科学分会良性前列腺增生诊疗及健康管理指南编写组．良性前列腺增生诊疗及健康管理指南［J］．中华男科学杂志，2022，28（04）：356-365.

［38］刘梅林，张雨濛，付志方，等．老年人血脂异常管理中国专家共识［J］．中华内科杂志，2022，61（10）：1095-1118.

［39］中国老年医学会高血压分会，北京高血压防治协会，国家老年疾病临床医学研究中心（中国人民解放军总医院，首都医学大学宣武医院）．中国老年高血压管理指南2023［J］．中华高血压杂志，2023，31（6）：508-538.

［40］中华医学会老年医学分会，《中华老年医学杂志》编辑委员会．中国老年衰弱相关内分泌激素管理临床实践指南（2023）［J］．中华老年医学杂志，2023，42（2）：121-143.

［41］中华医学会骨质疏松和骨矿盐疾病分会．原发性骨质疏松症诊疗指南（2022）［J］．中国全科医学，2023，26（14）：1671-1691.

［42］王丽敏，陈志华，张梅，等.中国老年人群慢性病患病状况和疾病负担研究［J］.中华流行病学杂志，2019，40（3）：277-283.

［43］李慧芳，杨贵荣，杨长春.老年综合征及老年综合评估应用进展［J］.中国全科医学，2020，23（8）：993－998.

［44］杨晶，陈双琴，秦志伟，等.中国老年安宁疗护的研究进展［J］.中国老年学杂志，2020，40（11）：2458-2463.

［45］孙金凤，袁勇贵.老年孤独感与心身健康［J］.实用老年医学，2021，35（11）：1121-1125.

［46］杜亚格，张丽萍，刘婕，等.虐待老年人三级预防的研究进展［J］.中国全科医学，2021，24（9）：1131-1135.

［47］谌永毅，肖亚洲，朱丽辉，等.十年砥砺奋进，擘画安宁疗护护理事业蓝图［J］.中国护理管理，2022，22（12）：1771-1775.

［48］国家卫生健康委员会.全国护理事业发展规划（2021—2025年）［J］.中国护理管理，2022，22（6）：801-804.

［49］罗盛，陈姚静，张占军.老年人记忆衰退的神经生物学基础研究进展［J］.中华老年多器官疾病杂志，2022，21（12）：910-913.

［50］胡秀英，杨莘，程云，等.我国老年专科护士培训基地建设情况的现状调查与对策分析［J］.中华现代护理杂志，2023，29（15）：2022-2027.

后 记

经全国高等教育自学考试指导委员会同意，由医药学类专业委员会负责高等教育自学考试《老年护理学》教材的审定工作。

本教材由四川大学华西医院 / 华西护理学院胡秀英教授担任主编，中山大学护理学院颜君教授、北京大学护理学院万巧琴教授、北京协和医院郭娜主任护师、中南大学护理学院李乐之教授、重庆医科大学附属第一医院赵庆华主任护师、山东大学齐鲁医院曹英娟主任护师、华中科技大学同济医学院附属协和医院熊莉娟主任护师、苏州大学附属第一医院王海芳主任护师、海军军医大学护理系周玲君副教授、新疆医科大学第七附属医院曹军华主任护师、四川大学华西医院 / 华西护理学院刘祚燕主任护师、四川大学华西医院 / 华西护理学院王艳艳副教授、四川大学华西医院 / 华西护理学院刘丽主管护师参加编写。全书由胡秀英统稿。

本教材由中山大学护理学院尤黎明教授担任主审，南京医科大学护理学院孙国珍教授、中山大学附属第七医院许红璐主任护师、四川大学华西医院 / 华西护理学院陈茜主任护师参审，提出修改意见，谨向他们表示诚挚的谢意。

医药学类专业委员会最后审定通过了本教材。

全国高等教育自学考试指导委员会

医药学类专业委员会

2023 年 12 月